동의보감으로 말하다

202개 원문에서 배우는
우리가 잊었던 건강 습관

동의보감으로 말하다

• 오철 지음 •

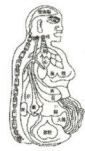

東 / 醫 寶 / 鑑

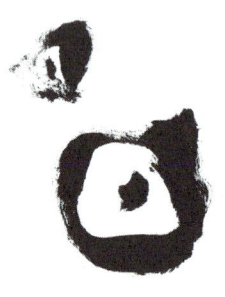

대담하고 날카로운 '깨알 토크' 新동의보감!!!

천인상응 天人相應

손진인孫眞人이 말하기를 하늘과 땅 사이에서 사람은 귀한 존재로
머리는 둥글어 하늘을 본받고 발은 모가 나서 땅을 본받았으며
하늘에 사시四時가 있듯 사람에게는 사지四肢가 있고
하늘에 오행五行이 있듯 사람에게는 오장五藏이 있으며
하늘에 육극六極이 있듯 사람에게는 육부六府가 있고
하늘에 팔풍八風이 있듯 사람에게는 팔절八節이 있으며
하늘에 구성九星이 있듯 사람에게는 구규九竅가 있고
하늘에 12시十二時가 있듯 사람에게는 12경맥十二經脈이 있으며
하늘에 24기二十四氣가 있듯 사람에게는 24수二十四兪가 있고
하늘에 365도三百六十五度가 있듯 사람에게는 365골절三百六十五骨節이 있으며
하늘에 일월日月이 있듯 사람에게는 안목眼目이 있고
하늘에 주야晝夜가 있듯 사람에게는 오매寤寐가 있으며
하늘에 우뢰와 번개가 있듯 사람에게는 기쁨과 분노가 있고
하늘에 비와 이슬이 있듯 사람에게는 콧물과 눈물이 있으며
하늘에 음양陰陽이 있듯 사람에게는 차고 뜨거움寒熱이 있고
땅에 샘물이 있듯 사람에게는 혈맥이 있고
땅에 초목이 있듯 사람에게는 모발이 있으며
땅에 금석金石이 있듯 사람에게는 치아牙齒가 있다.
이 모두 사대四大와 오상五常을 받아들이고 합하여 형체를 이룬 것이다.

허준許浚,《동의보감東醫寶鑑》중에서

여는글
한의학이 의학이야?

베스트셀러가 된 어느 소설의 시작을 따라해 보면 다음과 같다.

fact 사람은 어떤 이유에 의해서든 아플 때가 있다.
fact 아픈 사람이 전문적인 치료를 받는 곳을 병원이라고 한다.
fact 병원은 의료인이 환자를 진료하는 곳이다.

'아프다', 아니 '무작정 아프다'가 아니라 목이 아프거나, 허리가 아프거나, 머리가 아픈 경험 정도는 있을 것이다. 지나치게 건강해서 그런 경험조차 없었다면 적어도 마음이 아픈 정도는 이해할 수 있을 듯하다.

이렇게 아플 때 우리의 선택은 다음과 같다.

1) 일단 조금 견뎌본다.
2) 잠을 푹 자거나 업무를 줄이고 휴식을 갖는다.
3) 약국에 가서 간단하게 증상을 설명하고 약을 처방받는다.
4) 그래도 아프면 병원에 간다.

혹은?

1) 여기저기 인터넷 상에서 나의 '아픔'과 유사한 정보를 검색한다.
2) 검색에서 얻은 정보를 통해 내가 어떤 병에 걸린 것이 아닌지 탐구 및 조사를 한다.
3) 여러 정보를 통해 관련된 병명을 찾고 주의사항을 지켜 회복되기를 기다린다.
4) 며칠 참아보다가 그래도 아프면 병원에 간다.

여기에서 병원이란 '의사가 진료하는 곳'을 말한다. 그리고 대한민국에서 '병원'이라는 말에는 암묵적으로 '한의사가 진료하는 곳'이란 의미가 빠져 있다. 아니, 정확하게 말하면 빠진 것이 아니라, 어중간하게 걸쳐 있거나 희미하게 걸쳐 있다. 한의원은 애초에 '어딘가가 아플 때 찾아가서 치료하는 의료기관'이라는 정의에 온전히 들어가지 못한다는 의미다. 좀 더 과장해서 설명하자면 여기저기 치료를 받아봤지만 그 결과가 시원찮을 때, 혹은 답을 찾지 못했을 때, 혹은 그냥 보약을 지을 때(그나마 보약도 이제는 '홍삼'이라는 특정 상품으로 옮겨가는 중이다) 찾아가 보는 곳이다. 더욱 더 비참하게 부풀리자면 지금의 한의원은 삶이 너무 팍팍하니까 점쟁이나 무당을 찾아가는 심정일 때 가보는 곳일 수도 있다.

한의학

지금 대한민국의 한의원은 1차 의료기관의 모습에서 밀려나는 중이다. 한의학 역시 말이 좋아 제3의학으로 자리를 잡아가는 중이며 한의원에서 처방되는 한약보다 음식점의 한방삼계탕, 또는 사우나 내에서의 온탕, 냉탕, 한방탕 또는 경락마사지라는 변형된 껍데기로 말라비틀어지는 중이다.

초라해진 한의학, 그리고 그 안에는 《동의보감東醫寶鑑》이라는 화석이 있다.

'화석'이라는 표현을 쓰기에 《동의보감》은 너무나 유명하다. 누구나 위대한 철학자 소크라테스가 예수님이 태어나기 전에 살아 있었다는 것을 알고 심지어 그가 독을 먹고 죽었다는 사실까지 알면서도 소크라테스의 철학에 대해서는 그다지 관심이 없는 것이 사실이고, 천 원, 오천 원 지폐에 있는 이황李滉, 이이李珥에 대해서는 당연히 알고 있지만 그들의 학문에 대해서는 잘 알지 못하는 것 역시 사실이다. 하지만 허준許浚(1539~1615)이 한의학 서적인 《동의보감》을 썼다는 것은 대한민국 국민이라면 누구나 알고 있다. 400년 전 현존했던 인물이 기록한 《동의보감》이라는 의학 서적에 대해서는 물론 구체적으로 알지 못하지만 허준이란 인물과 그가 쓴 책에 대해서는 어느 정도 알고 있다는 것이다. 조선의 역사를 통해 세종대왕(한글), 이순신(거북선) 다음으로 가장 유명한 인물은 바로 허준《동의보감》이 아닐까 싶다. 하지만 그 인물은 사실 허준이 아니다. 텔레비전 속 전광렬이라는 배우, 그것이 전부다.

즉, 우리는 픽션 드라마의 주인공인 허준이 쓴 《동의보감》이라는 책을 알.고.있.다.는 것이 전부다. 허준이 한의사였으니 그 책은 한의학 서적이고 쓴 사람이 훌륭하다고 하니 당연히 그 책도 위대할 것이라 생각한다. 사실 이 대목에서 그 책은 그렇게 중요하지 않다. 우리에겐 그 허준이라는 드라마 속 스타만이 존재할 뿐이다. 드라마에서는 실제 있지도 않았던 유의태라는 스승과 그의 사체를 해부하는 감동을 자아낼 픽션을 넣을 정도였으니 이왕 오버하는 김에 조금 더 판타지가 결합되었으면 좋았을 걸 그랬다. 허준이 맨손으로 호랑이를 때려잡았다거나 구름을 타고 동에 번쩍, 서에 번쩍 했다는 둥. 아! 그건 홍길동이지….

《동의보감》 그리고 현대의 한의사

fact 《동의보감》은 지금부터 약 400년 전에 정리된 한의학 서적이다.
fact 《동의보감》에 기록된 정보는 당시 조선의 자연과학에 근거한다.
fact 의학은 자연과학의 하나로 계속 검증되는 과정을 거치며, 언제든 새로운 증명에 의해 변화할 뿐 영원불변의 진리는 있을 수 없다.

《동의보감》이 2009년 유네스코가 지정한 '세계기록유산'으로 등재되었다는 소식에 한의학계는 기쁜 마음을 감출 수 없다며 감격했다. 반대로 한편에서는 그 낡은 의학 서적이 어떻게 '세계기록유산'이 될 수 있느냐고 반박했다. 여기에서 난 이렇게 말하고 싶다.
"고인돌 유적지도 '세계문화유산'인데?…."
즉,《동의보감》이 의학 서적이라는 단면에만 집중하지 말고 그 당시에 집필된 한국의 오래된 의학 서적이라는 가치를 인정하자는 말이다.

현재, 《동의보감》이 여전히 한의학의 절대 진리인 양 받드는 한의사는 많지 않다. 실제 《동의보감》을 꼼꼼하게 다 읽어본 한의사도 내 주변에는 거의 없다. 그렇지 않아도 공부할 것이 가득한데 언제 그 옛날 책을 다시 꺼내 읽나? 의사학을 전공하는 것도 아니고 원전 전공도 아닌데 그냥 그때그때 필요한 내용만 뽑아서 보면 되는 것 아닌가?

하지만 이 땅의 한의사들에게 《동의보감》을 폄훼할 생각이 있느냐고 물어본들 누가 "저 책을 의학서라고 인정하지 않습니다!"라고 대답할 것인가? 실제 《동의보감》에 대해 그렇게 자세히 알지도 못하고, 임상에서 환자를 보는 방법은 그 외에도 아주 다양할 수 있으며, 괜히 말 한 번 잘못 꺼냈다가 여기저기서 배터지게 욕먹을 일만 많아질 텐데 말이다. 다시 말해 《동의보감》을 한의학의 절대적 진리를 담고 있는 경전으로 인정하지는 않지만 그렇다고 《동의보감》에 대한 솔직한 속마음을 대놓고 말하기는 곤란해하는 한의사가 많은 것이 현실이다. 정리하자면 요즘 한의사들은 대부분 《동의보감》을 아래와 같이 이해하고 있다.

'400년 전에 집필된 한의학 서적이며 그때까지 수집할 수 있었던 수많은 중국 의서와 조선의 약재(향약)를 쌈박하게 정리한 조선 의학 서적.'

적어도 내 주변의 한의사는 《동의보감》을 그 이상도 이하도 아닌 것으로 생각한다. 선배님들께서 이 글을 보시고 대노하셔서 나에게 큰 꾸짖음을 주실 수도 있다. 하지만 일단 한문보다 영어를 먼저 배우고 영어, 수학 위주의 입시지옥에서 이과를 선택한 후, 의대나 한의대 둘 중 하나를 선택하는 과정에서 필연 또는 우연히(?) 한쪽으로 기울어 한의사가 된 현대의 젊은 한의사들에게 기氣, 혈血이라는 말보다 에너지와 혈액이라는 표현이 더 쉬운 것이 사실이며, 아무리 잘 서술된 의학 서적이라도 현재 내 눈 앞에서 재현되지 않는 내용을 담고 있다면 인정할 수 없는 것 또한 사실이기 때문이다. 그리고 불행히도 《동의보감》에는 그런 내용이 적지 않다.

다만 나와 동시대의 한의사들이 《동의보감》을 무시하지 못하는 이유는 그 내용 가운데에는 분명 지금도 의학적으로 옳은 중요한 핵심들이 들어 있고 그 중 일부는 아직 내가 이해를 못하는 것일 수도 있다는 학문에 대한 겸손함 때문이다. 그리고 일부 허구에 가까운 내용까지 담겨 있는 그 책이 의학서의 평가를 넘어 하나의 사료적 가치가 된다는 점을 인정하기 때문이다.

'동의보감 읽어주는 남자'는 한방건강TV에서 2012년 1월부터 매일 10분씩 방송되는 TV프로그램이다. 나는 그 방송에서 순순히 《동의보감》을 읽고 있다. 때로는 설명을 달기도 하지만 가급적 설명을 아낀다. 자칫 나의 섣부른 '토 달기'가 《동의보감》의 역사적 가치를 훼손할 수 있기 때문이다.

다만 이 책은 다르다. 이 책은 《동의보감》을 우리 시대에 이용하고 싶은 욕심에서 시작했다. 《동의보감》에 수록된 내용 중 한의학적으로 보편적 개념으로 인정될 수 있는 핵심을 소개하고 그에 따른 설명이 뒤따를 것이며 지금 나의 지식으로 '아니라고 판단되는 것'은 버릴 것이다. 지극히 개인적인 사견이 들어갈 수도 있다. 그렇지 않으면 단순한 정리에 머물 것이고 이것은 나에게도, 독자에게도 의미가 떨어질 수 있기 때문에 우길 것은 우겨볼 생각이다. 그리고 어차피 전문가가 아닌 이상 접해볼 일 없는 [맥법脈法]과 [침구법鍼灸法] 즉, 맥을 통한 진단과 침과 뜸을 통한 치료 방법은 모두 빼 버렸다. 일반인에게는 그렇지 않아도 어려운 책일 수 있는데 괜히 페이지만 어지러워질 뿐이라는 나름의 판단 때문이다.

이 책의 처음과 끝을 관통하는 하나의 원칙이 있다면 다음과 같다.

'이 책은 단순하다. 복잡한 것은 사람(환자와 의사)의 마음일 뿐, 의학이 복잡하면 안 된다.'

이것은 임상의로서 내 원칙이기도 하다. 나의 단순하고자 하는 욕심이 당신에게도 그저 단순하게 다가가길 바란다.

2014년 8월
배트맨, 조커, 디아블로, 티리얼, 아이언맨,
에바, 뱀프상, 스누피로 채워진 원장실에서
한의사 오철

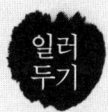

일러두기

1. 이 책은 《동의보감》 25권 중 첫머리인 〈내경편內景篇〉 4권에 대한 내용이다. 참고로 1610년 완성된 《동의보감》은 〈목차〉 2권, 〈내경편〉 4권, 〈외형편外形篇〉 4권, 〈잡병편雜病篇〉 11권, 〈탕액편湯液篇〉 3권, 〈침구편鍼灸篇〉 1권으로 구성된 총 25권의 의학 대백과서적이다. 그리고 내경, 외형, 잡병으로 나눈 독특한 편제 구성은 책, 《장자莊子》로부터 아이디어를 얻은 것은 아닐까 추측해본다. 물론 단순한 일치일 수도 있다. 실제 《장자》의 내용을 보면 그 구별 기준이 아예 다르기 때문이다.

2. 原文은 《동의보감》의 원문에서 발췌한 내용이다. 방대한 내용 중에서 임의대로 지극히 일부를 뽑아내어 실었다.

3. 說은 해설 또는 잡설이다. 원문의 내용을 다시 풀어내거나 알기 쉽게 또는 약간 비틀어서 설명한다. 아직 책을 떠나지 못한 상태로, 원문의 추가 설명 정도로 이해하면 된다.

4. 心은 '핵심' 또는 '마음 가는 대로'를 뜻한다. 긴 원문의 내용에서 핵심이 될 만한 내용 또는 나의 지극히 개인적인 의견이나 풀이를 말한다. 손에서 책을 놓고 눈을 감은 채 현재의 우리를 떠올리는 느낌이다.

5. 맥진, 침구법은 모두 생략했다. 이 책은 한의사들을 위한 전문서가 아니기 때문이다.

6. 충문蟲門은 기생충에 대한 내용이다. 〈동의보감〉 25권 중 한 권(卷三)의 많은 부분을 차지할 정도로 당시에는 가장 심각한 문제 중 하나였지만 다행히도 지금 우리나라는 기생충에서 자유롭기 때문에 생략했다. 내 맘대로 판단하고 과감하게 건너뛰는 점에 대해 너른 양해를 부탁드린다.

차례
Contents

여는 글: 한의학이 의학이야?
일러두기

《동의보감》〈내경편〉 1권

1 신형 身形

그림인가?, 낙서인가? 身形藏府圖 24
　[한의사 오철의 깨알톡] 허준이 해부를 했다고? 31
사람의 시작 形氣之始 胎孕之始 四大成形 32
아이에서 청년으로, 청년에서 노인으로 人氣盛衰 年老無子 40
생긴대로 살아라 壽夭之異 形氣定壽夭 46
사람이나 국가나 人身猶一國 52
단전호흡 해보셨어요? 丹田有三 背有三關 55
　[한의사 오철의 깨알톡] 연단술이란? 59
아프지 않으려면? 保養精氣神 60
본격 수양 노하우 古有眞人至人聖人賢人 論上古天眞 四氣調神 62
도를 아십니까? 以道療病 虛心合道 學道無早晚 人心合天機 69
《동의보감》식 경락마사지와 맨손체조 搬運服食 按摩導引 72
너희들이 수양법을 알아? 攝養要訣 還丹內煉法 養性禁忌 四時節宣 先賢格言 80
약의 도움이 필요하다면? 養性延年藥餌 單方 84
이 베개로 말씀드릴 것 같으면 神枕法 90
이 한의원 왕뜸 떠요? 煉臍法 熏臍秘方 灸臍法 93
노인을 보양하는 법 附養老 老因血衰 老人治病 老人保養 94

2 정精

정 떨어지면 늙는다 精爲身本 精爲至寶 五藏皆有精　100
그 짓(?) 좀 적당히 하라고 脈法 精宜秘密 節慾儲精　103
《동의보감》식 비아그라 縮陽秘方 煉精有訣 補精以味　105
그 귀한 정이 새어 나간다고? 遺泄精屬心 夢泄屬心 夢泄亦屬鬱　108
정 떨어지는 인간들로 가득한 세상 精滑脫屬虛 白淫 濕痰滲爲遺精　112
《동의보감》식 진짜 비아그라 補精藥餌 單方 導引法 鍼灸法　115

3 기氣

쉴 새 없이 돌고 도는 기 氣爲精神之根蒂 氣生於穀 ~ 衛氣行度 榮衛異行　120
신선이 되는 호흡법 生氣之原 氣爲呼吸之根 胎息法 調氣訣 肺主氣 脈法　123
　[한의사 오철의 깨알톡] 갈홍葛洪은 누구인가?　127
게으르면 기가 막힌다 氣爲諸病 氣逸則滯　128
오늘 기분 어때요? 七氣 九氣　130
기막힌 놈, 상기된 놈, 기빠진 놈 中氣 上氣 下氣 短氣 少氣　135
소통이 문제야 氣痛 氣逆 氣鬱 氣不足生病 氣絶候　138
우울한 세상에 대한 치료 처방 禁忌 用藥法 通治氣藥 單方 六字氣訣 鍼灸法　142
　[한의사 오철의 깨알톡] 매운맛 전성시대　146

4 신神

내 안에 신 있다 神爲一身之主 五味生神 心藏神 人身神名　148
오장과 멘탈 五藏藏七神 藏氣絶則神見於外 脈法 神統七情傷則爲病　151
심장이 두근두근 驚悸 常法治驚 怔忡　154
기억 지우개 健忘 心澹澹大動　157
뇌신경계 질환 癲癇 癲狂 大下愈狂　160
왕년에 내가 말야 脫營失精證　163
감정으로 감정을 치료하다 五志相勝爲治 神病不治證　165
　[한의사 오철의 깨알톡] 오행의 상생상극 相生相克　168
신병 치료 한약 神病用藥訣 神病通治藥餌 單方 鍼灸法　170

《동의보감》〈내경편〉 2권

5 혈血

먹는 것이 피가 되고 살이 되는 거야 陰血生於水穀 血爲榮 血爲氣配 脈法 **178**

열심히 일하고 피 터지게 일하고 熱能傷血 七情動血 內傷失血 失血諸證 **182**

시꺼먼 피? 辨血色新舊 蓄血證 血病吉凶 亡血脫血證 **186**

고마운 쌍코피 衄血 止衄法 **189**

장희빈은 정말 피를 토하고 죽었을까? 嘔血吐血 薄厥證 咳血 嗽血 唾血 咯血 **192**

[한의사 오철의 깨알톡] **희빈 장씨의 사약 재료, 천남성**天南星 **196**

피오줌?, 피똥? 尿血 便血 腸澼證 **197**

피땀을 흘려? 진짜? 齒衄 舌衄 血汗 九竅出血 傷損失血 失血眩暈 **201**

[한의사 오철의 깨알톡] **죽염이란? 204**

사물탕을 아시나요? 黑藥止血 禁忌 治血藥法 通治血病藥餌 單方 鍼灸法 **206**

6 몽夢

몸과 마음의 또 다른 표현, 꿈 魂魄爲夢 淫邪發夢 ~ 陽氣之出入爲寤寐 **212**

침대? 아니 수면은 과학입니다 昏沈多睡 虛煩不睡 魂離不睡 思結不睡 **216**

[한의사 오철의 깨알톡] **수면의 과정 221**

잠 못 이루는 사회 老少之睡不同 睡辨陰陽虛實 臥不安 身重嗜臥 惡人欲獨處 **223**

안녕히 주무세요 寢睡法 辟惡夢 用藥法 單方 鍼灸法 **227**

7 목소리聲音

목소리가 목구멍에서 나오는 게 아니라고? 聲音出於腎 聽聲音辨病證 **233**

목소리가 이상해요 卒然無音 因雜病失音 ~ 傷寒狐惑聲瘂 小兒疳痢聲瘂 **235**

목소리가 이상하면 한의원에 가세요 通治聲音藥 單方 鍼灸法 **239**

8 언어言語

말이 문제일까?, 사람이 문제일까? 肺主聲爲言 言語譫妄 ~ 脈法 **244**

입에서 나오는 모든 것 言微 呼 笑 治法 歌 哭 呻 欠 ~ 言語法 不治證 鍼灸法 **248**

[한의사 오철의 깨알톡] **太乙眞人 七禁文**태을진인 칠금문 **251**

9 진액 津液

우리 몸의 액체 身中津液 腎主液 脈法　253
땀에 대한 모든 것을 알려주마 汗因濕熱 自汗 盜汗 ~ 柔汗 汗出凶證 禁忌　255
눈물, 콧물, 침 積氣生液 泣 涕 涎 唾 廻津法 通治藥 單方 鍼灸法　260

10 담음 痰飮

담음이 뭐에요?, 왕은군은 뭐에요? 痰涎飮三者不同 痰飮分淸濁 王隱君痰論　266
8개의 음병과 10개의 담병 飮病有八 ~ 脈法　270
이것도 담, 저것도 담, 모두가 담이에요 痰飮外證 痰飮諸病 ~ 單方 鍼灸法　273

《동의보감》〈내경편〉 3권

11 오장육부 五臟六腑

애정촌에 짝이 있으니 오장육부라 한다 醫當識五臟六腑 ~ 臟腑異用 臟腑有合　282
내 얼굴에 오장 있다 五臟通七竅 五臟有官 ~ 腸胃之長水穀之數　286
오장육부의 병 五臟中邪 五臟正經自病 ~ 五臟死期 臟腑氣絶候 單方　289
[한의사 오철의 깨알톡] 고사성어 '와신상담 臥薪嘗膽'의 비하인드 스토리　293

12 간장 肝臟

간을 간보다 肝形象 肝部位 肝主時日 肝屬物類 肝臟大小　296
내 몸속의 청년 장군 肝傷證 肝病證 肝病虛實 ~ 肝臟修養法 肝臟導引法 單方　298

13 심장 心臟

심장에 털이 난다고? 心形象 心部位 心主時日 心屬物類 心臟大小　305
내 가슴속 마라토너 心傷證 心病證 心病虛實 ~ 心臟修養法 心臟導引法 單方　307

14 비장脾臟

영양을 지배하는 자 脾形象 脾部位 脾主時日 脾屬物類 脾臟大小 312
비장은 공무원이에요 脾傷證 脾病證 脾病虛實 ~ 脾臟修養法 脾臟導引法 單方 314

15 폐장肺臟

허파에 바람이 들어야 살지 肺形象 肺部位 肺主時日 肺屬物類 肺臟大小 319
콜록콜록? 닥치고 한약! 肺傷證 肺病證 肺病虛實 ~ 肺臟修養法 肺臟導引法 單方 321
[한의사 오철의 깨알톡] 감기 걸리면 소주에 콩나물국을 얼큰하게 팍! 326

16 신장腎臟

불을 품은 물, 신장 腎形象 腎臟有二 腎部位 腎主時日 腎屬物類 腎臟大小 328
쌍둥이 형제의 임무 腎傷證 腎病證 腎病虛實 ~ 腎臟修養法 腎臟導引法 單方 330

17 담부膽腑

담력과 담은 무슨 관계일까요? 膽形象 膽部位 膽主決斷 ~ 膽腑導引法 單方 336

18 위부胃腑

청결한 음식 창고 胃形象 胃部位 胃爲水穀之海 ~ 胃絶候 單方 341

19 소장부小腸腑

내 안에 곱창 있다 小腸形象 小腸部位 小腸傳受 ~ 小腸絶候 單方 347

20 대장부大腸腑

은근 예민한 애가 대장이래요 大腸形象 大腸部位 大小腸連系 ~ 大腸絶候 單方 351

21 방광부膀胱腑

물탱크가 튼실해야 건강해요 膀胱形象 膀胱部位 膀胱傳受 ~ 膀胱絶候 單方 356

22 삼초부 三焦腑

누구냐? 넌! 三焦形象 三焦部位 三焦傳受 ~ 三焦病治法 單方　361

23 포 胞(자궁)

자궁과 월경 胞形象 胞部位 胞爲血室 ~ 血崩血漏 崩漏治法　365
이슬?, 냉?, 대하? 赤白帶下 帶下治法 ~ 經斷復行 單方 針灸法　371

《동의보감》〈내경편〉 4권

24 소변 小便

당신의 소변이 시원하지 않다면? 小便原委 胯爲尿器 ~ 難治不治證 小便不禁　378
임병?, 임질? 諸淋證 淋病有五 ~ 飮後卽小便 單方 鍼灸法　383

25 대변 大便

똥과 설사 이야기 大便原委 大便病因 ~ 泄瀉宜用升陽之藥　389
이질을 아시나요? 瀉與痢不同 久泄成痢 ~ 泄痢吉凶證 飯後隨卽大便　395
변비 大便秘結 老人秘結 ~ 導便法 單方 鍼灸法　400

끝으로, 지금 우리가 잊고 사는 것들　407

맺는 글

주註

202개 원문에서 배우는
우리가 잊었던 건강 습관

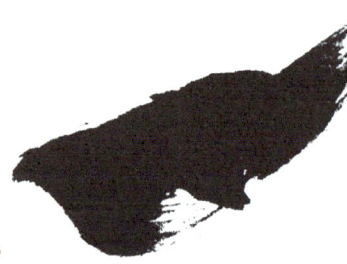

《동의보감》
〈내경편〉 1권

1 신형 身形

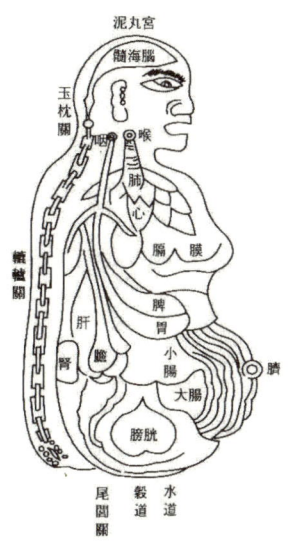

〈허준의 신형장부도 身形藏府圖〉

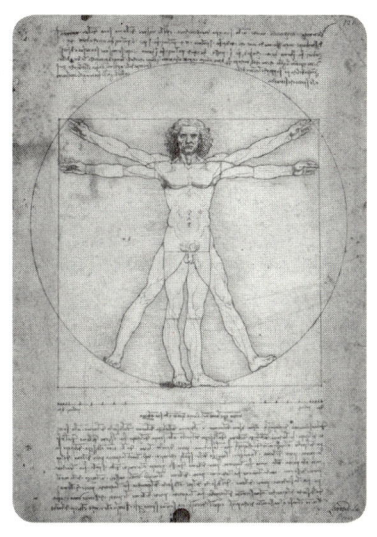

〈레오나르도 다빈치의 인체도〉

신형이란 말 그대로 몸의 형태를 말한다. 그 옛날에도 지금과 마찬가지로 의학을 공부할 때에는 일단 인체의 해부 생리부터 배우는 것이 시작이었나 보다. 학부 시절, 포르말린 처리된 한 어르신의 해부 실습용 시신, 카데바cadever를 처음 접하고 두려운 만큼 머리가 차분해지던 해부학 실습과 뼈, 근육, 혈관, 신경의 이름을 외우느라 거의 도서관 좀비 모드로 살았던 날들이 떠오른다. 하지만 1610년 편찬된 《동의보감》은 이리도 황당한 그림으로 시작한다. 바로 '신형장부도'.

그림인가?, 낙서인가? 身形藏府圖

身形藏府圖 신형장부도

説

《동의보감》 25권 중 첫머리인 〈내경편〉은 어이없게도 위에 있는 낙서 같은 그림으로 시작한다. 레오나르도 다빈치가 허준보다 무려 100여 년 전에 그렸다는 '인체도'에 비하면 허준의 '신형장부도'는 근사한 이름을 빙자한 '낙서'가 맞다. 어떻게 보면 얼굴이 화끈거릴 정도로 성의 없이 막 그린 것 같다. 뇌에서 시작되어 고리로 대충 연결된 척추 중간에는 신장(콩팥)이 붙어 있다. 눈을 부릅뜬 채 눈동자는 아래를 향하고 있고, 코 옆에는 피어싱piercing과 같은 반고리가 있다. 귀에도 역시 피어싱을 했는지 동그라미가 3개, 목구멍에서 연결되어 내려간 폐는 야자수와 같고 그 밑에 심장과 격막이 있다. 목구멍 뒤에는 인咽(식도의 입구)이 있어서 위장, 담낭과 연결되고 그 아래 소장, 대장이 있으며 맨 아래 방광이 있다. 아, 그리고 뱃살과 같은 주름이 출렁이고 그 앞에는 동그란 배꼽이 있다. 이 부위는 흡사 미로와 같아서 그 출구를 찾고 싶은 색연필 채우기의 욕구를 불러일으킨다. 재미삼아 정말 해보고 싶다. 그리고 이 그림에는 팔다리도 없다. 아, 정말 성의 없는 그림 아닌가? 이제 신형장부도에 덧붙여진 글들을 살펴보자.

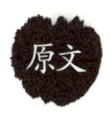

몸의 형체와 장부의 그림(신형장부도란?)

天地之內 以人爲貴 頭圓象天 足方象地…
천지지내 이인위귀 두원상천 족방상지…

● ● ● 하늘과 땅 사이에서 사람은 귀한 존재다. 머리는 둥글어 하늘을 본받고 발은 모가 나서 땅을 본받았으며 하늘에 사시四時가 있듯 사람에게는 사지四肢가 있고 하늘에 오행五行이 있듯 사람에게는 오장五臟이 있고 하늘에 육극六極이 있듯 사람에게는 육부六腑가 있다.

説
―

솔직히 지금 이 책을 덮고 싶은가? 도대체 이건 무슨 소리인가? 의학서에 나온 그림이 미취학 아동의 낙서 같은 것도 황당한데 그 그림에 덧붙인 글조차 이토록 허망한 도를 닦는 소리라니 기가 막힌다. 나는 도를 닦는 수도승이 아닌 한의사이므로 이후 연결된 하나하나의 내용을 설명하면 큰일이 날 것 같다. 다만 핵심은 간단하다. '천지와 사람은 하나'라는 것이다.

인간을 소우주라고 표현하는데, 비록 그 우주가 별들이 가득한 유니버스universe와는 다른 개념이라 하더라도 나는 그 우주에는 별 관심이 없어서 잘 모르겠고 일단 천지만물 즉, 자연과 인간은 하나라는 것에는 동의하는 편이다.

덧붙여진 글들을 이해하고 다시 그림을 풀어보자면 이렇다. 뇌와 연결된 고리는 척추를 따라서 엉덩이까지 연결된다. 뇌와 연결되고 척추를 따라 흐르는 것을 보니 뇌척수액의 경로와 일치한다고 볼 수 있다. 그 해부학적인 명칭에 기능을 더해 설명하자면 이것은 정精의 흐름을 말한다. 더 쉽게 표현하자면 우리 몸에서 가장 깨끗한 정수의 흐름이 이 통로를 통해 위아래로 오가는 것이며 이것은 자연에서 물의 흐름과 비슷하다. 하늘에서 구름이 모여 비가 내리고, 땅에서 강을 이뤄 낮은 곳으로 흘러내려 바다로 가고, 다시 하늘로 올라가는 반복이 자연에서 물의 흐름이라면 인체에서는 옥침관, 록로관, 미려관이라고 하는 세 개의 관關이 조절하는 이치에 따라 정과 기혈이 끊임없이 흐른다는 의미다. 그리고 오장육부의 대략적인 위치가 그려져 있다. 솔직히 아랫배의 주름은 무엇을 의미하는지 모르겠다. 진기眞氣가 쌓여 있는 것인지, 복부 지방이 겹쳐 있는 것인지. 이쯤에서 말을 아낀다.

心

도가道家적 설명을 담고 있는 내용이 불편하다. 《동의보감》이 의학서라고 우기기(?) 힘들어지는 대목이 시작부터 등장한 것이다. 혹자는 척추 부위에 있는 고리의 숫자가 무엇을 의미하는지 파악하고자 노력했다 하는데 내가 보기에는 그냥 아무 의미 없다. 한의학은 예로부터 해부학에 깊이 의존했던 의학이 아니었기 때문이다. 물론 지금도 그렇다는 것은 아니다. 다만 한의학의 의학적 발전 과정에서 내부 장기를 다 갈라서 확인해보는 학습은 큰 의미가 없는 짓이었다. 즉, 이것은 해부도가 아니다.

신형장부도란 다름 아닌 바로 인체의 대략적인 장부 구성과 정精

과 기氣의 흐름에 대한 간략한 설명이다. 우리 목구멍에서 시작한 호흡기(인후)가 소화기(식도)보다 앞에 위치하고 호흡기에는 폐가 연결되어 있으며 소화기는 위장과 담낭으로 연결된다는 아주 상식적인 한의학 개론 그림이다. 그리고 한의학의 기본 인체관이 어디서 비롯되었는가를 밝히는 것이다. 그것은 바로 '자연과 인간은 하나'라는 것이다.

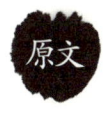

朱丹溪曰 凡人之形 長不及短 … 形色旣殊 藏府亦異 外證雖同 治法逈別

주단계왈 범인지형 장불급단 … 형색기수 장부역이 외증수동 치법형별

●●● 의사 주단계1)가 말하기를 무릇 사람의 형체는 키가 큰 사람이 작은 사람만 못하고, 몸집이 큰 사람이 작은 사람만 못하며, 살찐 사람이 마른 사람만 못하다. 사람의 색이 하얀 것은 검은 것만 못하고, 연한 것은 짙은 것만 못하며 얇은 것이 두꺼운 것만 못하다. 살찐 사람은 습이 많고 야윈 사람은 불이 많으며 흰 사람은 폐의 기가 허약하고 검은 사람은 신장의 기가 충분하다. 형체와 색이 다름에 따라 내부에 있는 장부 역시 다르기 때문에 외부 증상이 비록 같다고 하더라도 치료법은 확연히 구별된다.

説

비교를 통해 설명한 위의 문구에서 좋은 것만 추려보면 아래와 같다.

'키와 몸집이 작고 말랐으며 피부는 검고 두꺼운 사람이 좋다!'

그런데 과연 현재 우리가 생각하는 이른바 '좋다'는 상황으로 이해되는가? 현대의 우리는 키와 덩치가 크며 피부가 하얗고 부드러운 것을 이른바 상품上品으로 인정하는데 말이다.

가끔 어르신들은 이런 말씀을 하신다. 얼굴은 희멀겋고 덩치만 크지 비실비실한 젊은 놈들은 쓸모없다고. 인생을 통해 이 내용을 경험으로 체득하신 것인데, 실제로 그렇다. 덩치만 크지 기운을 오래 쓰지 못하는 사람보다 키가 작고 거무스름하며 단단한 느낌을 가진, 이른바 다부진 사람들이 건강한 것이 사실이다. 그리고 살이 찐 사람은 몸에 습이 많아서 일을 시키면 물먹은 솜이불처럼 금방 몸이 무거워지며, 마른 사람은 불의 기운이 많아서 예민하고 마른 장작에 불이 붙으면 금방 활활 타오르듯 화를 잘 낸다. 대략적인 이해가 그나마 쉬운 내용이다. 다만 이 조문에서 가장 중요한 내용은 그 다음이다. 형체와 색이 다른 것은 장부의 기운이 다른 것을 밖으로 드러낸 것이므로, 그 증상이 같더라도 치료는 같을 수 없다는 것이다.

心

요즘은 덩치가 크던 작던 다부진 남자보다는 이른바 '꽃미남'이라 일컫는 하얗고 길고 얇은 남자가 대세다. 그리고 모든 엄마들의 소원은 키가 큰 애들이다. 세상이 그러니 키가 작은 아이는 주눅이 들고 성장기의 순수한 양기를 펼치지 못한다. 당연히 성장 클리닉은 개원가의 효자 종목이다.

그러나 이것은 역행이다. 예전보다 우리 국민의 평균 신장이 커진 이유가 성장기 영양 공급이 잘돼서 그렇다고 하지만 글쎄다. 모유 수유는 점점 줄어들고 기름진 음식들이 보다 어린 나이에, 보다 많이 공급된다. 더군다나 우리네 먹거리 원료 중 가장 주된 재료인 육류는 '인간', 아니 '자본'을 위해서 생명을 유린한 채 찍어내는 가공식품의 완성체다. 화학물질과 가공된 사료를 이용하여 성장의 질보다는 양만 확장시킨 채 '100% 먹히기 위해' 급히 키워지는 닭과 소는 상품으로서 '닭고기'와 '소고기'일 뿐 더 이상 동물로서 '닭'과 '소'가 아니다. 그런 음식이 주된 먹거리가 되면? 당연하게 우리도 그렇게 질은 무시한 채 양만 위로, 옆으로 퍼지게 된다. 내가 먹는 음식이 나를 구성하는 것 아닌가? 나는 자연인이 맞을까? 과연 우리는 '자연인'으로 살아가고 있을까?

글이 까칠해졌다. 아무튼 이 조문에서 중요한 것은 마지막 열여섯 글자 [形色旣殊 藏府亦異 外證雖同 治法逈別 형색기수 장부역이 외증수동 치법형별]이라고 했다. 형체와 색과 장부가 다르니 그 증상이 같다고 하더라도 치료법은 같을 수 없다는 것. 즉, 환자를 치료할 때 그 '다름'을 인정하고 처방과 치료법의 변형을 줘야 한다고 강조한 것이다. 쉽게 말해 '맞춤처방'이 그것인데 실제 한의학의 가장 큰 장점이 바로 이런 맞춤치료다. 이 사람의 기운을 보하는 약이 저 사람의 혈압을 올릴 수 있고, 이 사람에게 땀을 내서 막힌 것을 풀어주는 처방이 다른 사람에게는 땀을 흘리게 해서 탈진하게 만들 수 있으므로 개개인 환자에게 그에 딱 맞는 처방을 써야 한다는 것이다. 알고 쓰면 개

똥도 약인데, 모르고 쓰면 사향도 사약이다! 그런데 도대체 명절의 대표적 선물인 홍삼은 무엇일까? 혹여 존경하는 분께 "오래오래 건강하세요."라고 말씀드리며 독을 드린 적은 없는가? 진지하게 돌이켜볼 필요가 있다. 모든 사람에게 홍삼이 좋을 수는 없다는 말이다.

[한의사 오철의 깨알톡] 허준이 해부를 했다고?

신형장부도는 해부도가 아니다. 임진왜란으로 수많은 사람이 찔리고 베이는 상황에 눈에 뻔히 보이는 장부臟腑의 그림 하나 그리지 못했을까? 수천 년 전부터 중국에서는 황제의 지시 하나로 수백 명이 한꺼번에 참형을 당하는 일이 시대마다 반복되었는데, 그깟 해부도 하나 그리는 것이 중국 역사에서 불가능했을까? 진정 신체를 귀중히 여기는 유교적 관념 때문에 해부를 금기했을까? 혹시 안 한 것은 아닐까? 해부를 하고 인체 내부의 장기들을 펼쳐서 보고 기록하는 것이 별 의미가 없기 때문에 하지 않은 것은 아닐까? 다시 '천지만물과 사람은 하나'라는 관점에서 예를 들어보자면 나무를 베고 자르고 구멍을 뚫어봐야 나무의 건강 상태를 알아낼 수 있는가? 밖에서 보이는 것으로는 알아내기가 힘든가?

한의학은 몸 안의 기능이 밖으로 표현되는 증상들을 보고 그 내부의 기능을 판단하는 쪽으로 발전되어 왔다. 열어서 눈으로 보고 분석해서 깨우치는 서양 의학과는 그 성장과정이 다른 것이다. 당연히 해부도가 그리 절실하지 않았다는 데 나는 한 표를 던진다. 따라서 드라마 '허준'에서 스승 유의태의 배를 가르고 오열하면서 해부학 실습을 하는 장면이 부자연스럽고 그런 발상이 시청자에게 먹힌다는 사실이 답답하다.

결과적으로 신형장부도는 정밀한 해부도가 아니라 인체 내에는 정精의 흐름이 오르내리는 통로가 있고, 오장육부는 서로 영향을 주는 기능계로 얽혀 있다는 아주 기초적인 인체 생리를 설명하는 대략적인 밑그림이라고 보는 것이 타당하다.

사람의 시작 形氣之始 胎孕之始 四大成形

形氣之始형기지시 (형태와 기의 시작)

…太易者未見氣也 太初者氣之始也 太始者形之始也 太素者質之始也…

…태역자미견기야 태초자기지시야 태시자형지시야 태소자질지시야…

●●● 〈건착도乾鑿度〉2)에서 말하길 하늘의 형형은 건(건괘,☰)에서 나오는데, 태역太易, 태초太初, 태시太始, 태소太素가 있다. 태역은 아직 기氣의 변화가 나타나지 않은 것이고, 태초는 기의 변화가 시작된 것이고, 태시는 형形이 처음 나타난 것이고, 태소는 질質이 처음 나타난 것이다. 형과 기가 이미 갖춰진 후에 아痾가 생기고 아에서 채瘵가 되며, 채에서 병病이 되는 바, 병은 이렇게 생겨나는 것이다. 사람은 태역에서 생겨나고 병은 태소에서 생겨난다.

説
―

또 시작이다. 이놈의 한의학은 좀 받아들이기 쉽게 또는 자세하게 설명 좀 해주면 어디가 덧나나? 서울 종로의 낙원상가 앞에서나 보던, 점칠 때 쓰는 것으로만 알고 있던 주역周易의 내용이 《동의보감》에 들어 있으니 안 그래도 많지 않은 머리카락이 더 빠지는 것은 시간 문제다. 더군다나 〈건착도〉가 있는 《역위易緯》라는 책은 길흉화

복을 예언하던 것이라고 한다. 한의대 예과 시절, 나는 이 단계에서 "한의사가 되기를 포기해야 하는가?"라는 고민을 진지하게 해야만 했다. 설상가상으로 《동의보감》〈잡병편〉에서는 대놓고 그 시작부터 천지의 운기에 대한 설명으로 가득하다. 의사라면 모름지기 운기를 알아야 한다면서 말이다.[3]

마음을 가라앉히고 도사님 코스프레를 하며 이 암호 같은 조문을 풀어보자면 다음과 같다. 태역, 태초, 태시, 태소의 4가지는 공空 즉, 아무것도 없는 상태에서 우주 또는 물질이 발생하는 과정 즉, 단계를 말한다. 순서대로 보자면 태역은 기의 변화 없이 그냥 뿌옇고 막연한 상태를 말하고 태초는 그 안에 음양의 편차가 생기면서 기의 변화, 흐름이 발생하는 상황이다. 태시는 그 변화의 흐름에 시공간적 특성이 나타나면서 형체가 생기는 것이고 태소는 그 형체의 성질이 정해지는 것을 의미한다. 역시 무슨 소리인지 알겠다고 대답하는 것은 거짓말이다. 그래서 예를 들어 한 번 더 설명하자면 아래와 같다.

단계 1) 서로 전혀 모르던, 남남 상태인 남녀가 있다(태역).

단계 2) 그런데 이상하게 서로에게 마음이 가고 사랑이 싹튼다(태초).

단계 3) 시간이 지나 둘은 커플이 되었고 결국 결혼을 해 가정이 탄생한다(태시).

단계 4) 그 가정은 재미있거나 썰렁하거나 화목하거나 불행하거나 각양각색의 독특한 성질을 갖게 된다(태소).

즉, 우리가 일반적으로 말하는 "그 집안은 원래 ㅇㅇ한 집안이야."

라고 하는 성질을 가진 하나의 집안이 전혀 모르던 남녀에 의해 만들어지는 것이다. 모든 가정은 그렇게 태역, 태초, 태시, 태소의 단계를 거쳐 만들어진다. 그리고 어떤 형태로든 고민을 가지고 살아간다. 이 고민이란 것은 다름 아닌 한 가정의 세상살이를 의미한다. 아이가 밖에서 싸우고 들어왔을 수도 있고 남편이 속을 썩일 수도 있으며 부인의 건강이 좋지 않을 수도 있다. "대기업에 다니면서 외제차 타고 다니는 누구는 무슨 걱정이 있겠어?"라는 말이 실제와 맞아 떨어져서 그 사람이 정말 아무런 걱정거리 없이 살고 있을 확률이 얼마나 될까? 사람이라면 누구든 크건 작건 나름의 고민을 안고 살아가기 마련이며, 그런 고민을 가진 가족들로 구성된 가정은 아痾, 채瘵의 순서를 밟은 후에 겉으로 드러나는 병病을 앓게 된다. 한의학적으로 풀어보자면 아痾는 기혈의 움직임이 매끄럽지 못한 것으로, 부부 사이의 말다툼 정도를 의미하며, 채瘵는 그 다툼이 조금 더 심해진 것으로, 제대로 부부싸움을 하는 상태로 볼 수 있다. 그리고 만약 그 다툼이 해결이 되지 않으면 결과적으로 병病이라는 구체적으로 표현 가능한 증상 즉, 각방 또는 이혼이라는 결과를 낳게 된다는 말이다.

心

이 조문의 제목은 [形氣之始형기지시] 즉, 형체와 기운의 시작을 의미한다. 단순하게 말하자면 섹스일 수 있다. 서로 완전히 다른 생명체인 남성과 여성이 가정을 이루고 섹스를 하며, 아이와 형체를 갖춘 가정을 만드는 과정의 시작이다. 조금 기계적으로 보자면 발생학

embryology을 떠올리게 되어 정자, 난자의 수정과 착상 이후의 세포분화를 말하는 것이 어울릴 것 같지만 그런 풀이는 전혀 없고 도 닦는 얘기를 하고 있다. 답답할 수 있겠다. 하지만 이 조문을 통해《동의보감》에서는 다시 한 번 사람과 자연은 그 시작이 같다는 것을 설명한다. 인간은 또 다른 형태의 자연 즉, 소우주라는 진실을 깨달아야 한의학적 생리, 병리의 안목이 생기고, 치료를 풀어나갈 방법을 제시할 수 있기 때문이다.

그리고 다음 조문에도 이 요점은 계속해서 반복된다.

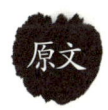

胎孕之始 태잉지시 (출생의 시작)

…父之精氣爲魂 母之精氣爲魄 一月懷其胎如酪 二月成其果而果李相似…

…부지정기위혼 모지정기위백 일월회기태여락 이월성기과이과이상사…

●●● 아버지의 정기精氣는 혼魂이 되고 어머니의 정기는 백魄이 된다. 임신 1개월째 태속에 품고 있는 것은 연유(우유 끓인 것)와 같고, 2개월이 되면 열매와 같은 것이 형성되는데 오얏(자두) 열매만 하고, 3개월이 되면 사람의 형상을 이루고, 4개월이 되면 남녀가 구별된다. 5개월이 되면 근골이 생성되고, 6개월이 되면 머리털이 생긴다.

説

　하늘과 땅의 정기가 변화하여 만물의 형태를 이루듯 부모의 정精이 혼魂과 백魄이 되어 생명이 탄생하며 엄마 뱃속의 태아가 월별로 어떻게 성장하는지에 대한 설명이다. 그리고 재미있는 내용이 들어 있다. 10개월을 다 채운 아이는 좋은 그릇(몸)이 되지만 37주, 35주 정도만 채우고 태어난 아이, 이른바 칠삭둥이, 팔삭둥이들은 좋지 않은 그릇(몸)이 된다는 내용이다. 해당 개월마다 음양의 편차에 따른 성장 과정을 밟아야 하지만 그것을 다 이루지 못하고 태어나니 자연의 온전한 기운을 고스란히 받지 못했기 때문이다.

心

　고전적인 사유에서 엄마의 이미지는 대지이며 그릇이다. 인종과 문화를 불문하고 그런 동일한 이미지가 공유되는 것은 다름 아닌 인간이 포유류哺乳類(품어서 젖을 먹여 키우는 동물)이기 때문이다. 사람은 그렇게 엄마의 뱃속에서 10개월, 엄마의 품에서 1~2년 동안 성장하는 것으로 긴 인생을 시작한다. 그리고 누구든 그 시기가 중요하다고 인정한다. 시작이 반이라고 하지 않는가? 하지만 요즘은 부모의 편의를 위해 산모의 출산 시간을 변경하는 것이 가능해졌다. 제왕절개와 유도분만이 그것인데, 사실 이런 의도적 분만은 어쩔 수 없는 상황에서 산모와 아이를 보호하기 위한 응급 의학에 해당된다. 따라서 현재의 산부인과에서 친절하게 서비스되고 있는 유도분만은 아직 문이 열리지도 않았는데 태아를 물건으로 보고 모체로부터 분리시키는 일종의 '작업'으로서, '부모 편의적 맞춤식 분만'일 뿐이다.

혹시 자연을 거스르는 의료 행위가 아닐까 고민해볼 일이다. 엄마의 뱃속이 콘도나 호텔방도 아닌데 지불된 만큼만 머무르고 다음날 12시에는 약속대로 체크아웃하고 방을 빼야 하는 상황은 눈도 뜨기 힘든 태아에게 너무 가혹한 시련이 아닐까? 어쩌면 그 아이의 인생은 부모에게 제공된 양질의 의료 서비스에 의해 쫓기듯 시작된 것일 수도 있다.

四大成形 사대성형 (4가지 물질이 형태를 이룬다)

釋氏論曰 地水火風和合成人…
석씨론왈 지수화풍화합성인…

∴ 석가가 말하기를 지地, 수水, 화火, 풍風이 화합하여 사람을 이룬다. 근골과 기육은 모두 흙에 속하고 정혈과 진액은 모두 물에 속한다. 호흡과 체온은 모두 불에 속하고 정신과 활동은 모두 바람에 속한다. 그러므로 바람이 멎으면 기가 끊어지고 불이 없어지면 몸이 싸늘해지며, 물이 마르면 피가 없어지고, 흙이 흩어지면 몸이 사라진다.

說

우리 몸이 어떻게 불과 물, 흙과 바람으로 이뤄졌겠는가? 산은 산이고, 물은 물이고, 사람은 사람이지. 하지만 그 본질을 버리고 함축된 의미를 떠올려보면 어렵지 않게 이해가 가능하다. 흙 즉, 땅의 기운(음식)을 받아서 인간의 형체가 이뤄지되 풍 즉, 바람과 공기가 기운을 움직여줘야 인간의 활동이 가능하고, 물은 내 몸 안의 체액을 의미하며, 불은 내 몸의 생명력을 비유한 것이다. 그럴싸한가?

구태여 불교의 내용까지 인용할 필요가 있었을까 하는 의문을 갖게 하는 조문이지만《동의보감》편찬 시기의 조선을 떠올리면 이해가 되지 않을 것도 없다. 유교가 정치이념으로 세상을 지배한다고 하지만 아직 백성들에게는 이미 천 년 가까이 뿌리를 내린 불교 사상이 없어지지 않았을 것이다. 그래서 허준은 조금 더 설득력을 갖기 위한 조문을 가져다 붙인 것이라는 추측이 가능하다. 하지만 조금 더 공부하다 보면《동의보감》을 전체적으로 아우르는 인체를 설명하는 도구가 도가적 사유에서 비롯한 것임을 알 수 있다. 그리고 도가는 수양이라는 측면에서 불가와 밀접한 관계가 있다. 또한 조선 초의 자유로운 영혼이자 황진이와의 스캔들로 유명한 서경덕 이후 유행했던 삼교회통三敎會通 즉, 유 · 불 · 선儒 · 佛 · 禪을 혼합한 학문적 크로스오버가 당연히 허준을 비롯한 당시 서울 경기의 학자들에게 유행했던 사상이었다고 보는 견해도 있다.

心

여기까지가 아무것도 없는 공空에서 형체가 있는 사람이 만들어지는 과정에 대한 설명이다. 즉, 천지자연의 규율에 법해서 사람 역시 그렇게 발생한다는 한의학에서의 발생학이라고 볼 수 있다. 사실 자연의 법칙을 받아들이고 내가 그 중 일부이면서 '축소된 자연'이라고 인정하면 마음이 편해지는 것을 느낄 수 있다. 때로는 따사로운 햇볕에 푸른 풀들과 아름다운 꽃들이 만발하지만 장마철에는 홍수가 나기도 하고 쓸쓸한 가을을 지나 매서운 추위와 폭설에 사고가 나기도 한다. 또한 어느 해는 비가 많기도 하고 어느 해는 바람이 많다. 내 마음과 몸 역시 개운했다가 늘어졌다가 평온하다가 화를 냈다가 속상했다가 풀어졌다가 아팠다가 말았다가 그렇게 변화무쌍하지만 자연의 하나로 본다면 이해가 되지 않을 것도 별로 없다. 그래도 잘 이해가 되지 않는다면 여자 친구 또는 부인을 떠올려 보라. 벌건 대낮에 난데없이 벼락이 치는 것을 경험해보지 않았는가? 갑작스런 날벼락의 원인은 정작 그대 자신이지만, 그 사실을 까맣게 모르고 살다가 허를 찌르듯 당하는 아찔함, 이 모든 것이 자연이다. 참 쉽다(ㅆ).

아이에서 청년으로, 청년에서 노인으로
人氣盛衰 年老無子

人氣盛衰인기성쇠 (사람의 기가 성하고 쇠하는 것)

人生十歲 五藏始定 血氣始通 眞氣在下 故好走…
인생십세 오장시정 혈기시통 진기재하 고호주…

●●● 사람이 10세가 되면 오장이 비로소 안정되어 혈기가 통하기 시작하며 진기가 아래에 있으므로 달리기를 좋아한다. 20세가 되면 혈기가 왕성해지고 근육이 고르게 자라기 때문에 빨리 다니기를 좋아한다. 30세가 되면 오장이 더욱 안정되고 근육이 견고해지며, 혈맥이 왕성하고 충만하기 때문에 걷기를 좋아하고 … 60세가 되면 심장의 기가 쇠약해지기 시작하고 근심하거나 슬퍼하기를 잘하며 혈기의 운행이 느려지기 때문에 누워 있기를 좋아한다. 70세가 되면 비장의 기가 허약해지기 때문에 피부가 마르고 거칠어지며, 80세가 되면 폐장의 기가 쇠약해져서 백魄(넋)을 잃기 쉬우므로 헛소리를 잘하고, 90세가 되면 신장의 기가 마르고 사장四臟의 경맥도 덩달아 허해지며 100세가 되면 오장이 모두 허약해지고 이에 따라 신기神氣가 없어지며 형체만 남게 되므로 죽는다.

説

《황제내경黃帝內經》[4)]이라는 고의서古醫書는 '한의학의 바이블'로 추앙을 받는다. 바이블이 구약, 신약으로 나뉘어 있듯《황제내경》은 〈소문素問〉, 〈영추靈樞〉로 구성되어 있는데, 여기에서 허준은 〈영추〉의 내용을 가져와서 설명한다. 이 책은 문답식으로 되어 있고 황제가 궁금해하는 것을 그의 신하가 대답하는 형식으로 기록되어 있다. 하지만 그냥 그런 형식이라고 인정할 뿐 실제 황제가 물었는지, 기백과 백고라는 신하가 정말로 그렇게 대답한 것인지는 알아낼 수도 없고 알아낼 필요도 없다. 그 내용이 중요할 뿐이다. 참고로 여기서의 황제를 황제皇帝와 헛갈리면 낭패다.

心

이 내용은 그럴싸하게 시작한다. 하지만 끝에 가서는 가관이다. 우리가 100살까지 산다고? 정말이지 믿고 싶다. 옛날 사람들은 그렇게 100살까지 살았는데 우리가 뭔가를 잘못해서 지금 이 모양이라고 믿고 싶다. 그 방법만 찾으면 뭔가 될 것 아닌가. 하지만 이 내용을 자세히 들여다보면 숫자 즉, 나이에 포인트가 있는 것이 아니라는 것을 알 수 있다. 단순히 10년이라는 완성된 숫자를 통해 단계를 구성했을 뿐, 핵심은 사람의 오장이 안정되고 근육과 기혈이 건장해졌다가 점차 간肝, 심心, 비脾, 폐肺, 신腎의 순서로 오장이 쇠해지면서 사람은 그 명을 다한다는 내용이 포인트다. 더 세분화해서 이해하고 싶지만 간, 심, 비, 폐, 신을 먼저 이해한 후에 다시 보는 게 더 좋을 것 같다. 일단은 이렇게 살짝 맛만 보고 pass.

年老無子 년노무자 (나이가 들면 자식을 낳을 수 없다)

女子七歲 腎氣盛齒更髮長 二七 而天癸至 任脉通太衝脉盛 月事以時下 故有子…

여자칠세 신기성치갱발장 이칠 이천계지 임맥통태충맥성 월사이시하 고유자…

●●● 여자 7세에는 신장의 기가 성해서 치아를 (유치에서 영구치로) 갈고 머리카락이 길게 자란다. 14세에는 천계天癸[5]에 이르러 임맥(몸의 앞쪽 정중선에 있는 경맥)이 통하고 태충맥(자궁에서 시작하여 척추를 따라 올라가는 경맥)이 성해져 월경이 때에 맞춰 나오기 때문에 아이를 낳을 수 있다. 21세에는 신장의 기가 안정을 찾아 진아(사랑니)가 나오고 모든 치아가 완전하게 발육된다. 28세가 되면 근육과 뼈가 단단해지고 머리카락의 성장이 극에 달하며 신체가 강성해진다. 35세에는 양명맥(얼굴에서 시작하거나 끝나는 경맥)이 쇠하여 얼굴이 초췌해지고 머리카락이 빠지기 시작한다. 42세에는 삼양맥(얼굴에서 시작하거나 끝나는 소양, 양명, 태양의 6개 경맥)이 인체 상부에서 쇠약해져서 얼굴이 모두 초췌해지고 백발이 시작된다. 49세가 되면 임맥이 허해지고 태충맥도 쇠약해져 천계가 고갈되어 월경이 통하지 않는 고로 형체가 쇠약하고 아이를 낳지 못한다.

丈夫八歲 腎氣實髮長齒更 二八 腎氣盛天癸至 精氣溢瀉陰陽和 故能有子…

장부팔세 신기실발장치갱 이팔 신기성천계지 정기일사음양화 고능

유자…

●●● 남자 8세에는 신장의 기가 충실하고 머리카락이 길어지며 치아를 (유치에서 영구치로) 갈게 된다. 16세에는 신장의 기가 왕성해지고 천계에 이르러 정기가 넘쳐 사정할 수 있으므로 남녀가 교합하면 능히 아이를 낳을 수 있다. 24세가 되면 신장의 기가 안정되어 근육과 뼈가 강해지므로 사랑니가 나오고 모든 치아가 완전하게 발육된다. 32세가 되면 전신의 발육이 정점에 달하여 뼈와 근육이 더욱 단단해지고 근육이 풍만하며 견실해진다. 40세에는 신장의 기가 쇠약해지기 시작하여 머리털이 빠지고 치아가 약해진다. 48세가 되면 양기가 인체 상부에서 쇠하고 말라 안색이 초췌해지고 수염과 머리카락이 희끗해진다. 56세에는 간장의 기가 쇠약해져서 근육이 제대로 움직이지 못하고 천계가 고갈되어 정이 줄고 신장이 쇠해서 형체가 모두 다한다. 64세가 되면 치아와 머리카락이 다 빠진다. 신장은 수水를 주관하여 오장육부의 정精을 받아서 저장하므로 오장이 왕성해야 능히 사정을 할 수 있다. 이제 오장이 모두 쇠약해졌으니 근골이 풀어지고 천계가 다해 머리카락과 수염이 백발이 되고 몸이 무겁고 걸음걸이도 바르지 못하니 자식을 가질 수 없다.

說

위의 [人氣盛衰인기성쇠]와 [年老無子년노무자]는 한 세트다. [인기성쇠]는 오장의 성쇠에 따른 사람의 성장과 노화를 풀어내고 [년노무자]는 남녀의 구분을 두어 주기적인 나이에 따라 인간이 변화하는 과정을 설명한다.

참고로 이 내용은 약 20년 전 한의과대학 예과 재학 당시 암기 시험을 봤던 조문이다. 그토록 중요한 내용이지만 당시에는 짜증만 났던 기억이 있다. '빈칸 괄호 채우기도 아니고 이게 무슨 구구단인가? 외워서 뭘 어쩌자고?'라는 놀기 좋아하는 한 대학생의 반항이었다. 그리고 20년이 지난 지금, 나의 눈에 다시 보이는 이 조문의 내용은 이렇다. 태어나서 죽을 때까지 사람의 건강은 마치 한 해의 계절처럼 왕성해졌다가 시든다. 그리고 그 과정은 오장과 양기陽氣의 성쇠에 따르게 되며 천계라는 하늘의 이치가 열렸다가 닫힘에 따라 생식 기능이 수렴되어 결국 나이가 들면 아이를 가질 수 없다고 하는, 지극히 당연한 생로병사의 이치를 표현한 것이다.

心
—

여자를 7세, 남자를 8세 단위로 구분한 것이 독특하지만 난 숫자에 강한 사람이 아니라서 괜히 숫자를 단위로 틀을 만드는 것은 재미없다고 본다. 다만 이 7과 8이라는 구분이 근거 없는 단순한 숫자 단위 설정에 그친다고 단정 짓는 것은 곤란하다. 사실 우리는 그 내용을 이미 알고 있기 때문이다.

2차 성징 이전 아이들의 평균 체격을 봤을 때 여학생들은 남학생보다 우월하다. 체격뿐만 아니라 정신적인 성장 역시 그렇다. 그리고 사춘기를 지나면서 남학생들의 신장과 체격의 역전이 시작된다. 남성성과 여성성이 시작되는 것이 중학교, 고등학교 시절이며 그 이후 즉, 20대에는 여성에게 가장 왕성한 젊음이 발현된다. 다만 30대가 되면서 그 빛은 서서히 시들게 된다. 반면 남성들은 20대까지도 혈기가 성장을 지속하고 30대에 이르러 비로소 건장함의 극에 달한다. 40대가 되어 시들기 시작하고 이후 천천히 늙어 가는데, 사람들은 이 이치를 이미 잘 알고 있는 것 같다. 내 환자들 중 30대 여성들이 하는 말이 있다.

"여자 서른이 남자 서른하고 같아요? 여자 서른이면 좋은 날 다 지나간 거구요. 남자 서른은 이제 시작인 거 원장님은 모르세요?"

그리고 남자들이 하는 말 역시 이 내용과 다르지 않다.

"10대 남자가 좋아하는 여성의 나이는 20대 중반, 20대 남자가 좋아하는 여성도 20대 중반, 30대 남자가 좋아하는 여성 역시 20대 중반이며 40대 남자 역시…."

과연 그러하다!

다만 이 조문에서는 쓸쓸함이 느껴진다. 특히 여성에게 그렇다. 여성에게 있어서 천계 즉, 정精이 충만해서 아이를 낳을 수 있는 그 기간 동안만 존재 가치가 있고 그 천계가 다하고 나면 할 일을 다 했으니 쓸모가 없는 사람이 되어 버리는 느낌이다. 바로 죽는다는 것도 아닌데 이상하게 쓸쓸하다. 남성보다 여성의 평균수명이 월등히 높은 현대에 사는 내가 봐도 이 내용은 좀 그렇다. 짐작건대, 아마도 당시에는 사람이 필요했던 시대여서 그런 것이 아닐까 싶다. 자식 농사를 잘 짓고 풍년이 들면 집안에 일꾼이 많아지고, 국가에서도 인력이 많아지기 때문에 '사람의 숫자=국가 경쟁력'이라는 기조 아래, 높은 출산을 권장하는 시대에 만들어진 의학서이기 때문이 아닐까? 당시에는 아마도 '둘만 낳아 잘 기르자' 따위의 표어는 없었을 것이다. 그래서 생식 능력이 생명력과 동일시되는 시대적 분위기가 나타난 것으로 추측해본다. 그런데 반대로 생뚱맞은 상상을 해보면 더 끔찍하다.

만약 여성이 태어나서 죽을 때까지 평생 임신이 가능하다면? 죽을 때까지 생리를 해야 한다면? 생각만 해도 아찔하지 않은가? 호러영화? 아니다. 그건 재앙이다.

이렇게 위의 조문에서는 사람의 생로병사가 이와 같은 단계를 통해 왕성함에서 쇠약함으로 흘러간다는 것을 풀어준다. 물론 중간중간 생소한 단어들이 꽤나 거슬리겠지만 과감하게 넘겨주는 센스가 필요하다. 그렇지 않으면 화병난다.

생긴대로 살아라 壽夭之異 形氣定壽夭

壽夭之異 수요지이 (장수와 요절의 차이)

…以酒爲漿 以妄爲常 醉以入房 以慾竭其精 以耗散其眞 不知持滿…
…이주위장 이망위상 취이입방 이욕갈기정 이모산기진 부지지만…

●●● 상고시대 사람들은 생명을 기르고 다스리는 양생의 법도를 알았다. 천지 음양의 자연 변화에 따르고 양생하는 방법에 조화를 맞춰서 음식을 절제해서 먹고 생활을 규칙적으로 하였으며 분별없이 몸을 혹사시키지 않았다. 그러므로 몸과 정신이 모두 갖춰져서 천수를 다해 100살을 넘기고 죽었다. 하지만 현대의 사람들은 그렇지 못하다. 술을 음료수처럼 마셔 망령되이 행동하는 것이 일상이며, 술에 취해 성교

를 해서 그 욕정대로 정精을 소모시켜 그 진기를 다 써 버릴 뿐 충만하게 유지할 줄 모른다. 정신을 가다듬지 못하며 다만 일시적 쾌락에 힘쓰고, 정상적인 생활의 즐거움을 위반하여 생활에 절도가 없기 때문에 50세만 되어도 쇠약해진다.

説

역시 아니었다. 당시에도 사람들이 100세까지 장수를 한 것이 아니었다. 황제와 기백이 살던 시대의 평균수명이 그럼 그렇지 설마 100세를 살았을까? 다행히도 당시 사람들의 삶은 오늘날과 다름이 없었던 것 같다. 물처럼 술을 마시고, 취한 채로 섹스를 하고, 욕심을 다스릴 줄 몰라서 자기의 원기를 계속해서 소모시키고 순간적인 욕망에 빠져 삶에서 절도를 지키지 못했다. 역시 사람 사는 것은 예나 지금이나 똑같다. 반갑지 않은가? 우리의 조상 역시 우리와 비슷하게 살았다는 사실이.

이 조문은 양생의 중요성을 강조하는 내용이다. 스스로 몸과 마음을 잘 다스리고 생활에서 절도를 찾으면 장수할 수 있는데 그걸 하지 않아서 요절한다는 말이다.

心

"저는 사업 때문에 술자리가 많아서 몸이 많이 힘듭니다. 그런데 술을 마시지 않을 수는 없어요. 그것도 일이니까요. 제가 술을 계속 마셔도 몸이 좀 덜 힘들게 보하는 약을 처방해주세요."

이런 말을 하는 사업가들을 가끔 진료실에서 만난다. 물론 환자가 원하는 대로 처방을 한다. 백 번 말해봤자 소용이 없다는 것을 이미 너무 많이 경험해봤기 때문에 나 역시 그냥 그들이 원하는 대로 조금 덜 힘들게 해주는 처방을 하고 만다. 그리고 그런 처방을 한 나 역시 상당히 찜찜하다.

30대 초반의 성공한 CEO가 고혈압과 고지혈증에 수면무호흡증과 비만을 호소하며 내원한 적이 있다. 많은 의사들이 말하는 충고가 다 옳다는 것을 알면서도 스스로는 계속 도망 다니기 바쁘다. 일단 회피, 즉 자신의 처지를 알지만 인정하는 것이 두려운 상황이다. 그리고 일에 대한 스트레스를 없애는 것은 불가능하다. 왜? 남자로서 그의 존재는 사업의 성공과 동일한 상황이기 때문이다. 즉, 내 사업의 실패는 나라는 인간의 실패이며, 결과적으로 나의 존재 역시 실패라는 공식이 서게 되는 것이다. 답답하게 꼬이고 막힌 몸에 대한 처방도 처방이지만 일단 아무 생각 없이 하루 30분만 규칙적으로 걸으라고 했다. 가장 단순하지만 가장 어려운, 인간으로서 갖춰야 할 규칙성의 회복과 마음의 휴식이 절실하다고 판단했기 때문이다.

밤이 없어진 현대에 살면서 규칙성을 찾는 것은 쉽지 않다. "아침식사 하세요?"라는 질문에 "네, 꼭 챙깁니다."라는 대답은 100명의 직장인 환자 중 한두 명 정도에게서만 듣는다. 또한 "잠은 몇 시에 주무세요?"라고 물으면 "오후 12시~1시 정도에 잠들어서 오전 6~7시 전후로 일어나요."라는 어느 정도 평준화된 답이 나온다. 그러나 "주말에는 뭐하세요?"라는 질문에는 가끔 이런 답을 듣게 된다.

"불금에는 좀 달리죠. 그래도 일요일은 별 거 안 하고 집에서 쉬니까 괜찮아요."

나는 이 '불금'이란 단어가 참 싫다. '금요일'이란 단어는 오행배속과 별 상관없이 쇠 금金자를 붙인, 우리나라에서 사용하는 일주일 중 다섯 번째 날을 뜻하는 약속된 명칭일 뿐이지만 아무리 단어 상으로만 그렇다 해도 불 화火와 쇠 금金이 만나는 것은 화극금火克金 즉, 불이 쇠를 녹여버리는 상황이기 때문에 타오르는 불장난이 당신의 금요일을 무너뜨리고 해칠 수 있다는 말장난이 성립되기 때문이다. 글로 써놓고 보니 정말 '불금'이란 단어가 다시금 괴상망측하게 느껴진다. 도대체 누가 만든 신조어인지 몰라도 단어 조합의 맛도 없고 개념 역시 저렴하다.

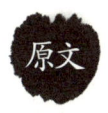

形氣定壽夭 형기정수요 (형체와 기운이 수명을 정한다)

形與氣相任則壽 不相任則夭 … 血氣經絡勝形則壽 不勝形則夭…
형여기상임즉수 불상임즉요 … 혈기경락승형즉수 불승형즉요…

● ● ● 형체와 정기精氣가 서로 부합하면 장수하지만 서로 부합하지 않으면 요절한다. … 혈기와 경락이 형체보다 강해서 그 형체를 충분히 감당하면 오래 살지만 형체를 감당하지 못하면 일찍 죽는다. … 곡식의 기(穀氣)가 원기元氣를 이기면 (너무 많이 먹으면) 그런 사람은 살이 쪄서 오래 살지 못한다. 그러나 원기가 곡기를 이기면 그 사람은 야위어도 오래 산다.

説

우리가 천수를 누리지 못하는 것은 욕심을 이기지 못하고 생활의 절제를 잃었기 때문이며 모름지기 사람은 내외가 일치해야 천수를 누릴 수 있다. 내외일치內外一致란 안과 밖의 일치, 틀과 내용의 일치, 형과 질의 일치, 몸과 기의 일치를 의미한다. 서양 의학에서는 신체를 분석할 때 기(정신)와 형(육체)을 완전히 분리시킨 이분법을 적용시킨다. 이러한 이론 체계는 기원전의 서양 철학 중 형상과 질료의 이분법에서 출발하여 데카르트Descartes에 와서 정신과 물질의 완전한 분리로 정리되었다. 하지만 한의학은 그렇게 보지 않았다. 분리가 아니라 형形과 기氣가 계속해서 맞물려 돌아가는 일치가 중요하다고 보면서 발전해 왔다.

[形氣定壽夭형기정수요]의 내용을 조금 더 풀어보자면 이렇다. 형이란 것은 틀 즉, 물질인 사람의 몸, 다시 말해 그릇을 의미하며 그 몸(틀, 그릇)은 생로병사의 예정된 경로를 따라 곡선을 그리며 흘러간다. 그리고 기는 그 형체에 담겨 있으면서도 형체를 활동하게 이끄는 에너지를 의미하는데, 물리학에서 말하는 '에너지질량의 등가법칙' 역시 이 내용과 다르지 않다. 형과 기가 일치한 상황이 문제없는 상황이라는 말이다. 반대로 형과 기가 따로 놀면 자연스럽지 않고 건강하지 못하다는 말이며, 이것은 물리학의 기본인 '에너지 보존법칙'과도 어긋나는 상황이다.

心

예를 들어 보자. 30대의 덩치가 크고 우락부락한 남성인데 목소리를 들어보니 가늘고 부드럽고 여성스럽다. 닭살 돋지 않는가? 여리고 가는 몸의 여자인데 매일 하드 트레이닝을 통해 무거운 역기를 들고 울퉁불퉁하게 근육을 만들고 싶어 한다. 애매하지 않은가? 나이가 들어 치아도 성글어지고 눈도 침침하고 관절도 여기저기 쑤시는데 매일 클럽에 가서 놀고 싶다거나, 다섯 살 꼬맹이가 사색을 즐기며 천천히 걷기를 좋아하는 것 모두 부자연스러운 것이며 누가 가르쳐주지 않아도 우리 모두는 그것이 이상하다고 말한다.

그렇다면 다음은 자연스러운 것일까?

자가 운전을 하고 종일 책상에서 모니터만 보며 일하는 직장인 A는 점심식사로는 볶음밥을, 저녁식사로는 동료들과 삼겹살과 소주를 먹고 집에 들어가 침대에 누워 TV를 보다 잠이 든다. 그의 부인 B 역시 직장인이며 핸드백에 항상 초콜릿을 갖고 다니면서 일하는 중간중간 비스킷을 먹는다. 점심은 파스타를 먹은 후 커피를 마시고 저녁은 피자와 다이어트 콜라를 먹고 집에 들어가면 역시 남편과 함께 TV를 보다가 잠이 든다. 아들인 C는 아침 일찍 학교에 가서 대부분의 시간을 졸다가 학교 수업이 끝나면 분식집에서 간식을 먹고 학원에서 수업을 들은 후 자정을 넘겨 집에 들어와서 책상에 준비된 야식을 먹고 잠깐 공부 또는 게임을 하다가 잠이 든다.

아주 평범한 이 시대 일반적인 가족의 기氣다. 형形의 운동과 움직임을 잃어버린 시대의 사람들이 선택한 것은 화려하고 섹시한 음식 섭취를 통한 욕구 충족이다. 움직이지 못해서 뭉친 것은 겉으로 풀어줘야 마땅한데 스트레스를 푸는 방법으로 '먹기'를 선택한다. 덜어내야 하는 상황에서 오히려 더하는 건 비만이다. '뚱땡이 가족'이 되어 병을 점점 키우고 있는 것이다. 형과 기가 일치하지 못하고 정신과 육체가 어긋난 채 돼지가 되어가면서 우리는 아무 문제없는 삶을 살고 있다고 착각한다. 형形이라는 그릇을 맑은 기氣로 채우지는 못할망정 지방으로 채우고 있지는 않은가?

사람이나 국가나 人身猶一國

人身猶一國인신유일국 (사람의 몸은 하나의 나라와 같다)

神猶君也 血猶臣也 氣猶民也 知治身則能治國矣 夫愛其民所以安其國…

신유군야 혈유신야 기유민야 지치신즉능치국의 부애기민소이안기국…

●●● 신神은 임금과 같고 혈血은 신하와 같으며 기氣는 백성과 같으니 몸을 다스릴 줄 알면 나라도 다스릴 수 있다. 무릇 백성을 사랑하는 것이 나라를 편안하게 하는 것이고, 몸의 기를 아끼는 것은 몸을 보존하는 길이다. … 백성이 흩어지면 나라가 망하듯 기가 고갈되면 몸은 죽어버린다. 죽은 사람은 다시 살아나지 못하고, 나라가 망하면 사직을 보전할 수 없다.

説

아직 설명이 부족했다고 느끼셨는지 허준 선생은 이제 예까지 들어주시면서 우리 몸의 정精, 기氣, 신神을 지킬 것을 당부한다. 그 예는 바로 국가 체계다. 신神은 임금이고, 혈血은 신하, 기氣는 백성으로 비유되고 백성이 흩어지면 나라가 망하듯, 기가 흩어지거나 탁해지면 우리 몸은 건강을 잃는 것이라고 강조한다. 그리고 그 다음에는 오장육부를 하나의 국가 시스템에 귀속시켜서 설명하는데《황제내경》의〈소문〉에 있는 내용을 인용해서 사실상 오장육부의 기능을 규정하는 근간으로 인정되는 내용을 소개한다. 차후에 오장육부를 설명하면서 자세한 내용이 나오기 때문에 지금은 맛만 보고 넘어가자.

心者 君主之官 神明出焉…
심자 군주지관 신명출언…

●●● 심장은 군주의 자리로서 신명神明이 여기서 나온다. … 군주가 밝다면 아래 기관도 편안한 것이니 이에 따라 양생하면 오래 살면서 죽을 때까지 위험한 일이 없고, 이렇게 천하를 다스리면 크게 번영하게 된다. 군주가 밝지 못하면 12가지 기관이 위태롭게 되고 길을 막아 잘 통하지 못하게 하면 형체가 몹시 상하게 되는데, 이렇게 양생을 하면 육체는 재앙을 입게 되고 천하도 이렇게 다스리면 종묘사직宗廟社稷이 크게 위태롭게 된다. 경계하고 또 경계해야 할 것이다.

説

심장은 한 나라의 군주로서 신명 즉, 그 나라의 이념과 통치 의도가 그로부터 나온다. 이렇게 심장은 오장육부의 주인이 되면서도 부담이 가장 많은 기관이라고 볼 수 있다. 군주의 자리란 그렇다. 가볍게 생각하면 "왕이라서 편하겠네."라고 말할 수도 있겠지만 그것은 오해다. 밤낮없이 신하들의 공격과 조언을 감내하고 검토해야 하며, 나라의 모든 것을 살피고 지도해야 한다. 실제 그렇지 않은 왕들도 있었지만 역사적으로 다스림에 힘쓰지 않은 왕들은 백성들을 궁핍하게 만들었고 결과적으로 반역을 도모하게 했으며 그 왕권과 나라는 위태로운 사건들을 겪어야 했다. 우리 몸도 다르지 않다. 심장이 스스로의 역할에 충실하지 못하면 우리 목숨이 바로 위태롭게 되는 것 아닌가?

心

오장육부란 바로 간, 심장, 비장, 폐, 신장의 다섯 가지 장臟과 담낭, 소장, 위장, 대장, 방광, 삼초[6]의 여섯 개 부腑를 말한다. 사실 오장육부만 우리 몸에서 중요하겠는가? 눈, 코, 입도 중요하고 팔, 다리도 중요하지. 이렇게 내 몸의 모든 기관은 하나의 나라와 같고 서로의 관계가 존중되고 온전하게 유지되어야 그 나라가 망하지 않는다는 의미다. 참으로 당연한 말인데 은근히 느껴지는 이 씁쓸함은 뭘까? 최초로 중국을 통일한 진시황의 법치주의에 이론적 근거를 제시했다고 전해지는 법가法家의 국가대표 한비자는 나라가 망할 징조에 대해 마흔일곱 가지 예를 들어 설명했다. 그 중 몇 가지만 소개하는 것으로 이번 조문에 대한 풀이를 마칠까 한다.

군주가 다스리는 나라는 작은데 신하들의 봉읍이 크다든지, 군주의 권세는 가벼운데 신하들의 권한이 무거우면 그 나라는 망할 것이다. 신하들은 쓸모없는 학문만을 배우려 하고, 귀족의 자제들은 논쟁만을 즐기며, 상인들은 재물을 나라 밖에 쌓아두고, 백성들이 개인적인 싸움만을 하면 그 나라는 망할 것이다. 군주가 궁실과 누각이나 연못을 좋아하며, 수레나 옷, 그릇과 노리개에만 관심을 기울여서 백성들을 피폐하게 하고 재물을 전부 써 버리면 그 나라는 망할 것이다. 군주가 말재주는 뛰어나지만 법에 맞지 않고, 사고는 영민하지만 통치술이 없으며, 재능은 많지만 법도로써 나랏일을 처리하지 못한다면 그 나라는 망할 것이다.[7]

과연 2천 년 전에 쓴 글인가 싶다.

단전 호흡 해보셨어요? 丹田有三 背有三關

丹田有三 단전유삼 (단전에는 세 가지가 있다)

腦爲髓海上丹田 心爲絳宮中丹田 臍下三寸爲下丹田 下丹田藏精之府也…

뇌위수해상단전 심위강궁중단전 제하삼촌위하단전 하단전장정지부야…

●●● 뇌는 수해(골수의 바다)로 상단전이다. 심장은 강궁(붉은 궁)으로 중단전이다. 배꼽 아래 3촌 되는 곳은 하단전이다. 하단전은 정精을 저장하는 곳이다. 중단전은 신神을 저장하는 곳이며 상단전은 기氣를 저장하는 곳이다.

説

[丹田有三단전유삼], [背有三關배유삼관]은 한의학 중에서도《동의보감》이 갖고 있는 가장 독특한 인체관을 설명하는 조문이다. 요즘에도 심심찮게 보이는 기수련, 특히 단전호흡에서 나오는 단전이라는 것이 원래는 상, 중, 하의 세 부위가 있고 우리가 일반적으로 말하는 배꼽 아래에 있는 단전은 하단전이며 건강을 위해 정, 기, 신을 단련해야 한다고 주장한다. 그리고 사람의 등에는 세 개의 관關이 있어 인체의 기혈이 밤낮으로 쉬지 않고 흐르게 한다는 내용이다.

心

조선시대 부안군수를 지냈던 허륜許碖의 서자인 허준이 어떻게 의학을 배우기 시작했는지는 정확하게 알 수 없다. 다만 허준은 당시 일반적인 의사들과 같이 가업을 통해 의학을 전수받지는 않았지만 학자들과의 학문적 교류를 꾸준히 해왔다는 사실이 유희춘의《미암일기眉巖日記》에 조금씩 언급된다(당연히 실존조차 불분명한 유의태에게 배우지 않았다!). 그리고 당시에는 3대를 내려온 의사가 인정을 받았다고 한다.《동의보감》〈잡병편〉[변증문辨證門]에서는 [醫貴三世

의귀삼세]⁸⁾라고 하여 3대를 내려오지 않은 의사의 약은 복약조차 하지 않는다는 조문이 인용되어 있다. 물론 내용의 본질은 그 제목과는 다르지만 단순히 제목만 보자면 '어라? 그럼 나는?' 할 수도 있다는 말이다. 참고로 나는 2대밖에 되지 않는다. 그럼 내 자식을 의대나 한의대에 보내야 한다는 말인가? 싫은데!!!

농은 그만하고 다시 설명으로 돌아가자면《동의보감》집필 당시 도가적 수련법이 학자들에게 꽤나 유행했다는 것이 나의 추측이다. 그렇지 않고서는《동의보감》이라는 의학 서적에 허준이 이토록 반복적으로 도가적 사유체계를 덧붙일 이유가 없다. 더군다나 왕이 명령해서 집필한 것인데 말이다. 이것은 유교적 사상이 강화되던 시기라고 하더라도 인체를 설명할 때에는 도가적 이론이 주류였다는 것을 반증하는 것이기도 하다.

누구나 알고 있듯 유가儒家는 원래 종교가 아니다. 춘추시대 공자의 학문에서 시작한 인문학이 결합된 국가 통치 이념 중 하나였으며, 점점 그 내용이 확대되는 과정에서 황제가 신격화되어 유교라는 단어까지 만들어졌을 뿐이다. 즉, 유가는 그 출생부터가 인간의 생리나 의학 또는 자연 철학과는 거리가 있다. 그리고 노자, 장자의 계보로 이어지는 도가 역시 그 출발은 종교와는 거리가 멀었다. 중간에 오두미교五斗米敎 등 독특한 집단이 인기를 끌면서 종교처럼 변화했지만 핵심은 그것이 아니었다는 말이다. 다만 도가의 목표는 유가와 다르다. 내 몸의 건강과 자아의 완성이 자연과 합치되는 것, 이른바 마음을 비우는 것에서 시작하여 '단丹'을 완성하는 것으로 폭을 넓혀간다. 간략하게 정리하자면 유가는 통치이론과 예법으로 발전하고 도가는 수양과 성찰의 방법으로 발전해왔다. 이렇게 볼 때, 당시 의료란 유가보다는 도가에 의해 발전할 수밖에 없었던 것 아닐까?

임진왜란이 진정되고 국가는 폐허가 되고 백성들의 형편과 건강 상태는 땅 끝으로 떨어졌다. 당연히 국왕 선조는 이런 상황에서 국가를 정비하기 위해 여러 의서를 모아 한 권의 책으로 만들도록 지시했다(1596년). 이에 당시 유의儒醫[9) 정작, 태의太醫[10) 양예수, 김응탁, 이명원, 정예남 등이 허준과 함께 이른바 편찬위원이 되어 편서국을 설치했다. 이들은 책을 모아 집필을 시작했으나 1597년 정유재란이 일어나 편찬위원들이 모두 뿔뿔이 흩어지게 되었다. 이후 전쟁은 끝났지만 선조 붕어의 책임을 물어 허준은 유배를 가게 되었고 유배지에서 홀로 정리하고 마무리한 책이 바로《동의보감》이라고 알려졌다(1610년). 여기에서 당시의 편찬위원 중 한 명인 유의 정작은《동의보감》에 가득한 도가적 내용들에 대한 의문을 푸는 실마리가 된다. 그는 그의 형인 정렴(1505~1549 양생술과 의학을 접목시킨 학자)으로부터 영향을 받은 학자로《동의보감》편찬 초기에 자신이 알고 있던 도가적 수련법을 의학서에 상당 부분 접목시켰으리라. 물론 다른 편찬위원들도 비슷한 사유를 갖고 있었을 것이며 결과적으로《동의보감》은 시작부터 이토록 어려운 내용들로 가득 차게 되었다는 것이 내 추측이다.

[한의사 오철의 깨알톡] 연단술이란?

연금술鍊金術alchemy이란 다소 주술적인 고대의 자연과학이다. 말 그대로 금을 만들기 위한 화학적 변화를 도모하는 일종의 '마법' 이미지가 떠오르는 기술로서 동양에도 그와 비슷한 것이 있었다. 바로 연단술煉丹術이다. 연금술의 기원이 원래는 동양에 있다고도 하지만 그보다 중요한 점은 연금술과 연단술 사이에는 중요한 차이가 있다는 점이다. 바로 연금술은 담금질 즉, 노력을 통해 금金을 만들기 위한 것이고 연단술은 담금질, 노력을 통해 단丹을 만드는 것이다.

연금술에서 금은 말 그대로 금gold이다. 하지만 연단술에서의 단은 두 가지로 나뉜다. 바로 내단內丹과 외단外丹. 그중 외단은 불로장생의 약을 의미하는 것으로, 진시황의 일화(불로초를 구하기 위해 봉래산으로 동남동녀 500쌍을 보냈지만 헛수고였다는 내용)를 떠올리면 되고, 내단이란 내 몸의 수양을 통해 단을 만들어내는 것으로, 바로 수양과 호흡을 통한 자기 수련을 의미한다. 이것은 정신적으로 온전한 인격을 갖춘 선인이 되기 위한 노력인데, 그 과정에 바로 호흡법 즉, 단전호흡이 포함되어 있다.

서양의 연금술과 동양의 연단술에는 둘 다 불로장생이나 진귀한 것을 얻으려는 세속적 욕망이 담겨 있다는 공통점이 있다. 하지만 동양의 연단술에는 자아를 찾고 자기를 수양하려는 '수련'이라는 차이점이 추가된다. 마치 작가 파울로 코엘료Paulo Coelho의 소설 《연금술사》의 주인공이 긴 여정을 마친 후 결국 자기가 살던 동네의 소박한 자연이 그토록 찾아 헤매던 신화라는 것을 깨닫는 것처럼, 내 안에서 나의 존재, 나의 의미를 구하라는 수양적 의미가 강하다. 아마도 진시황은 외단만 구하려고 했을 뿐 내단은 깜빡했던 것 같다.

아프지 않으려면? 保養精氣神

保養精氣神보양정기신 (정기신을 보양하다)

精者身之本 氣者神之主 形者神之宅也…
정자신지본 기자신지주 형자신지택야…

●●● 정精은 몸의 근본이고 기氣는 신神의 주인이며 형체는 신神이 깃들어 사는 집이다.

説

정精, 기氣, 신神의 중요성을 계속해서 강조한다. 이쯤 되면《동의보감》에서 말하고자 하는 '몸의 건강이란 무엇인가?'라는 질문에 답이 나올 만도 하다. 간단하게 말해서 정, 기, 신이 멀쩡한 것, 바로 그것이다. 그럼 정, 기, 신이란 무엇인가? 어차피 나중에 자세한 설명이 나오지만 일단 간략하게 본문에 근거해서 정, 기, 신을 설명해보자면 정이란 인체의 에센스 즉, 정수를 의미하고 기는 태초의 에너지, 그리고 신은 생명체로서의 정신 활동을 의미하는 정도로 요약이 가능하다.

心

[保養精氣神보양정기신]이란 다름 아니라 정, 기, 신을 보양해야 사

람이 건강해진다는 말이다. 건강검진을 하면서 미리미리 병을 찾아내는 것이 최고가 아니라 병이 걸리기 전에 사람의 몸을 건강하게 유지하고 보존하는 것이 의학의 첫 번째 존재 이유라고 주장하는 것이다. 즉,《동의보감》25권 중〈내경편〉제1권에서는 병에 걸리기 전에 스스로의 건강을 잘 보존시키는 방법에 대해 반복적으로 설명한다. 아프지 좀 말라고 말이다. 가뜩이나 전란으로 인해 쑥대밭이 된 상황이고 선조가 한양을 버리고 도망가면서 백성들의 신뢰를 잃어 조정이 잘 돌아가지도 않는데, 그나마 백성들까지 비실비실하면 세금도 걷기 힘들고 나라 살림이 이래저래 팍팍해지니 백성들이 모두 건강하면 얼마나 좋겠는가?

건강검진이란 것은 육체에 대한 최소한의 안전성 검사다. 어디가 아파야 병원에 가는 것이 아니라, 아프기 전에 병원에 가서 검사를 하는 예방 차원의 의료 시스템이다. 그리고 이것은 인간의 몸을 기계적으로 분석하는 현대 의학이 도출해낸 가장 기특한(?) 성과물이기도 하다. 하지만《동의보감》에서는 그런 건강검진을 제시하지 않고 아예 스스로를 잘 관리하라고 말한다. 소변검사와 내시경을 하고 피를 뽑는 것이 아니라 그저 잘 먹고 수양을 잘하라는 말이다. 현대의 정서로는 좀 짜증나고 답답하다. 하지만 당시에는 그런 노력이라도 절실했던 때였다.《동의보감》은 전 국토가 폐허가 되어 버린 임진왜란, 정유재란 당시 집필된 의학 서적이 아닌가?

본격 수양 노하우
古有眞人至人聖人賢人 論上古天眞 四氣調神

지금까지 사람이 어떻게 태어나고 그 수명은 어떻고 구성이 어떤지 설명이 끝났으니 이제 본격적으로 건강과 젊음을 유지하는 방법을 연구, 또는 실천해보자고 주장하는 내용들이 시작된다. 이 내용들은 주로 《황제내경》에서 인용한 문구들이다.

古有眞人至人聖人賢人 고유진인지인성인현인 (옛날에 진인, 지인, 성인, 현인이 있었으니)

黃帝曰 余聞上古有眞人者 提挈天地 把握陰陽 呼吸精氣 獨立守神…
황제왈 여문상고유진인자 제설천지 파악음양 호흡정기 독립수신…

●●● 황제가 말했다. 내가 듣기에 옛날의 진인(도교에서 높은 진리를 깨달은 사람)은 천지음양을 파악하여 헤아리고 정기를 호흡하고 스스로 정신을 지켜서 살결이 한결 같았다. 그래서 천지가 다하도록 오래 살았는데 이것이 도에 순응해서 사는 것이다.

心

옛날에 진인, 지인, 성인, 현인이 있었는데 그 사람들은 스스로 관리를 잘해서 모두 건강하게 장수했다는 내용이다. 뭐 현대에 그런 사람이 있을 리가 없으니 "옛날에는 그랬다더라."라는 예를 들어 사람들을 계몽하려는 의도가 다분히 보인다. 발상은 조금 유치하지만 이거 좀 잘 먹히는 방법이다. 예를 들어 옆집 철수 아빠는 담배도 끊고 술도 마시지 않는다며 회사일 끝나면 바로 집에 들어와서 집안일도 도와주는데 당신은 왜 그러냐는 잔소리나, 아랫집 영희는 열심히 공부해서 툭하면 반에서 일등을 하는데 걔는 핸드폰 게임도 하지 않고 인터넷으로 만화도 보지 않는다는 엄마의 꾸중과 어딘지 모르게 통하는 느낌이라고나 할까. 그래서 친근하다.

論上古天眞 논상고천진 (상고천진을 논하다)

虛邪賊風 避之有時 恬惔虛無 眞氣從之 精神內守 病安從來…
허사적풍 피지유시 염담허무 진기종지 정신내수 병안종래…

●●● 병을 때맞춰 피하고 마음을 비우면 진기가 보전되고 정신이 안에서 잘 지켜지니 병이 어디서 오겠는가? … 따라서 욕심 따위가 눈을 괴롭힐 수 없고 음란한 생각이 마음을 유혹할 수 없으며 어리석은 사람이나 영리한 사람이나 착한 사람이나 못된 사람이나 할 것 없이 모두 두려움이 없어지므로 양생의 도리에 부합하여 능히 100세를 살아도 동작이 굼뜨지 않는다.

説

 이 내용 역시 계몽 목적으로 보자면 위의 내용과 크게 다르지 않다. 하지만 이번에는 그나마 현실 가능한 실천적 방법들이 비교적 자세하게 소개된다. 여기서 허사虛邪라고 하는 것은 나의 몸이 허한 틈을 타서 들어오는 나쁜 기운을 의미한다. 예를 들어 몸이 약할 때 감기에 걸리는 것과 같고 적풍賊風 역시 비슷한 의미로 이해할 수 있다. 염담허무恬憺虛無에서 허무는 "인생 참 허무하다."라고 말할 때 그 허무가 맞다. 즉, '내 마음을 비우고 편하게 하면 진기가 보전되고 정신이 안에서 잘 지켜지니 병이 어디서 오겠는가?'가 요점이다.

心

 이 내용은 장자가 말하는 진인眞人(참사람)과 비슷하다. 잠을 자도 꿈을 꾸지 않고 깨어 있어도 근심하지 않고 음식을 먹을 때 맛있는 것을 찾지 않고 호흡이 깊고 깊은 경지에 이른, 쉽게 말해 욕심을 비우고 마음을 깨끗하게 하여 소박하게 살아가라는 의미다. 의학 서적에서 지속적으로 도 닦는 얘기를 하니 짜증날 수도 있겠지만 현대인들의 병을 돌이켜볼 때 이 내용은 다시 그 중요성을 일깨워준다. 요즘 우리가 가장 많이 듣는 병명이 바로 "신경성ㅇㅇㅇ, 과민성ㅇㅇㅇ" 아닌가? 한의학이 서양 의학과 가장 다른 점은 이렇게 몸과 마음을 분리시키지 않은 채 생로병사를 풀어내는 것이다.

四氣調神 사기조신 (계절에 따라 신을 조절하다)

…夫四時陰陽者 萬物之根本也 所以聖人春夏養陽 秋冬養陰 以從其根…

…부사시음양자 만물지근본야 소이성인춘하양양 추동양음 이종기근…

••• 사계절 음양 변화는 만물의 근본이다. 따라서 성인은 봄, 여름에는 양기를 기르고 가을, 겨울에는 음기를 길러 그 근본에 순응하면서 만물과 같이 생장했다. 근본에 역행하면 생명의 근원이 상해서 진기가 파괴된다. 따라서 사계절의 음양 변화는 만물의 시작과 끝이고 생사의 근본이다.

說

앞에서 마음과 욕심을 다스려 건강을 유지하라고 설명했다면 이번에는 계절에 맞춰서 건강을 유지하는 방법을 설명한다. 큰 틀로 이해하자면 음양의 규칙을 잘 지키라는 내용이다.

봄은 음이 지배한 겨울을 양이 역전시키는 계절이다. 즉, 가장 순수한 양기가 '샘솟는 에너지'를 발산할 때다. 따라서 늦게 자고 일찍 일어난다. 몸과 마음을 편하게 하고 머리 스타일도 느슨하게 해주는 것이 좋다. 만물에 대해서도 그 성장을 도와주되 죽이지 말고, 남에게 베풀지언정 빼앗지는 말고 벌보다는 상을 주는 것이 바로 봄의 따뜻한 양기가 올바르게 나에게 전해지는 방법이다.

여름은 천지의 기가 서로 합쳐 만물에 꽃이 피고 열매가 열린다. 늦게 자고 일찍 일어난다. 햇빛을 피하지 말고 화를 내지 말고 꽃이 피듯 안색이 피어나게 하며 기가 밖의 기운과 잘 통하게 한다. 즉, 세상에 양기가 가득하니 그것과 소통하라.

가을은 천기天氣는 쌀쌀해지고 지기地氣는 맑아진다. 일찍 자고 일찍 일어난다. 마음을 안정되게 해서 가을의 쌀쌀한 기운을 부드럽게 하며 마음에 다른 생각이 없게 해서 폐의 기운을 맑게 해준다. 가을은 양에서 음으로 넘어가는 시기이니만큼 음을 받아들이기 위한 준비를 하라는 의미다. 몸과 마음을 비울 준비를 하라는 말과 통한다.

겨울에는 물이 얼고 땅이 얼어 터지는데, 양기가 요동하게 하지 말고 일찍 자고 늦게 일어나되 반드시 해가 뜬 뒤에 일어난다. 추운 것을 피하고 따뜻한 방에서 쉬어야 하지만 땀을 흘려 기운이 빠지게 하지는 말아야 한다. 여름에 내 몸에 올곧게 맞이한 양기가 겨울 한파에 상하지 않도록 잘 숨기라는 의미다.

心

사계절은 자연의 생로병사다. 계절이 반복되는 것은 생명의 끊임없는 순환과 비슷하며 사람 역시 이런 자연의 이치에 순응해야 건강하게 살 수 있다. 특히 농업으로 먹고 살았던 당시에는 봄, 여름, 가을까지 열심히 일하고 겨울에는 적게 움직이고 푹 쉬는 것이 일반적인 백성들의 생활 패턴이었다. 지금 우리처럼 주 5일 일하고 2일은 쉬는 것이 아니라 봄에는 밭을 갈고 씨앗을 뿌린 후 여름에는 무럭무럭 자라게 하고 가을에 곡식을 거두는 것으로 한 해의 노동을 마무리하고 겨울에는 잘 쉬어줘야 하는 것이 우리 조상들의 삶이었다. 그래서 현대인들에게는 쉽게 와 닿지 않는 조문이지만 400년 전의 조선에서는 꽤 설득력 있는 문구가 아니었을까 싶다. 이 내용을 현대에 맞춰서 내 맘대로 살짝 바꿔보자면 다음과 같다.

봄의 양기는 가장 순수하고 정직하다. 봄바람이 불 때 여성들의 마음이 살랑거리는 것이 바로 그 순수한 양기 때문이라고 하는 것이 억측은 아닐 것이다. 색깔로 보자면 초록색이 떠오르는 봄은 연한 새싹의 느낌이다. 하지만 그 새싹은 겨울 내내 얼어붙어 있던 땅을 뚫고 올라온 것으로, 굽히지 않는 순수한 양기를 가지고 있다. 사람으로 치자면 때 묻지 않고 건강한 어린이와 같다. 종일 밝은 표정으로 뛰어다니고 까르르 잘 웃는다. 봄에는 우리 모두 동심으로 돌아가서 싱싱하게 움직이는 것이 좋다. 봄에는 남에게 사기 치지 말고 잔머리 굴려 계산하지 말 것이며 아이처럼 즐겁게 활짝 웃으란 말이다.

여름의 양기는 가장 뜨겁다. 낮이 가장 길기 때문에 천지에 양기가 왕성하다. 그 쨍쨍한 양기가 나의 기운을 더해줄 수 있도록 자연과 소통해야 한다. 사람으로 치자면 청년의 시기다. 내 몸이 가장 건장한 그때를 떠올리면 된다. 내가 가장 뜨겁게 사랑하고 뜨겁게 일하는 그 시기다. 그런데 너무 뜨겁다고 해서 차가운 음료나 아이스크림을 대놓고 먹는 것은 양기를 손상시킨다. 과도한 에어컨 사용역시 좋을 것이 없다. 불타는 사랑으로 한껏 달궈진 연인에게 냅다 찬물을 끼얹는 행위와 같다. 여름에는 더위를 먹지 않을 만큼은 더워야 정상이다. 왕성하게 활동하되 찬 것을 직접 구하지는 말라.

가을은 양기와 음기가 바톤을 터치하는 시기다. 즉, 음기가 서늘하게 다가오는 때이며 음양이 교차한다. 정작 감기는 겨울보다 가을에 걸리기 쉽다. 우리의 몸과 마음이 음기를 맞이할 준비를 미처 못했는데 갑자기 쓱 들어오기 때문이다. 한의학에서는 가을의 기운을 숙살지기(肅殺之氣)라고 한다. 글자대로 풀자면 냉정하게 죽이는 기운이라는 의미로서, 인생을 정직하게 되돌아보고 인정할 것은 인정하고 깨끗하게 정리하라는 의미가 강하다. 한 마디로 냉정함이다. 그 뜨거웠던 여름의 양기를 순식간에 꺾어버리는 서늘한 음기, 이것이 가을의 기운이다. 가을은 살벌하다. 그 살벌함이 있어야 곡식이 한 해의 생을 마무리하고 우리에게 그 영양을 전해줄 수 있다. 몸을 아끼기 시작해라. 가을은 숙청의 계절이다.

겨울은 음기가 지배하고 양기는 땅 속으로 숨어버리는 시기다. 밤이 가장 길기 때문에 천지에 음기가 왕성하다. 이 음기에 상하면 사람의 양기가 손상되기 때문에 되도록 외출을 자제하고 실내에서 몸을 잘 조리하는 것이 좋다. 잠도 많이 자고 푹 쉬고 다시 돌아올 봄을 맞이할 준비를 해야 하는 시기다. 겨울의 색은 흑색이고 흑색은 죽음을 의미한다. 양기가 가장 비실비실한 그때 해가 뜨기 전에 밖에 나가는 것은 삼가는 것이 좋다. 물론 혈관 확장의 유연성이 직접적인 원인이지만 겨울에 새벽 기도를 나가다가 중풍을 맞는 어르신들이 적지 않다. 되도록 새벽에 찬바람을 바로 쐬는 것은 피하는 것이 좋다.

아무리 보일러와 에어컨이 발달했다고 하더라도 우리는 사계절의 틀 안에서 살아가는 사람들이다. 그 천지의 기운을 역행하는 것은 반드시 몸에 무리를 줘 건강을 해치는 요인으로 작용한다. 사계절의 음양 변화는 만물의 시작과 끝이고 생사의 근본 원리다.

도를 아십니까?
以道療病 虛心合道 學道無早晚 人心合天機

以道療病 이도료병 (도로서 병을 다스리다)

古之神聖之醫 能療人之心 預使不致於有疾 今之醫者 惟知療人之疾…

고지신성지의 능료인지심 예사불치어유질 금지의자 유지료인지질…

●●● 옛날의 신성한 의사들은 능히 사람의 마음을 치료해서 질병이 나지 않게 예방했다. 하지만 지금의 의사들은 단지 사람의 질병만 치료할 줄 알지 사람의 마음을 치료할 줄 모른다.

説

장자의 말씀 중에 '以道觀之 物无貴賤 以物觀之 自貴而相賤 이도관지 물무귀천 이물관지 자귀이상천'이라는 글이 있다. 이 말은 도道로서 사물을 보면 귀천의 차이가 없지만 물질로서 사물을 보면 스스로는 귀하고 상대방은 천하게 평가하려 하니, 인간의 이기적인 습성을 버리고 만물을 바라보고 이해할 때, 도로서 가능하다는 것이다. 그리고 이번에 다루는 조문의 제목은 [以道療病이도료병]이다. 의학에서의 예를 든 것이지 결과적으로 핵심 내용은 장자의 말씀과 다르지 않다.

도 닦는 소리? 도를 닦아서 병을 치료한다니 무당이 병을 치료하는 것과 거의 동급 수준의 발상이라 생각하기 쉽다. 하지만 원문을 잘 살펴보면 그 내용이 조금 다르다. 《동의보감》의 다른 조문들이나 앞에 인용된 《활인심법活人心法》[11]의 내용이나 현재의 못마땅한 것을 지적할 때에는 "과거에는" 또는 "왕년에는"으로 시작하면서 비교를 한다. 이 내용 역시 단순히 그렇게 시작하는 것으로 볼 수 있으며, 핵심만 말하자면 "의사가 병을 다스리려면 환자의 마음을 먼저 다스려야 하는데 지금의 의사들은 병의 증상에만 집중하고 그 증상을 없애는 데에만 혈안이 되어 있으니 문제가 아닌가?"라는 지적이다.

心

갑자기 찔리는 말이다. 이 내용에 근거하면 나는 잘못된 의사 중 한 명이며, 그저 몇 가지 기술을 익혀 환자를 보는 세속의 용렬한 의사이기 때문이다. 하지만 나도 변명거리는 충분하다. 환자의 마음을 다스리는 것은 지금의 의사들에게는 지나친 기대라는 생각도 든다. 마음을 비우고 편안하게 하면 좋을 것이라는 말을 누군들 못하겠는가. 나 역시 수많은 환자에게 마음 좀 편하게 하고 일을 좀 줄이라고 한다. 잠도 더 자라고 끊임없이 권하고 때로는 경고도 하지만 실제 나 자신부터 항상 일에 쫓기고 제대로 잠을 자지 못한다. 술자리를 좋아하며 말 그대로의 휴식과 마음 정리를 잘 못하는 일개 인간일 뿐이다. 그리고 솔직히 《동의보감》에서 이런 내용이 반복될 때마다 '맘 편한 소리하고 있네.'라는 생각이 은근 치밀어오른다. 나의 조언을 듣는 환자들도 속으로 그런 생각을 하고 있는 것 역시 분명하다는 것이 아찔하지만 말이다. 어쩌겠는가? 환자가 환자를 보는 것이 오늘의 현실이다.

[以道療病이도료병]에서 말하고자 하는 핵심은 도인이나 도사가 되라는 말은 분명 아니다. 아니 사실 그렇게 되면 더 좋겠다고 하는 의도는 분명히 들어 있다. 하지만 행간을 읽어보자면 예방 의학적 차원에서 마음 다스림을 말한 것으로서 평소의 마음가짐과 행동을 안정되게 해서 병이 나지 않도록 주의하라는 내용이다. 무릇 병이라는 것의 근원은 하나이니 어떤 것도 마음으로부터 생기지 않는 것이 없다.

이후 지속되는 [虛心合道허심합도]에서는 마음을 비워 도道와 부합시키고 욕심을 내지 말라고 경고하고 [學道無早晚학도무조만]에서는 나이 들었다고 포기하지 말고 언제든 정신을 차리고 도를 깨우치기 위해 정진하라고 다그친다. [人心合天機인심합천기]에서는 사람의 마음이 바로 도라고 보고 하늘과 부합해야 한다고 강조한다.

한의학은 원래 그렇다. 몸과 마음이 다른 것이 아니기 때문에 환자의 몸을 객관적인 지표에 의해서만 진단하지 않는다. 제대로 된 의사가 되려면 마음 즉, 환자의 주관적인 아픔을 찾아내야 한다. 그리고 그게 진짜 신성한 의사다. 그래서 결론은?

"쩝, 나는 글렀나 보다."

《동의보감》식 경락마사지와 맨손체조
搬運服食 按摩導引

양생술養生術이라는 것은 건강을 지키고 젊음을 유지해서 장수를 누리는 것을 목적으로 하는 도가적 수련법을 의미한다. 현대의 요가와 같은 것을 떠올리면 어렵지 않게 이해할 수 있다. 물론 대부분 사람들에게는 다이어트의 한 방법으로 요가가 이해되고 있는 수준이지만 건강하고 날씬하게 살 수 있는 것이 바로 다이어트이므로 크게 잘못됐다고 볼 수는 없겠다.

《동의보감》이 집필된 당시는 도가적 사상이 지식인들에게 통하던 때였다. 우리가 알고 있는 옥황상제도 사실상 도가에서 신god 중의 하나라는 사실로 따져보자면 21세기를 살아가는 우리에게도 아직 도가는 사라지지 않은 생활의 일부다. 어쨌든 그 당시 즉, 조선 초기에 유행하던 도가적 맨손체조가 소개되는 항목이 바로 [搬運服食반운복식]과 [按摩導引안마도인]이다. 이 중 [안마도인]의 내용으로 마사지와 맨손체조를 해보자.

按摩導引 | 안마도인 (안마와 도인)

養生書曰 夜臥覺常 叩齒九通 嚥唾九過 以手按鼻之左右上下數十過…

양생서왈 야와각상 고치구통 연타구과 이수안비지좌우상하수

십과…

●●● 양생서에서 말하기를 밤에 잠에서 깨면 치아를 위아래로 아홉 번 부딪치고.

說

내용이 길기 때문에 원문을 그대로 옮기는 것보다는 풀어서 설명하는 것이 좋을 듯하다. 아래의 순서대로 맨손체조를 시작해보자.

step 1

밤잠을 깨어 일어나면 항상 치아를 아홉 번 부딪치고(고치법:叩齒法) 침을 아홉 번 삼킨 후 손으로 코의 양쪽을 상하로 수십 번 문지른다.

step 2

매일 아침 일찍 일어나서 치아를 부딪치고 침을 고이게 해서 그 침으로 양치하고 입안에 가득 차게 한다. 그리고 침을 꿀꺽 삼킨 후 숨을 멈추고 오른손을 머리 위로 넘겨 왼쪽 귀를 14회 잡아당기고 다시 왼손을 머리 위로 넘겨 오른쪽 귀를 14회 잡아당긴다. 이렇게 하면 귀가 밝아지고 오래 산다.

step 3

양 손바닥을 비벼서 따뜻하게 한 후 양쪽 눈을 매일 20회 비벼주면 눈에 막이 생기지 않고 밝아지며 풍을 없앤다. 이마를 자주 문질러주는 것은 천정(天庭)을 수양한다고 하는 것으로, 머리카락이 난 곳에서부터 뒤로 쓰다듬기를 14회씩 하면 얼굴에서 윤기가 난다. 또한 가운데 손가락으로 코 양쪽을 문질러서 코의 안팎이 모두 따뜻해지게 한다. 이것은 코에 물을 대서 폐를 적셔준다는 의미다. 그리고 손으로 귓바퀴 문지르기를 횟수에 상관없이 여러 번 하는 것은 귓바퀴를 수양해서 신장의 기를 보하며 귀가 먹는 것을 막는 데 있다.

心

위 내용을 그대로 따라 해보는 것은 실제 그리 많은 시간이 걸리지 않는다. 그리고 실제 해본 후에는 알게 된다.

"아, 얼굴 마사지하는 법이네?"

그런데 조선시대에 경락마사지가 있었을까? 물론 동일한 단어는 아니겠지만 분명 비슷한 마사지법이 있었을 거라는 데 한 표를 던진다. 이 방법대로 매일 새벽에 얼굴을 문지르고 치아를 마주치고 침을 모았다가 삼키고 눈, 코, 귀, 이마를 비빈다면 분명 안면부 혈류 순환이 좋아질 것이다. 당연히 당신의 혈색은 개선될 것이고 그것이 바로 《동의보감》식 '동안 피부 관리법'이라 할 수 있다. 기껏 이 정도로 동안이 될 것인가 의심이 된다면? 직접 해보시길 권한다.

이 《동의보감》식 마사지에 신뢰가 생겼다면 이제 맨손체조를 해보자. 《활인심법》의 저자 구선臞仙의 노래를 인용한 맨손체조는 다음과 같다.

a. 정좌

눈을 감고 마음을 안정시킨다. 책상다리로 앉아 주먹을 쥐고 마음과 정신을 안정시키고

b. 고치법

치아를 36번 위아래로 마주치고(고치법을 할 때는 심신에 집중)

c. 목 뒤로 깍지 끼고 호흡

목 뒤로 두 손을 깍지 끼고 팔로 귀를 막은 후 아홉 번 숨을 쉰다.

d. 천고 울리기

좌우 천고 울리기를 24번(천고 울리기는 손가락을 튕겨 귀 뒤쪽을 통통 치는 것을 말한다. 귀를 막고 이것을 하면 북을 치는 것 같아서 천고를 울린다고 이름한다) 행한다.

e. 목 풀기

좌우로 머리를 돌려 어깨 돌아보기를 24회 한다.

f. 침으로 양치하고 삼키기

입안에서 혀를 굴려서 침이 고이면 삼키는데 36회 양치해서 입에 침이 가득 차게 한 후에 세 번으로 나눠서 꿀꺽 소리 나게 침을 넘긴다.

g. 호흡

코로 맑은 공기를 들이마신 후 잠시 숨을 멈추고 손을 비벼서 뜨거워지게 한 후 코로 천천히 숨을 내쉰다.

h. 허리 문지르기

손을 등 뒤로 해서 정문 즉, 허리를 문지른다.

i. 숨 참고 단전 상상

이것을 다하고 나면 숨을 머금고 다시 숨을 멈춘 후 배꼽 밑에 불 기운을 상상하면서(단전에 뜨거운 기운이 있다고 상상하면서)

j. 몸통 돌리기

허리를 좌우로 돌리고 양 어깨를 26번 좌우로 비튼다. 불이 단전에서 올라와 머리로 들어간다고 상상하면서 코로 맑은 기를 들이마시고 잠깐 숨을 멈춘다.

k. 팔 스트레칭, 다리 스트레칭

두 다리를 쭉 펴고 두 손을 깍지 끼고 위로 허공을 향해 펴는 것을 3~9회 하고, 고개를 숙여 양손을 깍지 끼고 발바닥 잡아당기기를 13회 하고 나서 발을 거둬들이고 단정하게 앉는다.

l. 침으로 양치하고 삼키기

입에 침이 생기기를 기다리고 침이 고이면 다시 양치하고 삼키는 것을 세 번씩 하면 끝나는데, 모두 합해서 침은 9번을 삼키게 된다 (한 번에 세 번씩 나눠 삼키므로).

m. 마지막 몸통 돌리기

꿀꺽 소리가 나게 침을 삼키면 모든 맥이 스스로 조절된다. 어깨와 몸통 돌리기를 24회 하고 다시 척추를 24회 돌린다.

n. 안정

단전의 불이 아래로부터 위로 솟아올라 온몸을 다 태운다고 상상하고 이때는 입과 코를 잠시 닫아 숨을 멈춘다.

이렇게 하면 나쁜 기운과 마귀가 감히 접근하지 못하고, 병이 들지 않는다. 자시부터 오시 사이에 해라.

실제 해보니 약 30분 정도가 족히 걸린다. 특이한 것은 몸통 돌리기나 허리 문지르기 따위가 아니라 고치연진법叩齒嚥津法 즉, 위아래 치아를 딱딱 마주치는 것과 혀를 굴려 침을 모아서 그 침으로 양치하는 것. 그리고 귀를 막고 그 뒤의 머리뼈를 통통 치는 천고 울리기다. 뒤에 다룰《동의보감》[진액문津液門]에서는 절대 침을 함부로 뱉지 말라고 경고하는데 그건 비위생적이거나 보기에 좋지 않아서가 아니다. 침이 우리 몸에서 절대적으로 중요한 액체라고 보고 있기 때문이다. 자세한 내용은 [진액문]에서 별도로 설명하겠다. 그리고

활인심법 活人心法

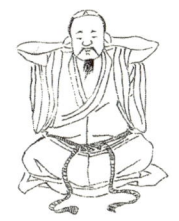

1) 정신을 집중하고 치아를 위아래로 마주친다.

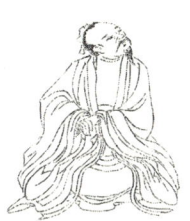

2) 좌우로 머리를 돌려 목을 풀어준다.

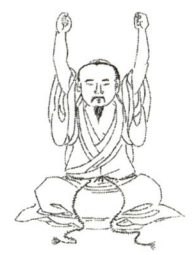

3) 혀로 치아를 문질러 침이 고이게 한 후 양치하고 침을 삼킨다.

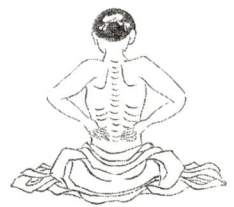

4) 허리 안마

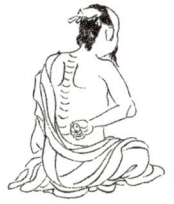

5) 한쪽 손등으로 허리 굴리기

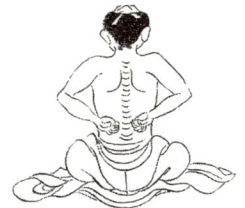

6) 양쪽 손등으로 허리 굴리기

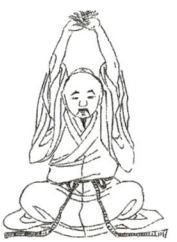

7) 팔과 어깨 스트레칭

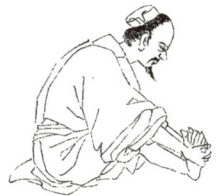

8) 다리 스트레칭

침을 입안에 가득 머금고 양치를 하는 것은 분명 혼자 있을 때 하는 것이리라. 가족들 모두 자고 있는데 새벽에 일어나 이렇게 입에 침을 가득 머금고 '그르르르' 양치를 하는 상상을 해보면 그 애매한 느낌을 알 수 있을 것이다(ㅆ).

중국 심양에 위치한 요녕중의약대학 강복중심(우리나라로 치면 재활의학과) 병원을 참관했을 때다. 큰 병동의 한 층이 모두 물리 치료실인데, 환자 1명당 2~3명, 많게는 4명까지 가운을 입은 사람들이 붙어서 몸을 계속해서 움직이게 하고 마사지를 하는 것을 봤다. "한 환자에게 저 많은 의사가 붙어 있는 건가요?"라는 나의 질문에 돌아온 답변은 "당연히 아니죠. 저들은 모두 해당과의 학생이거나 아직 자격증을 취득하지 않은 인턴들입니다."였다. 물론 의사가 아니라고 하지만 그 풍경은 나에게 적잖은 충격을 줬다. 쉽게 얘기해서 중풍 즉, 뇌졸중 후유증으로 팔 다리의 움직임이 불편한 환자에게 팔과 다리를 계속해서 주무르고 움직이게끔 유도하는 물리치료사가 한 명이 아닌 여러 명이 붙어서 집중적으로 관리를 해준다면 치료의 효율이 아주 높아지는 건 당연한 것 아니겠는가. 내심 이런 인적 자원과 시스템이 부러운 광경이었다.

사람의 손은 치유의 힘을 갖고 있다. 21세기를 살아가는 의사의 입에서 나올 얘기는 아닐 수 있지만 '만짐'이라는 치료는 모든 치료의 첫 번째 과정이다. 물론 염증이나 피부 트러블에서는 악화 요인이 되지만 적어도 통증에서는 치료의 첫 번째 과정임에 틀림없다. 한의학에서 바라보는 통증이란 물론 다양한 원인에 의해서 발생하지만 그 원인 중 중요한 하나는 바로 한寒 즉, 차가움이다. 배가 사르르 아플 때 화장실에 달려가는 우리의 손은 바로 배를 누르거나 어루만지고 있고 집 안에서 꼬맹이가 설사를 하고 배가 아프다고 할 때 엄마의 손은 바로 약손이 된다. 그것은 다름 아닌 '만짐' 즉, 마사지 치료법이다. 온열 치료기가 없는 상황에서 당장 손을 비벼서 따뜻한 기운을 넣어 차가움을 몰아내기 위함이다. 이렇게 우리의 일상 속에서 행해지는 따뜻한 '만짐'은 통증을 없애는 응급치료 중 하나다.

《동의보감》식 마사지와 맨손체조는 입을 건조하지 않게 하고 눈, 코, 귀와 허리, 손, 발을 따뜻하게 하는 데 초점이 맞춰져 있다. 물론 계속해서 관절을 움직이는 동작은 기본이다. 그리고 이 안마도인은 당연히 현대인들에게도 도움이 된다. 그때나 지금이나 사람에게 좋은 것은 똑같이 좋다는 말이다. 예를 들어 얼굴이 푸석푸석하고 건조하며 눈이 뻑뻑하고 입이 마르는 것을 느끼는 여성의 경우, 매일 아침 일어나서 맨손으로 얼굴을 마사지하고 따뜻한 손바닥으로 눈과 이마, 귀를 비비고 입에 침을 고이게 하는 습관에 익숙해진다면 실제 피부의 톤과 윤기가 100% 달라지는 것은 뻔한 사실이다.

사람의 얼굴은 인체에서 단위 면적당 가장 얇고 다양한 근육으로 구성되어 있다. 그래서 순식간에 무섭거나 재미있는 표정 또는 깜찍한 윙크 등을 쉽게 만들어낼 수 있다. 그리고 이런 표정들은 그 사람의 습관에 의해 반복되기 때문에 특정한 사람은 특정한 형태의 웃음을 짓거나 특정한 형태의 인상을 쓰게 된다. 즉, 쓰는 패턴이 정형화되어 있다는 말이다. 따라서 그 패턴에 따른 표정 근육의 수축과 이완의 반복은 그 사람만의 독특한 주름과 얼굴 형태의 변형을 유발한다. 자주 쓰는 근육은 점점 두꺼워지면서 위축되고 안 써버릇한 근육은 점점 얇아지거나 이완되는 것. 이런 고착화를 풀어주는 것이 바로 마사지다. 구태여 마사지숍까지 갈 필요도 없다. 아침, 저녁 세수할 때 꼼꼼하게 비벼주면 된다. 사실 더 좋은 것은 세수하기 전에 비비는 것으로, 따뜻한 물리치료기를 얼굴에 매일 적용해주는 좋은 미용 치료방법이 된다. 이렇게 《동의보감》은 친절하게도 마사지와 맨손체조를 의학 서적 첫머리에 실어놓았다. 감동 아닌가? 노파심에서 덧붙이지만 피부가 벌겋게 붓고 따가울 때까지 비비라는 말은 아니다.

너희들이 수양법을 알아?
攝養要訣 還丹內煉法 養性禁忌 四時節宣 先腎格言

이제는 《동의보감》〈내경편〉의 시작 즉, [신형문身形門]을 정리할 때가 되었다. 몸과 마음을 끊임없이 수양하라는 이 잔소리 덩어리들로 인해 머리가 아플 지경이다. 특히 〈내경편〉에는 도가 서적에서 인용한 문구들이 너무 많기 때문에 어떻게 보면 당시 예방 의학이란 것은 운동을 통한 체력 보강보다는 개인적 차원에서의 수양을 의미하는 것이라는 느낌이 강하다. 그리고 그 수양 과정에서 금과옥조와 같은 글들이 산더미처럼 쏟아지는데 그 중 몇 개만 예를 들어 설명함을 이해 부탁한다. 하나하나 다 설명하기에는 중첩되는 내용이 너무 많기 때문이다.

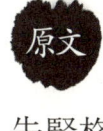

先賢格言 선현격언 (선현들의 말씀)

眞人養生銘曰 人欲勞於形 百病不能成 飲酒勿大醉 諸疾自不生…
진인양생명왈 인욕로어형 백병불능성 음주물대취 제질자불생…

●●● 몸과 마음을 건강하게 하는 계명인 '양생명養生銘'에서 진인은 말하길 사람이 몸을 단련하면 모든 병이 생기지 않으며, 술을 마시더라도 지나치게 취하지 않게 마신다면 모든 병이 자연히 생기지 않는다. 밥을 먹은 후에는 100보 가량 거닐고 나서 손으로 자주 배를 문지르고, 인일과 축일에 손, 발톱을 깎고 머리를 백 번 빗질한다. 배가 부를 때에는 서서 소변을 보고 배가 고프면 앉아서 소변을 본다. 돌아다닐 때에는 바람을 맞지 않도록 하고 기거할 때에는 작은 틈도 없게 한다. 밤에는 늘 발을 씻고 자리에 눕는다. 너무 배가 부르게 먹는 것은 도움이 되지 않고, 너무 생각이나 염려가 많으면 모두 정신을 상하게 되고, 지나치게 즐거워하고 화를 내도 모두 기운을 상하게 한다. 매일 콧속의 털을 없애고 침을 뱉지 않도록 습관을 들인다.

説

위에 직역해놓은 [先賢格言선현격언]의 내용 뿐 아니라 아주 다양한 격언들과 주의사항이 반복된다. [攝養要訣섭양요결]에서는 말을 아끼고 색욕을 삼가며 기름진 음식을 덜 먹으라 한다. 침을 뱉지 말고 화를 내지 말 것이며, 음식을 잘 먹고 고민을 너무 하지 말 것을 조언하며 [還丹內煉法환단내련법]에서는 내 몸속에 단丹을 만들어 보존하는 도가의 전통 수련법을 다룬다. [養性禁忌양성금기]에서는 이제는 귀에 인이 박힌 듯 뻔한 잔소리들이 가득 나열되고, [四時節宣사시절선]에서는 날씨와 계절에 따른 수양법을 다시 한 번 정리해준다. 여기에서 잠깐 재미있는 내용을 소개하자면 잠잘 때 머리를 두는 방향에 대한 내용이다. 봄, 여름에는 동쪽을 향하고, 가을, 겨울에는 서쪽을 향해야 하며 북쪽으로 머리를 두고 자지 말라는 내용이 나온다. 당신의 침실은 어떠한가(ㅆ)?

心

어른들이 하는 말씀이다. 몸을 막 쓰지 말 것이며 건강할 때 건강을 챙기며 음식을 너무 짜게 먹지 말라 한다. 잠을 푹 자며 마음 편히 살고 욕심내지 말고 걱정 없이 사는 것이 가장 잘사는 것이다.

꿈만 같은 말이다. 이제 현실로 돌아와 볼까? 우리들의 현실을 돌아보자.

눈을 뜨고 있는 시간은 일하는 시간이며 매사에 최선을 다해 내 능력을 보여주지 못하면 동료 혹은 후배가 언제든 나보다 더 인정을 받게 되며 그만큼 나는 도태된다. 발전과 상승, 아니면 퇴보와 하락, 현실에 안주하는 순간 나는 망한다. 인정하는가?

건강을 챙기는 것은 한가하거나 소위 '있는 사람들' 얘기다. 운동을 하거나 몸에 좋은 건강기능식품을 먹는 것도 나를 위해서가 아니라 내가 책임져야 하는 가족과 내 회사를 위한 것이다. 바빠 죽겠는데 운동할 시간이 어디 있나? 배는 나오고 팔, 다리는 얇아졌지만 1년에 한 번 받는 건강검진에서 아직 큰 문제가 없다 하니 건강하다고 생각한다. 하지만 작년보다 아침에 개운하게 일어나는 것이 힘들어진 건 사실이다. 겨울에 조금 더 추워지고 여름에 조금 더 덥게 느껴지는 것 또한 사실이다. 하지만 아직 건강하다. 아니 병은 없다. 그러니 괜찮은 것 같다. 인정하는가?

음식을 짜게 먹는 것이 좋지 않다고 하지만 매일 아침 식사가 온전치 못한 나에게는 점심을 잘 먹고 싶은 욕심이 늘 따라다닌다. 점심 시간에는 회사 옆 식당을 찾아가는데 이곳의 국물과 반찬이 절대 싱겁지 않다는 것을 인정하지만 입맛은 어쩔 수 없나 보다. 맛있는 것을 먹고 싶고 맵고 짜거나 달콤한 음식이 좋다. 더군다나 저녁 식사는 포식을 하게 된다. 종일 열심히 일했는데 이 정도는 보상을 해줘야 하는 것 아닌가 하면서 먹는다. 술을 아주 좋아하지는 않지만 그렇다고 마다할 주량은 아니다. 내일 일에 문제가 되지 않을 정도라면 얼마든 괜찮다. 물론 기분 좋은 일이나 기분 나쁜 일이 있다면 어김없이 술자리가 길어지지만 사회생활하면서 이 정도 하지 않는 사람이 어디 있나? 적어도 내 친구 중에 얼큰한 국물과 기름진 안주를 싫어하는 사람은 없다. 인정하는가?

욕심 없이 살아가라는 말을 들어는 봤다. 하지만 '욕심'의 다른 이름은 바로 '경쟁력' 아닌가? 자기 발전도 욕심 없이는 이뤄질 수 없고, 내가 남보다, 나의 가족이 남의 가족보다, 나의 회사가 남의 회사보다 잘나가야 하는 것이 이른바 '성공'이란 것의 실체다. 우리네 인생은 전쟁이다. 전쟁은 남의 것을 빼앗는 것인데, 나는 적어도 남의 것을 탐하지는 않는다. 하지만 반대로 언제든 내 것을 남에게 빼앗길 수 있기 때문에 나는 강해지고 더욱 더 욕심을 내서 성공해야 한다. 인정하는가?

불편하지만 공감이 가는가?《동의보감》의 수양법이 더욱 애잔하게 느껴지는 지금이다.

약의 도움이 필요하다면? 養性延年藥餌 單方

한의사의 전문 지식을 필요로 하는 방송에 출연할 때 가장 스트레스를 받는 부분은 한약재와 처방에 대한 설명을 할 때이다. 나의 스트레스는 내가 말하는 정보가 잘못되거나 잘못 전달되는 상황에서 오는 것이 아니다. 그 스트레스의 핵심은 바로 이 약재나 처방을 시청자들이 무작정 구해서 임의대로 복용했을 때 문제가 발생할 수 있다는 점, 바로 그것이다. 따라서 애를 써서 주의를 주고 장황하게 설명을 덧붙이지만 실제 방송에서는 그런 내용들이 편집되는 경험을 자주 겪었기 때문에 아무리 주의를 하면서 촬영을 해도 불안한 것이 바로 약재에 대한 설명이다.

이 책에도 역시 약재에 대한 내용이 상당 부분 소개되겠지만 나의 고민과 조심스러움은 여전하다. 부디 독자들께서는 나의 이런 걱정을 이해해 한약재를 구해서 스스로 진단한 후 스스로 처방하는 현명치 못한 행동을 하지 말아주시길 간곡히 부탁한다.

《동의보감》의 [신형문]에서는 수명을 늘리고 건강을 바로잡아주는 처방들을 다음과 같이 소개한다.

瓊玉膏 三精丸 延年益壽不老丹 五老還童丹 延齡固本丹 斑龍丸 二

黃元…
경옥고 삼정환 연년익수불로단 오로환동단 연령고본단 반룡환 이
황원…

이 처방들을 다 소개하는 것은 세상에서 가장 재미없는 일이라 생각되므로 그 중 가장 유명한 처방 하나만 소개하고자 한다. 바로 떠먹는 보약, 경옥고다.

瓊玉膏 경옥고

填精補髓 調眞養性 返老還童 補百損 除百病 萬神俱足 五藏盈溢 髮白復黑…

전정보수 조진양성 반노환동 보백손 제백병 만신구족 오장영일 발백복흑…

●●● 경옥고는 정精을 채우고 수髓를 보해준다. 진기를 고르게 하고 양기를 북돋우며 노인을 다시 젊어지게 한다. 모든 허손증(몸이 허약해진 증상)을 보하며, 온갖 병을 낫게 한다. 또한 정신이 충족하게 되며 오장의 기가 차서 넘치고 흰머리가 검어진다. 빠진 이가 다시 나고 걸어 다니는 것이 말이 달리는 것과 같아진다. 하루에 여러 차례 먹으면 종일 배고프거나 갈증이 없는 등, 그 효과를 이루 다 말할 수 없다. 이 약 한 제를 다섯 등분하면 반신불수 환자 다섯 사람을 구할 수 있고, 십 등분하면 노채(만성소모성 질환) 환자 열 명을 구할 수 있다. 만약 27세부

터 먹기 시작하면 수명이 360세에 이를 수 있고, 64세에 먹기 시작하면 수명이 500세에 이를 수 있다.

説 一

설마 500년을 살 수 있을 것이라는 말을 곧이곧대로 믿는 사람이 있을까? 지금은 물론이거니와 그 당시에도 당연히 그랬을 것이다. 그저 건강하게 오래 살 수 있다는 표현이다. 괜히 글자 그대로 믿고 열 올리는 일은 없기 바란다.

경옥고의 처방 구성은 의외로 단순하다. 신선한 지황의 뿌리(생지황), 인삼 그리고 백복령이라는 버섯류의 약재와 꿀만 있으면 된다. 하지만 만드는 방법은 제법 고약하다. 먹는 것도 허겁지겁 숟가락으로 퍼먹지 말고 먼저 약을 조금 떠서 천지신명께 제사를 지낸 후 한두 숟가락씩 따뜻한 술에 타서 먹는다. 혹시 술을 마시지 못하는 사람이라면 끓인 물에 하루 2~3회 타 먹는다.

그럼 저장은 어떻게 할까? 뜨거운 여름철에는 그늘지고 서늘한 곳에 두거나 얼음 속에 저장한다. 혹은 땅 속에 파묻는다. 반드시 닭이나 개의 울음소리가 들리지 않는 조용한 곳이어야 하며, 부인이나 상을 당한 사람이 보지 않게 한다(마누라가 뺏어 먹지 못하게 꽁꽁 숨기고 먹으라는 얘긴가). 만들 때는 처음부터 끝까지 약재가 쇠붙이에 닿지 않게 하고, 먹을 때는 파, 마늘, 무, 식초, 신 음식 등을 삼가야 한다.

心
—

경옥고는 생지황과 인삼이라는 정精과 기氣를 보하는 국대급(!) 약재가 주축이 된 처방이며 꿀이 충분히 들어가기 때문에 맛 역시 달달해서 한약을 싫어하는 어린아이들도 잘 먹는 보약이다. 맛이 궁금하면 시내에 있는 한의원에서 구입하면 된다. 10~30만 원이면 작은 단지 안에 들어 있는 경옥고를 살 수 있으니까(ㅆ).

[신형문]에서 소개하는 처방은 위의 경옥고처럼 정을 보하는 보약이 대부분이다. 무난하게 우리 몸의 정을 더해주고 채워주며 윤이 나게 해주는 이 처방들은 스트레스 덩어리인 현대인들에게도 상당히 좋은 처방들이다. 독성도 없고 약의 기운과 성질이 순해 치료 목적보다는 전반적으로 몸을 보하는 효과에 초점이 맞춰진 처방들이다. 물론 요즘 건강기능식품에 가깝지 않느냐고 반문할 수도 있다. 하지만 종합 비타민, 오메가3 등 마트의 건강기능식품 매장을 가득 채운 알약들과는 차원이 다르다. 만드는 방법만 보더라도 5일 동안 한눈팔지 않고 지극 정성을 통해 만들어내는 처방이다. 비교할 것을 비교해라. 엄마가 만들어주는 김밥과 편의점에서 파는 김밥이 동급일 수 있겠는가?

只取一味 或作丸或作末或煎湯服 或丸或末 每服二錢 煎湯則每五錢 凡二十三種

지취일미 혹작환혹작말혹전탕복 혹환혹말 매복이전 전탕즉매오전 범이십삼종

● ● ● 오직 한 가지 약만 이용해 알약을 만들거나 가루를 내거나 달여 먹는다. 알약이나 가루약으로 먹을 때에는 한 번에 2돈(8g)씩 먹는다. 달일 때에는 5돈(20g)씩 달여 먹는다. 모두 23가지이다.

說

이어서 [單方단방]이라 하여 하나하나의 약재 소개가 이어진다.

황정黃精은 둥굴레 뿌리다. 뿌리, 줄기, 꽃, 열매 모두를 먹을 수 있으며, 끓는 물에 우려서 쓴 맛을 뺀 후 쪘다가 햇볕에 말리기를 9회 반복한 다음 가루를 낸 후 물에 타서 먹으라고 설명한다. 레시피까지 설명하는 '친절한 《동의보감》'이라 아니할 수 없다(ㅆ). 가볍게 둥굴레 차를 마신다고 생각하면 좋다. 매실과 함께 먹는 것을 금했다.

다음은 창포菖蒲를 소개하는데 창포주방菖蒲酒方 즉, 창포로 술을 담가 먹는 술 제조법도 수록하고 있으며 감국화甘菊花로 술을 담그는 방법도 소개한다. 진정 내가 존경할 만한 서적이라 아니할 수 없다. 그 외에도 측백잎柏葉으로 만든 차를 마시면 좋다고 추천하고 구기枸杞(구기자나무), 복령茯苓(솔풍령), 오가피五加皮(오갈피), 상심桑椹(오디), 연실蓮實(연밥)이 도움이 되며 검인芡仁(가시연밥), 해송자海松子(잣)로는 죽을 쒀먹는 것이 좋다고 덧붙인다.

心

《동의보감》은 매번의 문門 즉, 한 카테고리가 끝날 때, 그 카테고리의 주제와 관련된 약재들을 소개하고 그에 따른 효능을 설명한다. 그리고 단순히 그 약재의 효능만 기록하는 것이 아니라 해당 약재를 복용할 때 어떻게 조리해서 먹어야 하는지 꼼꼼한 설명을 덧붙인다. 이 독특한 조리방식을 일컬어 한의학에서는 수치修治 또는 법제法製한다고 하는데, 약재 특유의 독을 제거하거나 약의 효능을 살짝 돌리거나 약의 목적을 변경시키기 위한 일종의 전前 처치 과정이라고 보면 된다. 예를 들어 현대 건강기능식품의 대명사인 홍삼은 인삼의 강한 기운과 열을 제어하기 위해서 찌고 말리기를 반복하는 수치를 거친 상품이다. 물론 어떤 이는 홍삼의 기원이 그 목적이 아니라 옛날에 인삼을 말리지 않고 날것으로 수출할 때 자꾸 썩는 문제가 발생해서 아예 쪄서 보낸 것이 그 시작이라고 주장하기도 한다.

어쨌든 이렇게 소개하는 약재와 그 약재의 향명[12]과 하나하나의 조리 방법에 대한 설명은《동의보감》편찬 목적을 다시 한 번 설명해주는 근거가 된다.《동의보감》서문에서 선조가 하신 말씀을 돌이켜 보자.

窮村僻巷無醫藥 而夭析者多 我國鄕藥多産 而人不能知爾 宜分類並書鄕名 使民易知

궁촌벽항무의약 이요석자다 아국향약다산 이인불능지이 의분류병

서향명 사민이지

●●● 궁핍한 마을에는 의약이 없어서 요절하는 사람이 많고 우리나라에는 향약이 많이 생산되는데도 사람들이 알지 못하니 약재를 분류하고 향명을 같이 써서 사람들로 하여금 쉽게 알 수 있도록 하라.

이 베개로 말씀드릴 것 같으면 神枕法

한무제가 동쪽 지방을 지나다가 길가에서 김매는 노인을 보았는데, 그 노인의 등 뒤에 흰 광채가 보여 궁금하고 신기해서 물어봤단다. 그런데 그 노인의 대답이 가관이다.

神枕法 신침법

老翁對曰 臣昔年八十五時 衰老垂死 頭白齒豁 有道士者 敎臣服棗飮水絶穀…
노옹대왈 신석연팔십오시 양로수사 두백치활 유도사자 교신복조음수절곡…

●●● 노인이 대답하기를 "제가 일찍이 85살 때 노쇠하여 죽을 지경이었고 머리는 세고 치아는 헐었는데 도사란 사람이 저에게 알려주기를 대추를 먹고 물을 마시면서 음식을 끊는 동시에 신침神枕 즉, 신묘

한 베개 만드는 방법을 알려줬습니다. 그 베갯속에는 32가지 약물이 들어가는데 그 가운데서 24가지의 좋은 약은 24절기에 맞는 것이고 나머지 8가지는 독이 있는 약물로서 팔풍八風에 상응합니다. 그래서 제가 그 방법대로 만들어 베었더니 다시 젊어지고 하얀 머리가 검게 되며 빠진 이가 다시 나와 하루에 3백 리를 갈 수 있게 되었습니다. 지금 제 나이가 180세로, 세속을 떠나 산에 들어가지는 못하고 자손들이 그리워 다시 곡식을 먹기 시작한 지 20여 년이 지났는데도 신침의 힘이 남아 있어 다시 늙지는 않고 있습니다."라고 대답하였다.

무제가 그 노인의 얼굴을 보니 오십여 세 정도로 보였고 주변 사람들에게 확인해보니 모두 그러하다고 즉, 그의 말이 사실이라고 하였다. 이에 무제가 신침 만드는 방법을 전해 받고 베개를 만들었지만 곡식을 끊고 물만 마시는 것은 따르지 못했다.

説

"옛날에 ~했다더라."라는 뻔한 거짓말, "제발 이제 좀!"이라는 외침이 간절하다. 말하자면 위의 내용은 스스로가 노인이라고 뻥을 치는 사기꾼이 주변 사람들까지 매수해서 집단 사기를 치는 것이다. 그것도 임금님께 말이다. 하지만 반대로 생각해보자면 이 노인은 허위 과장 광고를 했을 뿐이지 정작 당시에는 이 베개가 히트 상품이었을 수 있다. 지금으로 치면 옥장판이나 돌침대와 같이 어르신들이 좋아하실 만한 효자 상품이었을 수도 있다는 말이다. 그도 그럴 것이 만드는 과정에 다음과 같이 상당한 노력이 요구된다.

음력 5월 5일이나 7월 7일에 산에서 측백나무를 베어다가 길이 한 자 두 치, 높이 네 치가 되는 베개를 만든다. 그 속을 천궁 등의 약재, 1말 2되가 들어갈 정도로 파내고, 측백나무 속이 붉은 것으로 2푼 두께의 뚜껑을 만들되 열고 닫을 때 꼭 맞게 한다. 또 뚜껑 위에 3줄로 구멍을 내는데, 한 줄마다 40개의 구멍을 뚫어 120개의 좁쌀만한 크기의 구멍을 낸다. 그리고 천궁, 당귀, 백지, … 반하, 세신 등 32가지의 약물을 각각 한 냥씩 모두 썰어서 독성이 있는 약을 위에 넣어 속을 채워서 베주머니로 베갯잇을 만든다. 이 베개를 100일 베면 얼굴에 윤기가 나고, 1년을 베면 몸의 병 하나하나가 모두 낫는다. 몸 전체에서 향기가 나며, 4년을 베면 백발이 검게 변하고 빠진 이가 다시 나오며 귀와 눈이 밝아진다. … 또 베로 베갯잇을 씌웠다 해도 평소에는 가죽 주머니로 잘 싸두었다가 잠잘 때 벗기고 베어야 한다[작침방作枕方].

心
一

　24절기와 8풍에 맞춰 약을 배합한 것은 지극히 형식적인 짜깁기다. 특별히 저 약재가 들어갈 이유도 없고 흥미로운 구성도 없다. 다만 향은 그럴싸할 것 같다. 어쩌면 인도 의학인 아유르베다Ayurveda에서 오일의 조합을 이용해 몸을 치유하는 요법인 아로마테라피와 비슷하다. 약재의 향이 베개의 측백나무에 고스란히 스며들 것을 생각하니 왠지 좋을 것 같아서 한번쯤 만들어보고 싶긴 하지만 32가지 약물을 일일이 구하는 것부터 귀찮아서 pass.

이 한의원 왕뜸 떠요? 煉臍法 熏臍秘方 灸臍法

灸臍法 구제법 (배꼽에 뜸 뜨는 법)

有人年老而顏如童子者 盖每歲以鼠糞灸臍中一壯故也〈資生經〉
유인년노이안여동자자 개매세이서분구제중일장고야〈자생경〉

● ● ● 어떤 사람이 늙어서도 얼굴이 젊은이와 같았다. 그는 매년 쥐똥으로 배꼽 가운데에 뜸을 한 장썩 떴기 때문이라고 했다〈자생경〉.

説

서양 의학에서는 배꼽을 단순한 탯줄의 흔적 즉, 출생 이후에 퇴화되는 흉터 정도로 해석한다. 하지만 한의학에서 배꼽은 존재의 무게가 다르다. 몸의 중심으로 인식하기 때문이다. 본문에서는 《동의보감》〈외형편〉에 수록된 [제문臍門]을 참고하라고 안내하는데, 해당 원문을 찾아보면 배꼽에 약을 채워 넣고 그 위에 뜸을 떠서 배를 따뜻하게 하는 온열 요법과 배꼽에 약을 붙이는 방법이나 직접 뜸을 뜨는 방법 등이 소개되어 있다. 다만 쥐똥을 이용해서 뜸을 뜨는 것은 뭔가 느낌이 좋지 않다. 열을 오랫동안 유지하기 위한 목적일 것이라고 이해하려고 노력해도 그렇다. 혹시? 하는 생각에 직접 해보고 싶지도 않다.

心
一

한의학에서 복부는 중요 장기를 담고 소화를 담당하는 기관들이 밀집한 부위이면서 음陰에 속하는 곳이다. 음에 속한다는 것은 차가워지기 쉽다는 의미이고 차가워서 병이 생기기 쉽다는 말이다. 당연히 따뜻하게 데워주는 것이 좋다.

예전에 한의원 입구에서 대뜸 "이 한의원 왕뜸 떠요?"라고 물어보는 분이 있었다. 물론 배기 시설이 강하지 못해서 우리 한의원에서는 왕뜸 치료를 하지 못하고 있지만 복부에 커다란 뜸을 오랫동안 뜨는 이 왕뜸 치료는 일단 한번 받아보면 그 위력을 실감하게 된다. 소화기의 문제, 생리통, 손발이 차가운 증상들이 개선되는 것을 바로 확인할 수 있기 때문이다. 궁금한가? 그럼 가까운 한의원에 들어가서 외쳐보기 바란다.

"원장님, 이 한의원에서도 왕뜸 뜨나요?"

노인을 보양하는 법
附養老 老因血衰 老人治病 老人保養

《동의보감》〈내경편〉의 시작인 [신형문]의 맨 마지막에는 노인을 보양하는 법에 대한 부록이 실려 있다. 건강을 유지하기 위한 방법을 그렇게나 열심히 설명했지만 사람이 늙지 않으면 사람인가? 결국 노인이 되기 마련인 인간에게 도움이 되는 방법들을 조금이나마 소개해주고 싶은 마음이리라.

老因血衰 노인혈쇠 (노인은 혈이 쇠약하다)

年老精血俱耗 平居七竅反常 啼哭無淚 笑反有淚 鼻多濁涕 耳作蟬鳴 喫食口乾…

연로정혈구모 평거칠규반상 제곡무루 소반유루 비다탁체 이작선명 끽식구건…

● ● ● 나이가 많아지면 정精과 혈血이 모두 줄어들어 평소 때의 7규(몸에 있는 일곱 개의 구멍으로 두 눈, 두 귀, 두 콧구멍, 입)가 정상적인 작용을 하지 못한다. 울 때에는 눈물이 나오지 않고 웃을 때는 오히려 눈물이 나온다. 또 걸쭉한 콧물이 많이 나오고 귀에서는 매미 우는 소리가 나며 음식을 먹었을 때 입이 마른다. 잠잘 때 침을 흘리고 소변이 자기도 모르게 나가며 대변은 변비가 생기거나 설사를 한다. 낮에는 졸음이 많고 밤에는 누워도 깨어 있어 잠이 오지 않는다. 이것이 노인의 병이다.

老人治病 노인치병 (노인의 병을 치료하는 법)

年老之人 雖有外感 切忌苦寒藥 及大汗吐下 宜以平和之藥調治…

년로지인 수유외감 절기고한약 급대한토하 의이평화지약조치…

● ● ● 나이가 든 사람은 비록 외감(외부로부터 병의 침입)이 있어도 쓰고 차가운 약을 처방하지 말고 크게 땀을 내거나 토를 하거나 설사를 시키는 치료법을 쓰지 말아야 한다. 마땅히 성질이 부드러운 약으로 치료해야 한다.

老人保養 노인보양 (노인 보양법)

若一向憊乏之人 則當加溫補 調停饘粥以爲養 宜補中益氣湯…
약일향비핍지인 즉당가온보 조정전죽이위양 의보중익기탕…

● ● ● 만약 꾸준하게 몸이 아프고 피곤한 사람은 마땅히 따뜻하게 보하는 약을 더해야 하며 진한 죽으로 보양해야 하는데 보중익기탕補中益氣湯, 이공산異功散, 위생탕衛生湯, 고진음자固眞飮子를 처방한다. 또한 양성하고 장수하게 하는 약 중에서 골라 쓰고 사람의 젖이나 우유를 항상 먹는 것이 가장 좋다.

說

나이가 드는 것은 정精과 혈血이 고갈되는 것으로 몸의 일곱 개 구멍 즉, 눈, 코, 귀, 입이 그 기능을 점점 상실하게 된다. 울 때 눈물이 나오는 것이 아니라 웃을 때 눈물이 나온다. 귀에서는 시도 때도 없이 소리가 나고 침은 마르고 변비가 심해지기도 한다. 이렇게 정과 혈이 고갈되어 체력이 약해진 상태이므로 병이 들었다고 해서 강한 약을 처방하거나 강한 치료 방법을 적용하지 않는다. 마땅히 몸을 따뜻하게 보하는 약을 평소에 꾸준히 복용하는 것이 좋다.

心

이 세상에 태어난 이상 누구나 생로병사의 자연 이치를 거스를 수는 없는 것, 청춘을 흘려보내고 나면 우리는 누구나 나이가 들고 지연스럽게 '노인'이 된다. 그런데 이 노인이란 참으로 안타까운 단어다. 계절로 따지면 겨울이 될 수 있는데 그냥 겨울이 아니라 살은 점점 마르고 몸은 점점 건조해지는 볼품없는 겨울이다. 젊은 날 아무리 왕성한 체력과 빼어난 미모를 자랑하던 사람이라 하더라도 인간이라면 어쩔 수 없이 인생의 겨울을 맞이하게 된다. 그리고 《동의보감》에서는 그 삶에서의 겨울이 혈과 정이 이제 다 고갈되어 찾아오는 것이라 설명한다. 피부가 거칠어지고 주름이 늘어나고 눈은 뻑뻑하고 귀도 잘 들리지 않는다. 침은 계속 마르고 입술이나 입가에는 하얀 침이 엉긴다. 변비는 왜 이리 괴롭히는지. 말 그대로 말라비틀어지는 중이다.

선배님들께서 말씀하시길 불과 20~30년 전만 해도 찬바람이 불면 한의원을 방문해서 집안 어르신의 보약을 지어가는 부부들이 많았다고 한다. 한약이 노인 즉, 그들의 부모님께 찾아온 겨울을 그나마 따뜻하게 해줬기 때문이다. 어린 시절 내 기억에도 가을이 오면 집안 어르신들의 보신을 위해 한의원을 찾으시던 어머니의 모습이 남아 있다. 그리고 그때의 부부들은 이제 노인이 되었다. 하지만 공부를 많이 한 똑똑한 자식들은 부모의 보약을 지어주기 위해 주머니를 잘 열지 않는다. 노인을 위한 보약 처방이 점점 줄어들고 있다는 말이다.

어찌 보면 자식들이 인색해서 그런 것 같기도 하지만 사실은 한약에 대한 신뢰와 평가가 전반적으로 낮아졌기 때문으로 보는 것이 타당하다. 툭하면 "농약이네.", "간수치 상승이네.", 떠들어대는 뻐꾸기 통신에 의한 꾸준한 반복 학습이 사람들로 하여금 한약은 그런 것이라고 믿게끔 만들어 버린 것이다.

노령화가 진행되는 시대라고 하는데 정작 그들에게 가장 효과적인 한약이 점점 소외되는 현상은 한약 전문가인 내가 볼 때 진정으로 안타까운 현실이다. 보약은 바코드가 찍혀 있는 건강기능식품이 아니다. 하루 한 알씩 챙겨 먹는 영양제가 아니라 내 몸에서 점점 사라지는 것, 부족한 것을 천연 재료로 채워주는 고마운 약이다.

2 정精

이제 한의학에서 말하는 인체의 생명 활동에 가장 중요한 요소인 정精, 기氣, 신神, 혈血에 대한 설명이 이어진다. [신형문]에서 인체의 생로병사와 몸을 보양하는 방법들이 대략적으로 소개되었다면 이제는 조금 더 구체적인 설명들이 이어지는 것이다.

'정'이라는 글자를 소리 내어 읽으면 울림이 있다. 입 끝에서 뱉어 나오는 발음이 아니라 깊은 곳을 울리는 느낌이 있다. 정이란 그런 것이다. 누구든 갖고 있는, 내 안 깊은 곳에 존재하는 '그것'이다. 이렇게 정은 눈으로 보고 확인하기보다는 느낌으로 이해하는 것이 받아들이기 쉽다. 그런데《동의보감》에서는 '남성의 정액'이라는 의미에 비중을 두고 설명한다. 왜 그랬을까 싶은데 여기에도 여전히 도가적 맥락이 지속되는 것이 아닐까 추측할 뿐이다.

정떨어지면 늙는다
精爲身本 精爲至寶 五藏皆有精

精爲身本 정위신본 (정은 신체의 근본이다)

兩神相薄 合而成形 常先身生 是謂精 精者身之本也
양신상박 합이성형 상선신생 시위정 정자신지본야

●●● 남녀가 교합하면 형체 즉, 사람을 만들게 되며 항상 육체의 발생에 우선하는 것이 있으니 그것을 정이라고 한다. 정은 신체의 근본이다.

精爲至寶 정위지보 (정은 지극한 보배와 같다)

日啖飮食之華美者爲精 故從米從靑
일담음식지화미자위정 고종미종청

●●● 매일 먹는 음식 중 좋은 영양분이 정이 되므로 곡식을 뜻하는 쌀 미米자와 푸를 청靑자를 합해서 정精이라는 글자를 이룬다.

五藏皆有精 오장개유정 (오장에는 모두 정이 있다)

腎者主水 受五藏六府之精而藏之 註云 腎爲都會 關司之所 非腎一藏獨有精也
신자주수 수오장육부지정이장지 주운 신위도회 관사지소 비신일장독유정야

●●● 신장腎臟은 물을 주관하며 오장육부의 정精을 받아서 저장한다.

주석에서 설명하기를 신장은 예를 들어 도심 즉, 사람들이 모이는 곳의 관문을 관리하는 곳으로 정을 관리하는 곳이지 신장 하나에만 정이 있다는 것은 아니다.

說

정精은 정수精髓다. 우리 몸 안에 있는 물질 중에 가장 깨끗하고 중요한 것을 말한다. 골 안에 있는 골수도, 척추 안쪽에 있는 척수도, 모두 정이다. 남녀의 교합으로 인해 발생하는 생명의 시작이 정이며 그 전에 있어야 하는 남자의 정액도 정이다. 즉, 신체의 근본이라고 말할 수 있으며 태어날 때는 부모님으로부터 받은 것이지만 성장 후는 음식으로부터 받아들여서 채운다. 그래서 섭취한 곡식의 가장 깨끗한 것이라는 의미를 글자 안에서도 찾을 수 있다. 미米+청靑=정精.

한의학에서 말하는 오장육부에서 오장은 바로 이 정이 가득한 곳이고 육부는 음식물의 통로라고 볼 수 있다. 그리고 간肝, 심心, 비脾, 폐肺, 신腎으로 구성된 오장은 정이 계속 채워져야 건강한 상태로 유지될 수 있다. 사람에게 있어 보배로운 것은 목숨이고, 아껴야 할 것은 몸이며, 귀중하게 여겨야 하는 것은 정이다. 간의 정이 견고하지 못하면 눈이 어지럽고 눈의 광채가 사라지며, 폐의 정이 부족하면 살과 근육이 마르고, 신장의 정이 견고하지 못하면 신기神氣가 줄어들고, 비장의 정이 견고하지 못하면 치아가 들뜨고 머리카락이 빠진다.

心

―

　정이 충만한 사람과 정이 허한 사람은 간단하게 구별할 수 있다. '야무짐' 또는 '단단한 느낌'이 그것이다. 정이 충만한 사람은 딴딴한 느낌을 준다. 눈빛도 진하고 선명하며 피부도 탱탱하다. 머리카락도 검고 윤기가 나며 어지간한 일로는 쉽게 피곤해하지도 않는다. 20대 초반의 젊은 청년들을 떠올려보자. 그들은 밤새 놀고 피곤해도 잘 먹고 잘 자고나면 언제 그랬냐는 듯 바로 원래의 컨디션을 회복한다. 검고 야무진 구슬처럼 영롱한 느낌, 그것이 바로 정의 충만함이다. 그런데 나는 새까맣고 단단한 느낌을 형상화하자면 영화 '300'에서 "짐은 관대하다."라고 말하며 주인공을 유혹하던 크세르크세스 왕이 떠오른다. 그는 진정 정이 가득했을까(ㅆ)?

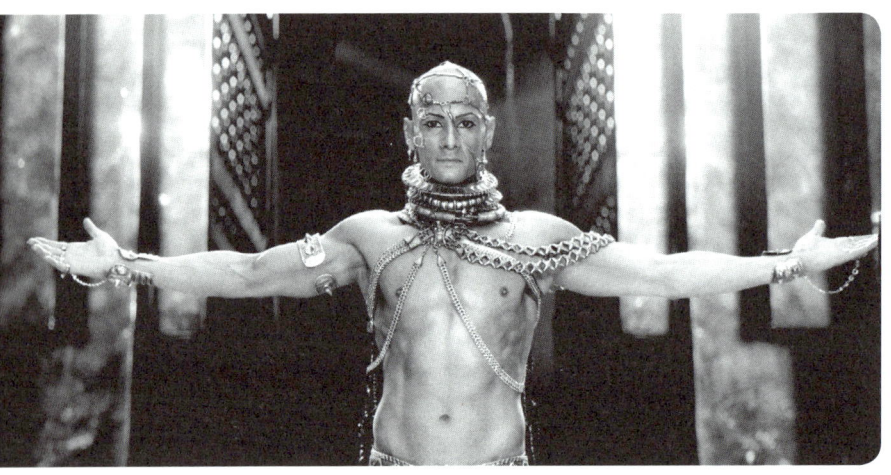

　반대로 정이 허한 사람은 말 그대로 피곤에 절어 있는 직장인을 떠올리면 된다. 눈빛에는 힘이 없고, 자도 자도 졸리고 개운하지 못

하며 당연히 기운도 없고 목소리도 기어들어 간다. 눈이 뻑뻑하고 입도 마른다. 귀에서는 뜬금없이 소리가 나고 팔, 다리에 힘이 없으며 가끔은 삭신이 쑤신다. 늙은 것이다. 정이 허해지는 상황은 노화다. 수명 100세를 바라보는 쌈박한 현대를 살아가는 우리들은 사실 심각한 노화를 미리 겪고 있다. 조로早老들이 맞이하는 100세 시대라, 이 일을 어쩌면 좋을까?

그 짓(?) 좀 적당히 하라고

脈法 精宜秘密 節慾儲精

精宜秘密 정의비밀 (정은 비밀스럽게 간직해야 한다)

陽强不能密 陰氣乃絶 陰平陽秘 精神乃治 陰陽離決 精氣乃絶…
양강불능밀 음기내절 음평양비 정신내치 음양이결 정기내절…

● ● ● 양기가 강하다고 하더라도 잘 간직되지 못하면 음기는 결국 끊어진다. 음기가 고르고 양기가 잘 간직되어야 정신이 온전해지며 음과 양이 서로 갈라지면 정기도 결국 끊어진다.

節慾儲精 절욕저정 (욕심을 조절하고 정을 쌓다)

凡覺陽事輒盛 必謹而抑之 不可縱心竭意 以自戕也 若一度制得…
범각양사첩성 필근이억지 불가종심갈의 이자장야 약일도제득…

••• 갑자기 성욕이 왕성하게 일어나는 것을 느껴도 반드시 삼가 억제해야 하며, 마음대로 써서 스스로 상하게 하지 않는다. 만약 (정욕을) 한 번 억제할 수 있다면 그것은 한 번 호롱불을 꺼서 한 번 기름을 아끼는 것이다. 만약 참지 못하고 욕망을 좇아 정을 배설한다면 호롱불이 꺼지려고 하는데 오히려 기름을 없애 버리는 셈이 되니 어찌 스스로 예방하지 않을 수 있겠는가?

説

이제는 정을 정액에 국한시켜 설명한다. 정액은 말 그대로 남자가 사정할 때 나오는 액체 즉, 정액(semen)이다. 1회 2~5cc 정도 배출되고 1cc당 4~6천만 마리의 정자가 들어 있으며 정자를 위한 영양물질과 완충 물질들이 섞여 있는 알칼리성의 유백색 액체다. 그리고 《동의보감》에서는 이것을 함부로 배설하지 말라고 가르친다. 참지 못하고 욕망대로 정을 배설하면 기름불이 꺼진다는 표현은 평범하지만 정확한 표현이라 할 수 있다. 정액을 그렇게 잘 감추고 다스려야 한다고 설명한다.

心

신혼 남성에게 한의사들이 농담하는 중에 "적당히 해라. 뼈 상한다."라는 표현이 있다. 섹스를 좀 과도하게 했다고 실제 뼈가 상할까? 물론 아닐 것이다. 다만 그 안에는 몸을 지탱해주는 정이 남아나지 못한다는 의미 즉, 젊음과 건강이 얼마 버티지 못하고 그만큼 날

아간다는 의미가 담겨 있다. 젊은 시절 방탕하게 난봉꾼으로 살아간 남자치고 늙어서 고생하지 않는 사람 없지 않은가?

각종 AV, 성인용 동영상이 인터넷을 통해 무제한으로 퍼져나가는 시대다. TV 쇼프로에 나오는 여성들의 옷차림은 점점 더 선정적으로 변해가고 아이돌 가수들의 댄스는 섹시함을 넘어 아찔함으로 발전한다. 바야흐로 통제불능의 섹시코드 마케팅 지상주의 시대를 살아가는 우리의 눈은 모니터에서 쉴 새 없이 쏟아지는 각종 성 상품의 노예가 되어 점점 더 강한 자극에 목말라한다. 물론 내 개인적인 취향은 지금이 딱 좋지만(ᄊ) 이 땅의 건강을 위해서는 약간의 고지식함이 필요할 수도 있다. 뼈 상한다고 하지 않나? 적당히 하란다. 좀!!

《동의보감》식 비아그라
縮陽秘方 煉精有訣 補精以味

縮陽秘方 축양비방 (양기를 간직하는 비방)

水蛭 尋起九條 入水椀養住 至七月七日…
수질 심기구조 입수완양주 지칠월칠일…

- ● ● 수질(거머리, 살아 있는 거머리를 물속에서 기르다가 7월 7일에 이르러 물에서 꺼내어 그늘에서 말린 것. 무게는 상관없다) 9마리에 사향, 소합

향(모두 동일한 양)을 넣고 한꺼번에 빻아서 곱게 가루를 낸다. 약간의 꿀을 넣어 떡처럼 만든다. 음경이 발기할 때 왼쪽 발바닥 가운데를 이 약으로 약간 문지르면 곧 시들며, 다음날 다시 일어나면 또 문지른다.

煉精有訣련정유결 (정을 단련하는 비결)

煉之之訣 須半夜子時 卽披衣起坐 兩手搓極熱 以一手將外腎兜住…
련지지결 수반야자시 즉피의기좌 양수차극열 이일수장외신두주…

●●● 정을 수련하는 비결은 모름지기 한밤중인 자시子時(밤11~2시)에 옷을 걸치고 일어나 앉아 양 손바닥을 비벼 뜨거워지면 한 손으로는 외신外腎(성기)을 움켜쥐고, 한 손으로는 배꼽 부위를 감싸 덮고 정신을 내신內腎(몸속의 신장)에 집중하는 것이다. 오랫동안 연습하면 정이 왕성해진다.

補精以味보정이미 (음식물로 정을 보하다)

內經曰 精生於穀 又曰 精不足者 補之以味 然醴郁之味 不能生精 惟恬憺之味 乃能補精
내경왈 정생어곡 우왈 정부족자 보지이미 연예욱지미 불능생정 유념담지미 내능보정

●●● 《황제내경》에서 말하길 정은 곡식에서 생기며 정이 부족한 것은 음식(맛, 味)으로 보한다고 하였으나 너무 맛이 진한 음식은 정을 생기게 할 수 없고, 오직 담담한 맛만이 정을 보할 수 있다.

説

　제목에서 은근한 기대를 갖고 이 페이지를 펼치신 분들께는 참으로 죄송하지만 정작《동의보감》식 비아그라 즉, 정을 단련하는 비방이란 독자들의 기대와는 전혀 다른 경향이 있다. 특히 [縮陽秘方축양비방]의 내용은 원문 그대로 다 옮겨놓았는데, 본문을 살펴보면 이 내용은 우리가 바라던 내용 즉, 발기를 잘하게끔 하는 방법이 아니라 오히려 발기한 것을 가라앉히는 방법이란 것을 알 수 있다.

心

　메롱~, 약 오르지만 속았다고 봐도 된다.《동의보감》에서는 섹스를 오래 하거나 마음껏 할 수 있는 방법을 가르쳐주지 않는다. 동서고금을 막론하고 남자들은 섹스를 오래 혹은 자주 하는 것으로 자신의 젊음이 평가된다는 믿음을 갖고 있음에도 불구하고《동의보감》에서는 그저 "하지마!"라는 말만 되풀이한다. [축양비방]에서 제시한 방법은 이른바 '비아그라Viagra'와는 완전히 다른 내용인 셈이다. 협심증 치료제 개발 중 의외의 결과를 보여 화이자pfizer 제약의 히트상품이 된 비아그라는 발기가 되지 않는 남성에게 발기를 도와주는 기특한(?) 약물인 반면,《동의보감》식 [축양비방]은 쓸데없이 발기가 된 것을 멎게 하고 안정시키는, 말 그대로 정반대의 처방을 제시한 것이다. 어쩔! 낚였다(ㅆ). 또한 정을 단련하는 비방[煉精有訣련정유결]이나 음식물로 정을 보한다[補精以味보정이미]라는 다분히 남심을 흔들 만한 제목에 이어진 글 역시 우리의 기대와는 한참 떨어진 것들이다. 하지만 너무 속상해하지는 말기를 바란다. 뭐 어쩌겠는가? 당시에는 그랬다는데.

거의 공해로 인정할 만한 현대의 핸드폰 문자 메시지나 메일함을 가득 채운 스팸 메시지 중에 빠지지 않는 단골 스팸광고가 있다. 바로 '여성을 어쩌구', '밤의 저쩌구' '강한 남자 블라블라' 같은 발기부전 치료제의 불법 광고가 그것이다. 여기서 '불법'이라는 단어를 덧붙인 이유는 비아그라, 시알리스Cialis 같은 발기부전 치료제는 모두 전문 의약품이기 때문이다. 즉, 의사의 처방전 없이는 복용할 수 없는 조심스런 약물이란 의미다. 고혈압 환자가 임의대로 비아그라를 먹고 큰일을 겪었다는 말을 가끔 듣는다. 장담컨대 약을 쉽게 생각하면 약에게 당하는 것이 세상 이치다. 명심하길 바란다.

그 귀한 정이 새어 나간다고?
遺泄精屬心 夢泄屬心 夢泄亦屬鬱

遺泄精屬心 유설정속심 (정이 흘러나가는 것은 심에 속한다)
…心君火也 爲物所感則易動 心動則相火亦動 動則精自走 相火翕然而起…
…심군화야 위물소감즉이동 심동즉상화역동 동즉정자주 상화흡연이기…

● ● ● 심장은 군화(군주의 불)로서 사물에 감응하면 쉽게 움직이는데,

심장이 동요하면 상화相火(간, 신장, 삼초에 속하는 불) 또한 동요하고 상화가 동요하면 정이 제멋대로 나아가고, 상화가 심하게 동요하면 비록 성교를 하지 않더라도 자기도 모르는 사이에 정액이 흘러나온다.

説

한의학에서는 인체 내에 두 종류의 불이 있다고 설명한다. 하나는 군화君火 즉, 군주의 불로서 심장에서 일어나는 불이다. 그리고 또 다른 한 가지는 상화相火로서 말 그대로 상대적으로 작용하는 간, 신장, 삼초에 속하는 불이다. 직관적으로 보면 군화는 이해가 쉬운 그냥 불을 떠올리면 되지만 상화라는 것은 상대적 개념이라서 경우에 따라 다르게 해석되기 때문에 처음에는 이해가 쉽지 않다. 이 독특한 내용 때문에 머리 아파하지 말고 여기에서는 이런 것이 있다는 정도만 알고 넘어가자.

  심장은 군화 즉, 불같은 성격의 군주다. 느낀 대로 반응하고 그 반응은 즉각적이다. 그런 군화가 움직이면 상대적인 불 즉, 상화도 요동을 친다. 이렇게 군화가 움직이면 상화가 흔들리게 되고, 심장이 콩닥거리면 신장의 정을 저장하는 기능에도 문제가 발생한다. 정리하자면 마음이 흔들리니 정을 배설한다는 것. 더군다나 심장과 신장의 기운이 모두 허해서 정을 통제할 수 없는 상황이라면 야한 얘기를 듣기만 해도 정이 줄줄 새어 나간다.

  그 다음 [夢泄屬心몽설속심]은 몽정에 대한 이야기다. 송나라의 의서인 《인재직지仁齋直指》에서 인용한 내용에서는 몽정을 3가지로 분류하는데, 첫째는 항아리가 가득 차서 넘치는 증상으로, 치료할 정도는 아니며, 둘째는 항아리가 기울어져 물이 흘러나오는 것으로, 가벼운 병이니 무난한 약재를 처방하며, 셋째는 항아리가 깨져서 물이 흐르는 것으로, 위급한 증상이니 크게 보하는 약재를 처방하라고 설명한다.

그리고 [夢泄亦屬鬱몽설역속울]에서는 울증 즉, 뭔가가 뭉쳐서 풀리지 않고 쌓이는 증상에서도 몽설이 나올 수 있으므로 처방을 할 때 주의하라는 내용이 연결된다. 보하는 것만이 해결책이 아니라는 말이며 다분히 임상에서의 주의사항을 덧붙인 조심스러움을 엿볼 수 있는 문구다.

心

한일월드컵이 열리던 2002년 '몽정기'라는 영화가 있었다. 당시에 얼마나 히트했는지는 기억에 없지만 그 영화가 발표될 당시에는 '몽정을 하는 시기'라는 제목에서 호연지기가 느껴졌다! 고등학생의 성적인 판타지와 첫사랑이 교차하는 성장기 드라마에 '사춘기'라는 뭔가 애잔하고 향수를 불러일으키는 표현이 아니고 바로 '몽정기'라는 장난스런 제목을 붙인 것이 재미있지 않은가?

사랑에 눈을 뜬다는 것은 정신적, 육체적 두 가지 변화를 의미한다. 누군가를 떠올리면 가슴이 좁아들고 심장 박동이 빨라지고 때로는 밥도 먹기 싫고 잠도 편히 들지 못한다. 바로 정신적인 변화 즉, 몰입과 흥분 상태의 사랑을 의미한다. 그리고 육체적인 변화는 이성에 대한 육체적 끌림을 의미한다. 손을 잡고 싶고 입을 맞추고 싶고 서로의 몸에 대한 호기심을 갖게 되고 섹스를 하고 싶어 이른바 '발정'이 나는 것이다. 발정은 단어 그대로 發情 즉, '정이 일어난다, 정을 쏟다'는 의미다. 쉽게 말해서 하고 싶어 죽겠다는 것이다. 이런 발정이 가능한 상태의 사랑 즉, 정신적인 흥분과 판타지가 더해지면 그 청년은 몽정을 경험하게 된다. 혹시 이것이 병일까?

아니다. 다만 이런 몽정이 심해지면 문제가 있다. 성적인 자극이나 판타지도 없고 그냥 일상생활을 하는데 정액이 새어 나오는 증상이라면 문제가 있다는 말이다. 발기를 하지도 않았는데 정액이 나오거나 소변을 볼 때 뿌옇게 정액이 섞여 나올 수도 있고 야한 얘기만 들어도 흘려 버릴 수 있는 상황이라면 치료를 필요로 한다는 것. 실제 이 정도라면 전립선이나 고환 쪽의 문제를 검사해볼 필요가 있다. 하지만 그 정도의 심각한 상황이 아니라면 대부분 정신적인 안정을 취하고 몸을 돌보면 자연스럽게 정상으로 돌아온다. 그 귀한 정이 새어 나간다면 나의 심心 즉, 내 마음에 뭔가 장애가 발생한 것이다. 내 마음에 스트레스가 가득 쌓여서 울증이 생긴 것이므로 휴식과 안정을 통해 풀어줘야 한다.

정 떨어지는 인간들로 가득한 세상

精滑脫屬虛 白淫 濕痰滲爲遺精

精滑脫屬虛 정활탈속허 (정활, 정탈은 허증에 속한다)

戴氏曰 不因夢而自泄者 謂之精滑 皆相火所動也
대씨왈 불인몽이자설자 위지정활 개상화소동야

••• 대씨[13](장자화, 금나라의 명의)가 말하길 꿈을 꾸지 않았는데도 스스로 정이 흘러나오는 것을 일컬어 정활精滑이라 한다. 대개 상화相火가 동한 것이다.

白淫 백음

內經曰 思想無窮 所願不得 或入房太甚 宗筋弛縱 發爲筋痿 及爲白淫
내경왈 사상무궁 소원부득 혹입방태심 종근이종 발위근위 급위 백음

••• 《황제내경》에서 말하기를 생각 또는 바람이 끝이 없지만 원하는 바를 이루지 못하거나 혹은 성생활이 지나치면 종근(성기)이 늘어져 근위(발기부전), 백음이 된다.

說

정이 새어 나오는 증상 중 일반적인 수준이 아닌 병적인 수준에

대한 언급이다. 정활精滑과 정탈精脫 즉, 정이 줄줄 흐르거나 정이 다 없어져 버린 것을 말하며 당연히 그 증상들도 조금 더 자세하게 설명된다. 실정失精 즉, 정을 잃어버린 환자는 아랫배가 몹시 당기고 성기가 차갑다. 눈이 어지럽고 머리카락이 빠진다. 먹은 음식물이 소화되지 않은 채 변으로 나오기도 한다. 유정, 몽설이 심해서 정이 모두 없어지면 귀가 잘 들리지 않을 수도 있다.

백음白淫이라는 것은 습열이 심해서 정액이 흘러나오거나 냉이 과도한 증상으로, 욕구 불만이 심하거나 지나치게 섹스를 했을 경우 발생하는 것이다. 장자화張子和의 이론에 의하면 만약 성기의 속이 아프고 통증이 심해지면서 가렵기도 하고 혹은 성기가 늘어져서 수축되지 않거나 소변을 따라 흰색의 물질이 나온다면 심화心火를 다스려야 치료가 된다고 한다.

心

바야흐로 실험실에서 정자와 난자를 수정하게 하고 임신을 가능하게 만들 수 있는 시대다. 허준 선생은 이런 신세계를 상상이나 했을까? 만약 그 시대에 시험관 아기 즉, 체외수정이 가능했다면 조선시대 왕가의 서열 정리는 지금과는 완전히 다른 가계도를 보였을 것이다. 지금은 소변에 정액이 섞여 나오는 느낌이 있으면 바로 비뇨기과에 가서 검사를 하면 되는 좋은 세상이다. 전립선의 문제가 있는 것인지, 심한 피로 때문에 발생한 증상인지 검사 결과가 말해 준다. 그 사람의 컨디션이나 주변 상황은 중요한 것이 아니다. 그냥 검사 소견에서 말하는 결과가 나의 상태다. 결과지는 가운을 입은

판사의 최종 판결이 된 것이고 환자는 그 판결에 따라야 하는 피고인이 되어 버린다. 자신의 몸인데도 불구하고 의학적 선고에 익숙해진 사람들, 괜히 까칠해지지 말고 좋은 것이 좋은 것이려니 하며 넘기자.

인체 구성 요소 중 첫 번째로 풀어내는 정精에 대한 설명에서 남성의 정액에 대한 내용이 대부분을 차지할 정도로《동의보감》에서는 그것을 중요하게 다뤘다. 웃긴가? 사실 중요하지 않은가? 자손을 잇는 데 절대적인 물질이며 건강한 남성에게 잘 보존되어 있어야 하는 정액이 중요하지 않은 물질이라고 말할 사람이 있을까? 지금의 우리들은 정액을 생각할 때 기계화된 세상 속 하나의 부속으로 전락해 버린 남성이 섹스나 자위행위를 할 때 성기를 통해 나오는 일종의 배설물 정도로 치부하지만 정액은 사실 정精만큼 중요하다는 원초적 진실을 놓치지 말아야 한다. '인간의 시작'을 놓치고 있는 것이다. 정떨어진 인간들이 득실대는 세상을 살아간다는 것은 별로이지 않나? 그렇지 않아도 나이가 들면서 점점 정과 이별하는 것이 우리네 인생이다. 젊은 시절 조금이라도 더 아끼는 것이 좋지 않을까?

《동의보감》식 진짜 비아그라

補精藥餌 單方 導引法 鍼灸法

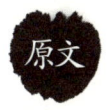

補精藥餌 보정약이 (정을 보하는 약 처방)

宜服 人蔘固本丸 瓊玉膏 斑龍丸 地黃元 延年益壽不老丹 延齡固本丹 固眞飮子

의복 인삼고본환 경옥고 반룡환 지황원 연년익수불로단 연령고본단 고진음자

••• 정을 보하는 약에는 인삼고본환, 경옥고, 반룡환, 지황원, 연년익수불로단, 연령고본단, 고진음자가 있다.

單方 단방

地黃 지황

熟者性溫 能滋腎補血益髓塡精 生乾者性平 亦能補精血 丸服酒浸服皆佳〈本草〉

숙자성온 능자신보혈익수전정 생건자성평 역능보정혈 환복주침복개가〈본초〉

••• 숙지황은 성질이 따뜻하고 신장에 영양을 주고 혈血을 보한다. 또 골수髓를 더하고 정精을 채워준다. 생건지황은 성질이 평이하고 역시 정과 혈을 보할 수 있다. 환약으로 만들어 먹거나 술에 담가 먹으면 좋다〈본초〉.

膃肭臍올눌제 (물개의 음경)

主精冷 精衰 灸爲末 或散服或丸服皆佳〈本草〉

주정냉 정쇠 구위말 혹산복혹환복개가〈본초〉

●●● 물개의 음경은 정精이 싸늘하고 쇠약해진 것을 치료한다. 불에 구워 가루를 내어 가루 혹은 환약으로 먹으면 좋다〈본초〉.

導引法도인법 (마사지법)

治遺精 以手兜托外腎 一手摩擦臍輪 左右輪換 久久擦之 不惟可以止精…

치유정 이수두탁외신 일수마찰제륜 좌우륜환 구구찰지 불유가이지정…

●●● 유정(정액이 저절로 흐르는 증상)을 치료한다. 한 손으로는 성기를 움켜쥐어 올리고, 다른 한 손으로는 배꼽 부위를 둥글게 문지르는데, 좌우로 돌리는 방향을 바꾸며 오랫동안 문지르면 정精이 새는 증상을 멈출 뿐 아니라, 하초(下焦, 아랫배)의 원기를 보할 수 있다. 다시 신수혈腎兪穴과 앞가슴, 옆구리 아래, 용천혈龍泉穴을 마찰한다. 단, 명치 끝을 마찰하는 것은 금하여야 한다.

說

말 그대로 정을 보살피는 약들이 본격적으로 소개된다. 우리네 수컷들이 그토록 기다리던 내용이다. 하지만 재미없게 이미 거의 알고 있는 내용이다. 동지들이여, 그대들이 이미 그 어려운《동의보감》의 내용을 알고 있었다는 사실이 놀랍지 아니한가?

이번에도 역시 처방이 소개되며 그 처방들은 이미 [신형편]에서 소개된 처방과 같다. 경옥고가 다시 소개되는 것으로 봐서 몸을 온전하게 보존하는 것과 정을 보존하는 것은 일맥상통한다고 해석된다. 그 이후에는 하나하나의 약재들이 소개된다. 지황, 토사자, 육종용, 오미자, 하수오, 백복령, 구기자, 금앵자, 산수유, 모려, 상표초(사마귀알집), 원잠아, 청령(잠자리), 계두실(가시연밥), 복분자(남자한테 참 좋은데 설명하기 힘들다는 그것), 호마(참깨), 구자(부추씨), 용골, 녹용, 황구육(개고기), 올눌제(물개의 음경) 등. 이중 몇몇 약재들은 익숙하기까지 하다. 이게 다야? 미안하다. 정말 이게 다다.

心
―

　어릴 적 TV를 볼 때 간혹 나오는 결혼식 날 손님들이 신랑의 발바닥을 때리는 장면은 괴상망측했다. 왜 신랑을 저렇게 괴롭히나 싶기도 하고 진짜 아프겠다 싶기도 했는데, 중학교 때 선생님으로부터 알았다. 다름 아니라 발바닥을 맞으면 진짜 아프다는 사실을. 90년대 초반까지만 해도 학교 내에서 체벌은 일상적인 일이었다. 그리고 꼭 회초리로 발바닥을 때리던 선생님이 계셨다. 시험에서 성적이 떨어지면 발바닥에서 불이 났다. 한문시간에 옥편을 챙기지 않으면 양볼에서 불이 났고 어쩌다 가끔 선생님의 기분(?)이 좋지 않아도 발바닥에 불이 났다. 지금 돌이켜 보면 그때 그 선생님은 알고 계셨을까 궁금하다. 발바닥을 때리는 행위가 남학생들에게는 치료 또는 자양강장의 의미였다는 것을 말이다.

　발바닥을 구부렸을 때 오목하게 들어간 중앙은 용천湧泉이라는 혈

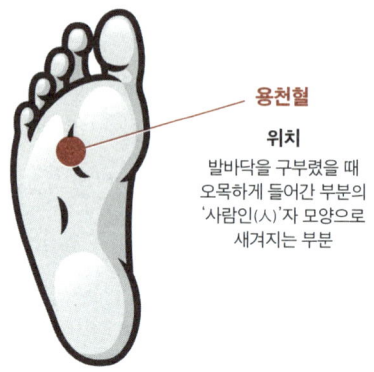

용천혈
위치
발바닥을 구부렸을 때
오목하게 들어간 부분의
'사람인(人)'자 모양으로
새겨지는 부분

자리다. 이름만 보더라도 샘물이 치솟는, 힘이 용솟음치는 곳임을 짐작할 수 있다. 발가락 뼈 중에서 2, 3번째 발가락 사이에 있는 이 혈자리는 인체 12경맥 중 족소음신경이 시작하는 혈자리로, 정신이 들게 하고 정력을 보강하는 효과가 있다. 그래서 신혼 첫날에 정신 바짝 챙기고 힘내라는 의미로 신랑의 발바닥을 때리는 풍습이 있었던 것 같다. 마찬가지로 학생 시절 발바닥을 맞던 것도 수업시간에 집중하고 정신 차리라는 의미가 강했을까 싶지만 그렇지 않아도 정이 넘쳐나던 사내 녀석들의 발바닥에 정력을 더해준 것은 선생님의 실수였을지도 모른다. 어쨌든 스승의 은혜는 정력, 아니 하늘 같았다.

3 기氣

기氣는 에너지다. 이 세상에 존재하는 모든 것은 본연의 기를 갖고 있으며, 이는 물리적인 일을 할 수 있는 능력 즉, 물리학에서의 에너지Energy의 의미를 포함한다. 또한 "낌새가 이상하다."라고 말할 때의 낌새도 기氣의 하나며, "공기를 마신다."라고 할 때의 공기도 기氣다. 바람기, 객기, 생기, 분위기라는 말의 기氣, 기진맥진, "기분 좋다.", "기똥차다."는 표현의 기氣, 그 모든 것이 바로 기氣다. 즉, 사람의 운동 에너지와 감정 에너지를 포괄하면서 호흡을 통한 에너지까지 더한 개념이며 만물과 세상이 일정한 형체를 갖추기 이전에 존재한 에너지의 흐름을 의미한다. 성리학에서 치열한 공방을 거듭해온 '이기론理氣論'의 논쟁이 떠오르지만 잘 알지도 못하고 괜히 머리 아파지니까 pass! 나는 그저 한의사이므로(ㅆ).

쉴 새 없이 돌고 도는 기

氣爲精神之根蔕 氣生於穀 氣爲衛衛於外 衛氣行度 榮衛異行

氣爲精神之根蔕 기위정신지근체 (기는 정精, 신神의 근본이다)

東垣曰 氣者神之祖 精乃氣之子 氣者 精神之根蔕也
동원왈 기자신지조 정내기지자 기자 정신지근체야

●●● 동원東垣[14]이 말하길 기氣는 신神의 조상이고 정精은 기의 자식이므로 기는 정과 신의 근본이 된다.

氣生於穀 기생어곡 (기는 곡식으로부터 생긴다)

人受氣於穀 穀入於胃 以傳與肺 五藏六府皆以受氣 其淸者爲榮 其濁者爲衛…
인수기어곡 곡입어위 이전여폐 오장육부개이수기 기청자위영 기탁자위위…

●●● 〈영추〉에서 말하길 사람은 곡식으로부터 기를 받는다. 곡식이 위에 들어오면 기를 폐로 전달하며 오장육부가 모두 기를 받아서 그 중 맑은 것은 영기榮氣[15]가 되고 탁한 것은 위기衛氣[16]가 된다. 영기는 맥 안쪽에 있고 위기는 맥 바깥쪽에 있으며 영, 위기는 쉬지 않고 주행하여 50회를 돌아 다시 만나서 음양이 서로 연결되어 마치 고리와 같이 끊임없이 돈다.

説

　기氣란 무엇인가에 대한 대략적인 설명이다. 정精과 신神의 뿌리라고 설명하고 곡식을 통해 몸에 더해지므로 구름 3개가 떠 있는 하늘을 의미하는 기气자와 쌀 미米자를 합해서 기운 기氣자가 탄생했다고 설명한다. 음식물과 호흡을 통해 얻어지는 에너지라는 말이다. 또한 기는 우리 몸에서 크게 두 가지로 나뉘는데 그것은 바로 영기와 위기이며, 이 중 위기는 우리 몸의 바깥을 지키는 역할을 한다[氣爲衛衛於外기위위위어외].

　이 위기는 음식물로 얻은 에너지 중 날쌘 것으로 맥 안쪽으로 들어가지 않고 피부와 근육 즉, 몸의 바깥쪽을 순환한다. 낮에는 우리 몸에서 양에 속하는 부위를 25회 돌고, 밤에는 음에 해당하는 부위를 25회 돌아 결국 하루 50회를 돌고 도는데, 그와 다르게 영기는 밖으로는 몸통, 팔다리를 돌고, 안으로는 오장육부를 돈다. 영기 역시 하루 50회를 돌지만 낮, 밤의 차이는 없다[衛氣行度위기행도], [榮衛異行영위이행]. 내용이 다소 어려운가? 그럼 그냥 기라는 것은 쉴 새 없이 우리 몸의 안팎을 뺑뺑 돈다고만 이해하고 넘기자.

　새벽에는 사람의 기운이 생기고, 한낮에는 양기가 왕성해지고, 저녁에는 양기가 허해져서 기의 출입구가 닫힌다. 저녁은 거둬야 하는 때이므로 몸을 요동시키지 마라. 반대로 하면 형체가 피곤하고 초라해진다. 낮밤이 바뀌면 뼈골이 상한다는 말이다. 그 양기는 하늘에 있는 태양과 같아서 잃게 되면 수명이 단절되고 어두워진다. 하늘의 운기가 온전하게 돌아가는 것은 태양이 밝게 빛나기 때문이다. 양기는 이와 같이 우리 몸의 바깥을 지킨다[氣爲衛衛於外기위위위어외].

心
一

 태양이라는 축을 중심으로 돌아가는 각종 행성들은 태양 에너지를 기본 삼아 생로병사를 반복한다. 지구 역시 그 중 하나의 행성이며 지구에는 태양과 지구의 관계에 비교할 만한 달이라는 행성이 존재한다. 그리고 지구는 태양뿐 아니라 달의 힘에도 영향을 받는다. 반대로 보면 태양 역시 지구의 힘에 영향을 받고 있을 터, 이런 태양, 지구, 달이라는 삼각관계는 서로의 힘을 저울질하며 평형을 맞춰 자연의 변화를 만들어낸다. 낮과 밤, 계절과 기후, 안정된 날씨와 갑작스런 재앙, 그리고 그 삼각관계에서의 지속적인 균형은 안에 있는 모든 생명체에게도 예외 없이 적용된다. 물론 사람에게도 마찬가지다.

 사람은 곡식을 먹어야 살 수 있다. 그리고 곡식 역시 태양과 지구, 달의 삼각관계가 만들어낸 산물이다. 적절한 햇볕이 있어야 하고 적절한 비가 내려야 하며 적당한 바람이 불어야 한다. 그 이상적인 관계가 깨지면 식물도, 사람도 살 수 없는 사막이나 빙하가 되어 버리는 자연, 이 모든 것이 서로의 기운이 만들어낸 조화다. 그리고 사람의 기운 역시 마찬가지다. 자연의 역학관계에서 벗어나지 않아야 한다. 낮에는 활동해야 하고 밤에는 자야 한다. 간혹 밤낮이 바뀐 환자를 치료할 때 생각보다 효과가 더딜 것이라고 미리 말해주는 이유가 이것으로, 실제 동대문에서 야간 의류 도매를 업으로 하시는 분들은 치료 효과 즉, 약발이 잘 먹히지 않을 때가 있다. 그들은 자연의 역학관계를 벗어난 사이클로 살아가기 때문에 당연히 몸에 무리가 많이 간다. 물론 그분들 역시 일 때문에 어쩔 수 없는 상황에서 몸이 안 좋아지는 것을 받아들이고 안타까워한다. 그런데 일과는 아무 상관없이 낮밤이 바뀐 젊은 환자들을 볼 때는 할 말이 없어진다. "잠 좀 일찍 주무세요."라고 하는 내 권고는 그냥 일개 의사의 잔소리로 '슝' 날아가 버리기 때문이다.

사람들은 모두 자신만의 기를 갖고 있다. 그것은 끼로 발현되기도 하고 성향, 특성, 이미지 혹은 개성이라는 단어로 표현되기도 한다. "걔는 좀 특이해."라고 말할 때 그 성향이 바로 주변에서 인지하는 그 사람의 기다. 그리고 각각의 개성이 좀처럼 변하지 않듯 기 역시 잘 변하지 않는다. 그 사람의 몸 전체를 하루에 50회를 돌건 말건, 아침에 양기가 눈에서 나와 머리로 올라갔다가 뒷목을 돌아 내려가건 말건, 기는 항상 형체에 붙어서 형체를 보호하거나 생명 활동을 가능하게 하는 에너지로서 작용한다. 한의학에서는 이와 같은 기氣를 정精과 신神의 뿌리라고 규정한 것이다.

신선이 되는 호흡법

生氣之原 氣爲呼吸之根 胎息法 調氣訣 肺主氣 脈法

氣爲呼吸之根 기위호흡지근 (기는 호흡의 근원이 된다)

盖人身之陰陽 與天地陰陽相似 若能御呼吸於上下 使之周流不息…
개인신지음양 여천지음양상사 약능어호흡어상하 사지주류불식…

●●● 무릇 인체의 음양은 천지의 음양과 서로 비슷하다. 만약 호흡의

상하 운동을 능히 다스려서 그것이 몸을 쉬지 않고 돌 수 있게 한다면 천지의 열렸다 닫혔다, 왔다 갔다 하는 묘한 작용이 모두 내 몸 안에 있을 것이다.

胎息法 태식법

又曰 內觀之要 靜神定心 亂想不起 邪妄不侵…
우왈 내관지요 정신정심 란상불기 사망불침…

● ● ● 또한 말하기를 내관[17]의 요점은 몸을 고요하게 하고 마음을 안정시켜서 어지러운 생각이 일어나지 않게 하며 해로운 망념이 제멋대로 침범하지 못하게 하는 것이다.

調氣訣 조기결 (숨을 고르는 비결)

調氣之法 夜半後日中前氣生 得調 日中後夜半前氣死 不得調…
조기지법 야반후일중전기생 득조 일중후야반전기사 부득조…

● ● ● 자정에서 정오까지는 기가 발생하므로 조기(호흡을 조절)하고, 정오부터 자정까지는 기가 죽으므로 조기하지 않는다. 조기를 할 때에는 하늘을 보고 눕는데 침상의 이불을 두껍고 부드럽게 한다. 베개의 높이는 낮게 하여 몸과 수평이 되도록 하며, 팔다리는 펴고 양손은 주먹을 꼭 쥐되, 몸으로부터 4~5촌(약 10cm) 떨어지게 한다. 양다리 사이는 간격이 4~5촌이 되도록 벌린다. 여러 차례 치아를 부딪친다. 고인 침을 삼키고 코로 공기를 들이마셔 배로 들어가게 한다. 충분하면 멈추고 남은 힘이 있으면 다시 이 방법을 쓰는데, 공기를 오래 머금어서 가슴이 답답하면 입으로 가늘게 숨을 다 토해낸다. 한참 있다가 코로 가늘게 서서히 공기를 마시고 앞의 방법대로 기를 내보낸다. 입을

다물고 마음속으로 숫자를 세는데 귀에 아무 소리도 들리지 않게 하고 천까지 셀 수 있다면 신선이 멀지 않은 것이다. 만약 날씨가 흐리고 바람, 비, 큰 추위나 더위가 있으면 조기를 하지 말아야 한다.

肺主氣 폐주기 (폐는 기를 주관한다)

內經曰 肺主氣 又曰 諸氣者皆屬於肺
내경왈 폐주기 우왈 제기자개속어폐

●●● 《황제내경》에서 말하기를 폐는 기를 주관한다. 또한 모든 기는 폐에 속한다.

説
─

건강한 호흡에 대한 설명이다. 기가 생기는 근원은 바로 두 개의 신장 가운데 있는 움직이는 기운인데 이 부위가 바로 단전이다. 기해혈과 관원혈(단전) 즉, 배꼽 아래 기의 뿌리가 있으며 호흡을 할 때 그 깊숙한 곳까지 기운이 가득한 느낌을 갖도록 수련하라고 권한다. 앞서 설명했던 것처럼 서양 의학과 다르게 한의학에서는 배꼽을 중시하며 그 이유가 여러 곳에서 반복적으로 보인다. 본문에서는 태아 즉, 자궁 안에서 엄마의 호흡을 따라서 호흡을 하는 곳으로, 기를 받아들이는 배꼽을 중요하게 설명하고 어른이 되어도 엄마 뱃속의 태아처럼 호흡하는 것을 수련하라 한다.

다분히 도가적인 내용들이 다시 나오는 것은 호흡과 명상의 기원을 거슬러 올라가는 것이다. 어려운 내용이지만 결과적으로 내 몸 깊은 곳에 호흡의 중추가 있다고 생각하면서 정신을 집중하고 천천히 호흡하라는 설명 정도로 이해하는 것이 편하다.

心
—

호흡을 얇고 길게 유지하는 것은 안정을 도모하는 노력이다. 요란한 심장박동을 차분하게 하고 내 호흡에 집중하며 평온한 상태를 만드는 과정이다. 거창하게 신선이 되려고 발악하는 것이 아니라 날선 공격으로 가득한 세상으로부터 나를 보호하고 심신을 안정되게 만들기 위한 수양이다. 어떻게든 서로 눈에 띄기 위해 튀는 색으로 무장한 거리의 간판과 컴퓨터, 모니터, 핸드폰 액정의 시각적 자극에 피곤해진 눈을 지그시 감아보자. 도시의 소음 또는 잡음, 핸드폰에서 쉬지 않고 울려대는 메시지 알림 소리, 지하철 옆자리에 앉은 학생의 헤드폰에서 새어 나오는 쿵쾅거리는 음악소리에서 벗어나 보자. 소리 없는 방에 앉아, 어깨에 힘을 빼고 손은 편안하게 무릎 위에 얹어 놓고 내 호흡에만 집중한다.

명상이란 그런 것이다. 아무런 생각을 할 필요가 없고 그냥 내 호흡에만 집중하는 것이다. 천천히 들이마시고 잠시 숨을 참았다가 천천히 내뱉는 과정을 반복하다 보면 잡념은 사라진다. 거창하게 신선이 되려고 하는 것이 아니다. 나의 기가 상하거나 흩어지는 것을 회복시키고 안정을 찾기 위함이다. 참고로 [태식법]에서 인용한 내용 중 '갈홍은 매년 한여름에 깊은 물밑에 들어가 열흘이 되면 다시 나왔다 하니 이는 숨을 막아 태식을 할 수 있었기 때문이다.'라는 글은 요즘 말로 '뻥'이다. 제발! 그만 좀 하라고! 이 할아방구야!!!

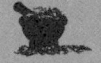

[한의사 오철의 깨알톡]
갈홍葛洪은 누구인가?

도가에서의 슈퍼스타는 노자(태상노군), 옥황상제, 염라대왕 정도로 끝나지 않는다. 어떻게 보면 토끼의 간이 필요했던 용왕이나 손오공(제천대성)과 같은 소설 속 인물도 그 바닥(?)에서는 슈퍼스타였고 실존 인물 중에서 장수로서는 관우(관성제군), 의사로서는 화타 등이 있다. 학문 쪽에서는 갈홍葛洪(284-363?)이란 인물이 실존 인물 중에 가장 유명한 도인 중 한 명이라고 한다.

《포박자抱朴子》,《신선전神仙傳》을 집필한 것으로 알려진 갈홍은 의례 슈퍼스타의 유년 시절이 그러하듯 뻔한 천재였다고 한다. 그의 할아버지인 갈현葛玄 역시 한 인물 했다지만 아쉽게도 그는 슈퍼스타 반열에는 들지 못한 것 같다. 갈홍은《포박자》라는 책에서 도교뿐 아니라 당시 중국의 과학 사상을 체계적으로 정리했으며 불로장생약을 만드는 연단술사 정도로 유명했던 것으로 보인다. 중국 항주에는 지금도 그를 기리는 포박도원抱朴道院이라는 사원이 있다.

게으르면 기가 막힌다 氣爲諸病 氣逸則滯

氣爲諸病기위제병 (기는 모든 병의 원인이 된다)

張子和曰 諸病皆生於氣 諸痛皆因於氣…
장자화왈 제병개생어기 제통개인어기…

●●● 장자화(금나라의 명의)가 말하기를 모든 병은 기에서 생기고 모든 통증도 기가 원인이 된다. 바람 때문에 기가 상하면 통증이 되고, 차가움이 기를 상하면 전율이 생긴다. 더위로 기를 상하면 열과 갑갑증이 되고, 습濕으로 기를 상하면 몸이 붓고, 건조해서 기를 상하면 대소변이 막힌다.

氣逸則滯기일즉체 (나태하면 기가 막힌다)

盖閑樂之人 不多運動氣力 飽食坐臥 經絡不通 血脉凝滯使然也…
개한락지인 부다운동기력 포식좌와 경락불통 혈맥응체사연야…

●●● 대개 한가하게 노는 사람은 운동량과 기력이 많지 않고 포식하고 앉거나 누워 있어서 경락(기가 흐르는 통로)이 통하지 않으며 혈맥(혈이 흐르는 통로)이 막힌다.

說
―

사람이 기氣 안에서 사는 것은 물고기가 물에 있는 것과 같아서 물이 탁해지면 물고기가 말라버리듯 기가 혼미해지면 사람은 병이 든다. 그리고 외부로부터 나쁜 기가 침입해도 역시 병이 생긴다. 그 나쁜 기운은 풍한서습조화(바람, 한기, 더위, 습기, 건조함, 불)의 여섯 가지가 있으며, 나의 기를 해치고 이상 증상을 발생하게 한다. 《동의보감》〈잡병편〉에서는 이 외부의 여섯 가지 기운이 몸에 침입해서 문제를 일으키는 증상에 대한 내용이 자세하게 설명된다.

또한 피곤하고 힘이 없는 노권증勞倦症이 아무 이유 없이 발생한다면, 그것은 그 사람이 너무 움직이기 않기 때문이라고 설명한다. 부자들은 몸은 편안하지만 마음이 괴롭고, 가난한 사람들은 마음은 한가하지만 몸이 고달프다. 몸이 편한 부자들은 욕심대로 즐기며 기름진 음식을 먹고 바로 잠을 자기 때문에 이런 노권증이 발생할 수 있다. 따라서 평소 피곤하지 않을 정도로 몸을 움직이는 것이 좋다. 흐르는 물이 썩지 않고 문의 회전축이 녹슬지 않는 이유와 같다.

心

"기가 막힌다!"라는 말은 사실 한의학에서 보자면 그다지 바람직한 표현은 아니다. 기가 막히는 것은 병을 의미하기 때문이다. 순환이 멎은 것이고 장차 이런저런 불편한 증상들이 튀어나올 상황이다. 기는 막힘없이, 끊임없이 계속 우리의 몸을 돌아야 정상인데 그것이 중단되어 버리는 것. 우리는 이런 기막힌 삶을 살아간다. 손가락 하나 까딱하면 해외에 있는 가족과 기막히게 전화할 수 있다. 택시나 버스, 지하철, 자가용을 타면 목적지로 기막히게 빨리 갈 수 있다. 핸드폰과 컴퓨터만 있으면 순식간에 기막히게 많은 정보를 얻을 수 있다. 전화만 걸면 기막히게 맛있는 음식이 집으로 배달된다. 이런 기막힌 세상 속에서 우리는 서서히 기가 막혀 가는 중이다. 팔, 다리는 점점 가늘어지고 있으며 허리는 점점 굵어진다. 정말 기가 막힌 우리의 체형 변화가 아닌가?

기는 스스로 병들지 않는다. 외부에서 나쁜 기운이 나의 몸에 들어오거나, 내가 나의 몸을 스스로 관리하지 못했을 때 병이 든다. 본문 제목에 나온 [氣逸則滯기일즉체] 즉, 나태하면 기가 막혀 버린다는 표현은 지금의 우리에게 딱 들어맞는 말이다.

오늘 기분 어때요? 七氣 九氣

七氣칠기 (일곱 가지 기)

七氣者 喜怒悲思憂驚恐 或以爲寒熱恚怒喜憂愁 皆通也〈直指〉
칠기자 희노비사우경공 혹이위한열에노희우수 개통야〈직지〉

••• 칠기란 기쁨, 화냄, 슬픔, 사색, 걱정, 놀람, 두려움을 느끼는 것이거나 혹은 차가움, 뜨거움, 성냄, 화냄, 기쁨, 걱정, 시름을 느끼는 것이다. 이 두 가지는 모두 의미가 같다〈직지〉.

七氣相干 痰涎凝結如絮如膜 甚如梅核 窒碍於咽喉之間 喀不出嚥不下…
칠기상간 담연응결여서여막 심여매핵 질애어인후지간 객불출연불하

불하…

●●● 일곱 가지 기운이 서로 범하면 가래 같은 것이 솜뭉치나 막처럼 뭉치고, 심하면 매실 씨 같은 것이 목구멍 사이에 막혀 있어 뱉어도 나오지 않고 삼켜도 내려가지 않는다. 배가 가득하여 음식을 먹지 못하거나 혹은 기가 위로 올라와 숨이 차게 된다. 이것을 기격氣隔, 기체氣滯, 기비氣秘, 기중氣中이라 하며, 이는 오적五積, 육취六聚, 징가癥瘕, 산벽疝癖[18])을 일으켜 명치와 복부에 덩어리가 생겨서 아프게 된다. 이런 증상이 발작하면 통증으로 숨이 끊어지는 듯하고, 통증이 이르지 못하는 곳이 없을 정도로 돌아다닌다.

九氣구기 (아홉 가지 기)

怒則氣上 喜則氣緩 悲則氣消 恐則氣下 寒則氣收 炅則氣泄 驚則氣亂 勞則氣耗 思則氣結

노즉기상 희즉기완 비즉기소 공즉기하 한즉기수 경즉기설 경즉기란 노즉기모 사즉기결

●●● 노여워하면 기가 올라가고, 기뻐하면 기가 이완되며, 비통해하면 기가 소모되고, 두려워하면 기가 가라앉고, 차가우면 기가 수렴되고, 두려워하면 기가 빠져나가고, 놀라면 기가 교란되고, 과로하면 기가 소모되고, 생각에 빠지면 기가 뭉친다.

説 一

칠기七氣는 칠정七情 즉, 기쁨, 노여움, 슬픔, 고민, 걱정, 놀람, 두려움 등 일곱 가지 감정에 따른 기의 변화를 의미한다. 감정이 움직이

거나 변화함에 따라 기 역시 움직이고 변하는 것이며 이런 칠기가 서로 꼬이기 시작하면 병이 된다. 그 대표적인 증상은 목구멍에 솜 뭉치 같은 뭔가가 느껴지고 그것을 삼키려고 해도 삼켜지지 않고, 뱉으려 해도 뱉어지지 않는 이물감이다. 마치 매실의 씨앗이 걸린 것과 같은 기의 뭉침이므로 한의학에서는 매핵기梅核氣라고 표현한다. 소화기 질환 중 역류성 식도염에서 이와 비슷한 증상이 나타난다. 대부분의 역류성 식도염은 바로 칠정 즉, 감정의 문제, 다시 말해 강한 스트레스로 인해 발생하곤 한다. 이때에는 담음을 없애는 약을 처방한다. 다음 내용인 [九氣구기]에서는 《황세내경》을 인용하여 아홉 가지 감정의 변화에 따른 기의 변화를 좀 더 상세하게 설명한다.

- 怒則氣逆 노즉기역

화를 내면 기가 치밀어올라 와서 심하면 피를 토하고 소화되지 않는 음식물이 나오는 설사를 한다. "아, 혈압 올라!"의 상황을 떠올리면 이해가 쉽다.

- 喜則氣和志達 희즉기화지달

즐거워하면 기가 조화롭게 두루 통하게 되며 영기榮氣, 위기衛氣가 매끄럽게 소통하니 기가 느슨해진다. 군대가 아닌 이상 개그 프로를 볼 때 각 잡고 보는 사람은 없다. 몸도 마음도 느슨하게 허허실실 웃으면서 풀어져 버리는 바로 그 상황이다.

- 悲則心系急 비즉심계급

비통한 감정은 심장에 연결된 맥락을 긴장시키고 폐가 들떠 상초(가슴)에 기운이 통하지 않아 영기와 위기가 퍼지지 못하고 열기가 안에 있어 기를 소모시킨다. 비통한 상황에서 우리는 가슴에서 열불이 나고 어깨가 들썩일 정도로 숨을 몰아쉬게 된다.

• 恐則精却 공즉정각
두려운 감정은 정을 물러나게 해서 상초(가슴)가 막히고 기가 되돌아가 하초(하복부)에 꽉 들어차게 되어 기의 소통에 문제가 생긴다. 즉, 다리는 후들후들 떨리고 어깨는 오그라든 상황이다.

• 寒則腠理閉 한즉주리폐
날씨가 추우면 피부가 막히고 기가 돌지 못하며 수렴된다. 감정이 아닌 온도의 변화를 말한 것으로 날이 추울 때 몸이 오그라들고 피부도 긴장하는 것을 의미한다.

• 炅則腠理開 경즉주리개
날씨가 뜨거우면 피부가 열려 영위가 소통되지만 땀이 많이 흘러 기가 빠져나간다. 따뜻하게 하면 기의 소통이 원활해지지만 땀을 너무 많이 흘리면 기운이 빠진다는 의미.

• 驚則心無所倚 경즉심무소의
놀라면 마음이 의지할 곳이 없고, 정신이 돌아갈 곳이 없어 생각이 들쑥날쑥하면서 기가 어지러워진다. 무언가에 깜짝 놀라서 심장이 요동치며 혼이 나가버린 느낌을 떠올려보라.

- 勞則喘息汗出 노즉천식한출

과로하면 숨이 차고 땀이 나서 안팎으로 기가 흩어지니 기가 소모된다. 힘들게 일해서 그만큼 기운이 빠진 상황.

- 思則心有所存 사즉심유소존

생각이 많으면 마음에 남은 바가 있고, 정신에 맺히는 것이 있어서 정기가 머물러 움직이지 못해서 기가 맺힌다. 고민거리가 있을 때는 당연히 가슴이 답답하고 머리가 개운하지 못하다. 기가 맺혀 있기 때문이다.

心

"오늘 기분이 어때요?"

이 질문은 두 가지로 해석할 수 있다. 하나는 감정 즉, 마음의 상태가 어떤지 물어보는 것이고 다른 하나는 오늘의 컨디션 즉, 몸의 상태를 물어보는 것이다. 그리고 대답은 대부분 비슷하다. "기분? 그냥 그래." 또는 "오늘? 기분 좋지." 또는 "오늘? 좀 그러네." 정도로 요약이 가능하다. 그냥 그렇다는 것은 감정도, 몸 상태도 큰 문제가 없다는 대답이고, 기분이 좋다는 것은 감정도 좋고, 몸도 개운하다는 의미이며, 좀 그렇다는 표현은 감정도 가라앉고 몸도 가뿐하지 않다는 것이다. 즉, 감정에 따른 기의 변화와 몸의 컨디션은 별개가 아니라는 말이다.

사람의 감정 변화는 그 사람의 기를 변화시킨다. 즐거우면 기운이 풀어져 버리고 고민거리가 있으면 기가 뭉쳐 버리고 화가 나면 기가 치밀어오르고 슬프면 기가 가라앉는다. 여기서 기라는 말을 영어식 표현, 컨디션condition으로 바꾸면 이해가 쉬울 수도 있다. 기에 문제가 생기면 당연히 컨디션이 좋지 않은 것이니 말이다.

생각이 많아지는 세상에서 사람들은 좀 더 가벼운 것을 찾는다. 내가 무거워질수록 깊은 생각, 깊은 대화를 나누기보다는 가벼운 농담을 나눈다. 그 이유는 간단하다. 그렇지 않아도 매일매일 심각한 고민거리들이 줄줄이 튀어나오는 세상에 뭔가 더 집중해야 하고 뭔가 더 진지하게 이해하고 몰입해야 하는 상황 자체가 피곤한 것이다. 극으로 치닫게 되는 상황일수록 정반대의 극이 절실하게 다가오는 것이 세상의 이치이듯이 세상의 기운이 복잡하고 무거워질수록 사람은 단순하고 가벼운 것을 찾게 된다. 가벼운 생각, 가벼운 반응, 가벼운 관계, 가벼운 사랑 등, 그리고 그런 가벼움은 결국 사람을 가볍게 보는 결과를 초래한다. 씁쓸하지만 우리는 지금 너무 무겁기 때문에 너무 가벼워지고 있는 것이 아닐까?

기막힌 놈, 상기된 놈, 기빠진 놈
中氣 上氣 下氣 短氣 少氣

中氣 중기

凡人暴喜傷陽 暴怒傷陰 憂愁怫意 氣多厥逆 便覺涎潮昏塞 牙關緊急

범인폭희상양 폭노상음 우수불의 기다궐역 편각연조혼색 아관긴급
● ● ● 사람이 갑자기 기뻐하면 양기를 상하고 갑자기 노여워하면 음기를 상한다. 걱정과 근심으로 마음이 답답하면 기가 대부분 치밀어오르니 갑자기 침을 흘리고 까무러치며 입을 꽉 다물게 된다.

説

열을 받아서 까무러친 경우로 위에서 말한 중기中氣가 있다. 이것은 중풍中風과 감별되어야 하는데, 중풍(뇌졸중)은 뇌출혈이나 뇌경색으로 신경의 장애를 일으키는 무서운 병이지만 중기는 그 정도로 무서운 것은 아니다. 일단 사람이 쓰러졌을 때 맥이 가라앉고 몸이 차갑고 입에 거품이 보이지 않으면 중기로 볼 수 있다. 그렇지 않다면 중풍일 확률이 높다. 하지만 이런 위급한 상황에서 그런 진단을 하기 전에 일단 119부터 부르는 것이 우선이다. 그리고 본문에서 소개된 소합향원이라는 처방은 방향성 약재(향이 강한 약재)의 폭탄이다. 즉, 막혀버린 기운을 빨리 뚫어주기 위한 구급약의 일종으로, 현대에도 어린아이의 경기에 사용되는 처방이다.

[상기上氣]는 호다흡소呼多吸少 즉, 숨을 많이 뱉고 적게 들이마시는 경우다. 말 그대로 상기되서 숨을 헐떡이는 상황으로 가벼운 호흡곤란을 떠올리면 이해가 쉽다. 과호흡증후군과 비슷한 것으로 해석하기도 하지만 구태여 병명을 붙이려 애쓰지 말고 그냥 숨이 가쁜 상태 정도로 보는 것이 맞다. 과호흡증후군 역시 정신적인 원인이나 다른 문제에 의해 2차적으로 발생하는 일련의 증상에 이름을 붙인 것이기 때문이다.

[하기下氣]는 방귀다. 그런데 일반적인 상황에서의 방귀가 아니라 좀 심한 방귀를 말한다. 그렇다고 냄새가 지독한 방귀가 아니라 뽕뽕뽕 잦은 방귀를 말한다. '과연 그것이 문제가 될까?' 갸우뚱할 수도 있겠지만 상상해보라. 당신이 사무실에서 시도 때도 없이 종일 뽕뽕 방귀를 뀐다면? 인간적으로 분명히 문제가 된다. 특히 만성 소모성 질환을 앓고 있는 환자에게 이런 증상이 나타나면 예후가 좋지 않다고 덧붙인다. 그렇지 않아도 기운이 부족한데 기가 아래로 빠져나가는 증상이 더해진 것이기 때문이다.

[단기短氣]는 호흡이 부드럽게 이어지지 않고 짧고 촉박한 상황이다. 이것이 얼마나 위태롭고 아찔한 상황인지는 실제 그 상황을 연출해보면 금방 이해가 될 것이다. 기운 유지가 쉽지 않아 예후를 걱정해야 하는 상태인 셈이다.

[소기少氣]는 기운이 없어서 말하기조차 힘든 상태를 의미한다. 한의학에서 기의 3대 축이라고 볼 수 있는 폐장, 신장, 비장의 기운이 모두 허한 것이다. 말소리에 힘이 없고, 했던 말을 또 하고 중언부언 중얼거리는 상황, 당연히 기를 크게 보하는 약으로 치료한다.

중기는 기운이 막힌 것이고, 상기, 단기, 소기는 호흡과 관련된 기의 병이며 하기는 방귀다. 《동의보감》에서 말하는 기는 호흡과 관련된 공기의 의미와 감정의 변화, 에너지로서의 기를 모두 포함하는 개념이다. 헷갈리기 쉽다. 도대체 기란 무엇일까 애매해지려고 한다. 눈에 보이지 않는 것이기 때문이며, 명확하지 않은 느낌의 두루

몽술한 개념 이상으로는 받아들여지지 않기 때문이다. 그리고 바로 이런 점 때문에 정말 애매한 상황이 발생한다. 그 중 하나가 바로 오링 테스트(O-ring Test: 엄지와 검지를 동그랗게 모아 붙인 것을 타인이 벌려 봐서 근력이 강해져 있는지 또는 약해져 있는지를 판단해서 어떤 음식이나 약물이 그 사람에게 맞는가를 판단하는 것)라는 기의 소통 측정 방법이다. 비록 후에 학술적으로 데이터가 검증되어 인정이 될 수 있을 것이라고 하더라도 지금은 최소한 방송에서는 한의사가 하지 않았으면 좋겠다. 그것 말고도 다양한 진단 방법들이 있음에도 불구하고 그것이 대단한 기의 진단 방법인양 부풀려져 방송에 나오는 것이 마음에 들지 않기 때문이다. 한의학이 하루빨리 이런 신비주의로부터 벗어나기를 바라고 또 바란다.

소통이 문제야 氣痛 氣逆 氣鬱 氣不足生病 氣絶候

氣痛기통

氣滯上焦 爲心胸痞痛 … 氣滯中焦 爲腹脇刺痛 … 氣滯下焦 爲腰痛 疝瘕

기체상초 위심흉비통 … 기체중초 위복협자통 … 기체하초 위요통 산가

● ● ● 기가 상초(가슴)에서 막히면 가슴이 더부룩하면서 아프고, 기가

중초(윗배)에서 막히면 배와 옆구리가 찌르는 듯 아프고, 기가 하초(아랫배)에서 막히면 요통과 산가疝瘕(전립선염 유사 증상)가 생긴다.

氣不足生病기부족생병 (기가 부족하면 병이 생긴다)

靈樞曰 邪之所在 皆爲不足 故上氣不足 腦爲之不滿…
영추왈 사지소재 개위부족 고상기부족 뇌위지불만…

●●● 〈영추〉에서 말하기를 나쁜 기운이 있는 곳은 대부분 정기가 부족하다. 따라서 상부上部의 정기가 부족하면 뇌수가 가득하지 못하여 늘 이명이 있으며, 머리가 기울어지고 눈이 어두워진다. 중부中部의 정기가 부족하면 대소변에 문제가 생기고 장에서 고약한 소리가 난다. 하부下部의 정기가 부족하면 위궐痿厥(손발이 마르고 싸늘해지는 증상)이 되어 가슴이 답답하게 된다.

說

우리 몸의 기는 혈과 함께 끊임없이 잘 순환해야 한다. 그 흐름이 막히면 통증이 발생한다. 《동의보감》〈잡병편〉 [용약문用藥文]에 기록된 [通則不痛통즉불통(통하면 아프지 않다)]라는 제목의 글에서 인용된 《단계심법丹溪心法》[19]의 내용 즉, [痛則不通통즉불통 不通則痛불통즉통(통증은 통하지 않은 것이며 통하지 않으면 아프다)]이라는 단순한 진리가 이것이다. 그리고 기가 막히는 부위에 따라 나타나는 증상은 조금씩 다르다고 설명하며 그에 따른 다양한 처방을 제시한다. 그리고 당연히 기를 잘 돌게 하는 약재들이 그 처방의 주요 약물로 등장한다. 가장 많이 다룬 약재는 단연코 향부자香附子다.

[氣逆기역]은 기가 거슬러 올라오는 것이다. 배에서 치밀어오르기도 하고 가슴이 답답하다. 어지럽거나 구토, 설사를 할 수도 있고 사지가 차가워진다. 심하면 정신을 잃고 쓰러지기도 한다. 청기와 탁기가 양, 음의 부위에 적합하게 위치해야 하는데, 제 위치를 벗어나서 서로의 자리로 가면 그것이 바로 氣逆기역이다.

[氣鬱기울]은 감정의 문제 혹은 외부의 나쁜 기운이 들어오는 문제로 시작된다. 그리고 그 시작은 대수롭지 않지만 점차 담을 형성하게 되고, 담은 기의 소통을 막게 되므로 결국 통증으로 연결된다. 또한 비록 기라는 것은 눈에 보이지 않지만 그 기가 막히면 체내 액체 흐름에 정체가 발생한다. 그것은 부종, 다시 말해 몸의 어딘가가 붓거나 거북한 느낌을 발생시킨다. 정리하자면 사람의 감정이 억눌려 마음에 병이 생겨서 기의 흐름이 멈추고, 그것이 풀리지 않아 몸의 병증으로 나타나는, 말 그대로 기가 막혀 뭉쳐서 병이 된 것이 바로 기울이다.

心

"기똥차다."는 표현은 "기막히다."는 말의 속어다. 글자 그대로만 해석하자면 그리 바람직한 상태를 말하는 것은 아니다. 기는 끊임없이 돌고 통해야 하는데 가득 찼다는 것은 그 순환을 잃어버린 병적인 상황을 의미하기 때문이다. 하지만 "와우~, 쟤 죽이는데!"라는 표현과 비교하자면 "기똥차다."는 표현 정도는 애교로 넘어가 줄만 하다.

누군가와 대화를 하거나 일을 할 때 "저 사람과는 통하는 게 있어."라는 표현을 썼다면 과연 그때 우리는 무엇이 통하는 것을 느낀 것일까? 감정의 교류가 부드러웠던 것일까? 생각이 많이 비슷했을까? 일을 하는데 손발이 잘 맞았을까? 혹시 나도 모르는 사이에 기라는 것이 통했던 것은 아닐까?

우리는 끊임없이 서로서로 기를 주고받으면서 살아간다. 그리고 그 주고받음이 원활할 때 안정과 편안함을 느낀다. 만약 남편과 아내의 기가 통하지 않는다면 부부관계에서는 병이 생길 것이고 그 가정은 화목하지 못할 것이다. 마찬가지로 직장 내에서도 팀원끼리 기가 통하지 않으면 그 회사는 병들고 결국 망할 것이다. 바로 기가 통하면 아프지 않고, 기가 통하지 않으면 병이 온다는 이치의 재발견이다. 착하고 성격 좋고 똑똑한 직원만 뽑았다고 사무실이 잘 돌아가는 것이 아니다. 그들 사이의 기가 서로 통해야 일이 풀리게 된다.

기에 병이 들면 기가 막혀서 통증이 생긴다. 집안은 답답해지고 회사는 발전이 없어진다. 기가 부족해도 병이 생긴다. 집안에 생기가 없어지고 회사 역시 희망이 없어진다. 기가 거꾸로 치밀어도 병이다. 집안에 싸움이 끊이질 않고 회사는 구성원들이 자리를 잡지 못한 채 갈팡질팡 아수라장이 되어 버린다. 다행히도 사람에게는 병을 치료할 한약과 침이 있다. 하지만 집안과 직장에 생기는 기의 병에는 딱히 약이 없다. 소통을 하기 위한 노력이 전부다. 통하라! 막히지 않고 계속 통할 수 있도록 노력하라. 그래야 우리는 건강한 관계 안에서 장수할 수 있다고 허준 선생께서 가르치고 있지 않은가?

우울한 세상에 대한 치료 처방
禁忌 用藥法 通治氣藥 單方 六字氣訣 鍼灸法

用藥法 용약법

正傳曰 男子屬陽 得氣易散 女人屬陰 遇氣多鬱 是以男子之氣病常少…

정전왈 남자속양 득기이산 여인속음 우기다울 시이남자지기병상소…

● ● ● 《의학정전醫學正典》[20])에서 말하기를 남자는 양陽에 속하므로 기가 들어와도 쉽게 흩어지지만 여자는 음陰에 속하므로 기를 만나면 대부분 고여서 정체된다. 그래서 남자는 기병氣病이 대체로 적고 여자는 기병이 대체로 많다. 그러므로 치료법에서 말하기를 여자는 혈血을 고르게 하여 기氣를 흩어지게 하고, 남자는 기를 고르게 하여 혈을 보양해줘야 한다.

單方 단방
人參 인삼

補五藏氣不足 又治氣弱氣短氣虛 或煎或末或熬膏 多服妙
보오장기부족 우치기약기단기허 혹돈혹말혹오고 다복묘

● ● ● 오장의 기가 부족한 것을 보한다. 또한 기운이 약하고, 숨이 짧고, 기가 허한 것을 치료한다. 달이거나 가루 내거나 진득하게 고를 만들어 많이 복용하면 좋다.

蘿蔔 나복 (무)

大下氣 草木中 惟蘿蔔下氣最速 爲其辛也…〈本草〉
대하기 초목중 유나복하기최속 위기신야…〈본초〉

●●● 크게 기를 내린다. 풀과 나무 중에서 오직 나복이 기를 가장 빨리 내리는 것은 그 매운 성질 때문이다. 생강도 맵기는 하지만 기를 발산하는 데 그친다. 하지만 나복은 매우면서 달기 때문에 기를 발산하면서도 이완시켜 주므로 기를 내리는 효과가 빠르다. 나복자(무씨)는 더욱 기를 잘 내려준다. 볶아 달여 먹거나 가루를 내어 먹거나 다 좋다 〈본초〉.

説

기를 보호하기 위한 [禁忌금기]에는 오래 누워 있지 말라는 내용 말고도 다른 주의사항들이 소개되어 있다. 시체를 보지 말고 더러운 기운을 피한다. 시체를 봐야 하는 상황이면 술을 마시고 봐야 독을 피할 수 있다는, 현재로서는 이해가 되지 않는 내용들이다. 그냥 '당시에는 그랬나 보다.'라고 넘기는 것이 좋을 듯하다.

기의 병을 치료할 때 남녀의 구분을 두라는 내용이 독특하다. 남자는 기가 잘 발산되기 때문에 기병이 적은 반면 여자는 기가 잘 발산되지 않기 때문에 잘 고이고 뭉쳐서 상대적으로 기병氣病을 잘 앓는다. 히스테리나 화병은 단연코 여자들에게 더 많다. 오죽하면 히스테리Hysterie의 이름이 자궁이라는 뜻을 가진 그리스어 히스테라 hystera에서 기원했을까. 그렇게 여자들에게 문제가 더 빈번하게 발생할 수 있으므로 여자의 기병을 치료할 때에는 혈을 조절해서 기를 흩으라고 당부한다. 기를 발산시키는 약이 아니라 혈을 돌리는 약을 생각해보라는 것이다. 이유는 간단하다. 여자는 혈血로 이뤄진 생명체이기 때문이다.

그리고 몇 개의 처방들이 소개된 후 하나하나의 약재들을 설명한다. 우리가 가장 잘 알고 있는 인삼이나 황기처럼, 삼계탕에 들어가는 대표적인 기를 보하는 약들이 쭉 나열된다. 참고로 그 중에서 나복 즉, 무에 대한 내용은 원문 그대로 옮겼다. 많은 분들이 한약을 먹을 때 간혹 무를 복용하지 말라고 하는 주의사항을 들으면 그 이유가 무엇인지 궁금해하기 때문이다. 무는 기를 밑으로 빼 버리는 성질이 강하다. 그만큼 약의 효과에 영향을 줄 수 있기 때문이다. 무를 많이 먹으면 하기下氣 즉, 방귀가 잦아진다.

그후 소개하는 [六字氣訣육자기결]은 《명의별록名醫別錄》을 집필한 도홍경이 지은 《양성연명록養性延命錄》(536년)에 수록된 이후 각종 양생서에 인용되는 호흡법이다.

숨을 들이쉬는 방법은 '흡' 하나지만, 숨을 내뱉는 방법은 6가지가 있으며 중국어 발음의 특성상 4성이 정확하게 적용되어야 하는 호흡법으로, 그 호흡법을 통해 몸을 보하는 일종의 기 수련법이다.

心
—

거의 매일 피곤하다. 거의 매일 잠을 설친다. 무언가에 집중하는 것이 점점 힘들어지고 '왜 그래야 하지? 귀찮게.'라는 생각이 점점 커진다. 즐거운 일은 없다. 남편과의 대화는 거의 사라졌고 아이들은 학교에서 학원으로, 공부하느라 바쁘다.

"나는 도대체 어디 갔지?"

엄마의 우울증은 이렇게 은근히 시작된다. 그때 정확한 진단을 받지 못하고 우울감이 점점 쌓이고 커지면 나중에는 결국 '우울장애'라는 병적인 상태가 되어 식욕이 떨어지고 주기적으로 강한 우울감에 사로잡히게 된다. 한의학에서 말하는 기가 뭉쳐 막혀서 쌓인 것으로, 바로 '기울氣鬱'의 상황임에도 불구하고 우리 엄마들은 어지간해서 "우울하다."라고 자신의 감정을 표현하지 않는다. 오히려 숨기는 데 익숙하다. 하지만 신체적인 증상들은 점점 숨기기 어려워진다. 가슴이 답답하거나 한숨이 부쩍 늘었다거나 옆구리가 그득하고 뻐근한 통증이 있거나 심한 피로감을 호소하고 체중이 줄어들 수 있다. 이때 올바른 가족들의 대처 방법은?

① 엄마가 어디 아프신가 보다. 병원에 검사를 예약한다.
② 엄마가 많이 아프신가 보다. 계속 쉬시게 하고 집안일을 나눠서 분담하자(별로).
③ 엄마가 답답하신가 보다. 여행 보내드리자(나름 괜찮음).
④ 엄마가 우울하신가 보다. 엄마와 틈나는 대로 최대한 수다를 떨자(좋음).
⑤ 엄마의 우울장애를 치료하기 위해 한의원에 모시고 가서 치료를 받는다(강추!).

지극히 바람직한 시각을 가진 한의사의 조언을 부디 참고하기 바란다(ㅆ).

[한의사 오철의 깨알톡] **매운맛 전성시대**

불닭, 불짜장, 불짬뽕, 엽기 떡볶이, 불족발, 더 맵게, 더 달게, 더 짜게, 더 자극적으로!
대한민국은 바야흐로 매운 음식 전성시대다. 사람들은 왜 눈물, 콧물, 땀을 흘리며, 쿨피스 복숭아맛을 벌컥벌컥 마셔가면서 매운 음식을 먹을까? 특히 남자보다 여자들이 왜 매운 음식을 그토록 사랑하는 것일까?

매운맛은 기를 흩어주는 효과가 있다. 그리고 단맛은 기를 느슨하게 해주는 효과가 있다. 달콤한 초콜릿으로 나긋나긋 사랑을 고백하는 것은 경계하지 말고 느슨하게 내 맘을 좀 받아달라는 상당히 한의학적인 전술이다. 그리고 이렇게 매운맛과 단맛이 결합되면 뭉쳐 있던 기가 쑥 빠져 버린다. 그것도 아주 빠르게(앞에 설명한 무의 효능 참고).

그렇다면 왜 이 시대는 하필 매운맛에 열광하는 사람들이 득실대는 것인가? 답은 금방 나온다. 그만큼 기가 막히고 쌓여서 풀지 못하는 갑갑증이 사람들에게 전염병처럼 확산되고 있기 때문이다. 한가한 지역보다는 복잡한 도시 안에서 매운 음식의 인기가 높고, 남자보다는 여자에게 매운 음식의 인기가 높은 것을 보면 더욱 확실하다. 그리고 우리 사회의 구조적 기氣뭉침이 해결되지 않는 한 아마도 매운 음식은 더욱 더 인기를 끌고 더욱 많은 사랑을 받게 될 것이다. 동물이란 자신의 기운에 문제가 발생하면 그것을 해결하는 방법을 무의식적으로 찾는 능력이 있기 때문이다. 오늘 저녁 매운 음식이 당긴다면 당신은 기울증氣鬱症이다. 소주에 닭발을 먹을 것인가? 물론 개인적으로 상당히 좋아하는 조합이지만 한의사의 입장으로 말씀드리자면 강렬한 음식의 자극보다는 따뜻한 반신욕과 휴식을 권한다.

4 신神

"정신 차려!"
"정신 나갔네."
"신나게 놀자!"
"저 사람 신기 있나?"
"신기하다."
"신통방통하다."

이 모든 표현 안에 신神이 들어 있다. "멍 때린다."라는 속어는 의식이 나간 상태로서 말 그대로 멍한 신神의 상태다. 《동의보감》에서 말하는 신神이란 'mind' 또는 'soul', 'mental'을 아우른 개념이다. 현대 의학에서 말하는 뇌의 전기적 신호나 대뇌의 활동으로 해석할 수 있다. 하지만 한의학에서는 심장에 신神이 있다고 본다. 그럼 우리가 순댓국집에서 염통을 먹으면 돼지의 신神을 먹는다는 말인가? 갑자기 꿀꿀해지는 것 같은 이 느낌은 뭐지?

내 안에 신 있다
神爲一身之主 五味生神 心藏神 人身神名

神爲一身之主 신위일신지주 (신은 몸의 주인이 된다)

內經曰 心者君主之官 神明出焉 … 神安則壽延 神去則形弊 故不可不謹養也

내경왈 심자군주지관 신명출언 … 신안즉수연 신거즉형폐 고불가불근양야

●●● 《황제내경》에서 말하기를 심장은 군주의 자리로서 신명이 여기에서 나온다. 신神이 편안하면 수명이 길어지고 신神이 없어지면 형체가 피폐해지므로 삼가 보양하지 않을 수 없다.

心藏神 심장신 (심은 신을 저장한다)

盖心如水之不撓 久而澄淸 洞見其底 是謂靈明…

개심여수지불요 구이징청 통견기저 시위영명…

●●● 대개 마음은 물과 같아서 요동치지 않고 오래 있으면 맑아져서 그 바닥을 환히 볼 수 있는데, 이것을 영명靈明이라 이른다. 마음을 고요히 하여 원기를 굳건히 할 수 있다면 만병이 생기지 않으므로 오래 살 수 있다. 그러나 망념이 싹터서 신神이 밖으로 달리고 기가 속에서 흩어지며, 혈은 기를 따라 운행하기 때문에 영위榮衛(영기와 위기)가 모두 혼란해지면 온갖 병이 서로 치받게 된다. 이것은 모두 마음에서 생겨나는 것이다. 대개 천군天君(마음)을 편히 보양해주면 질병이 생기지

않는 법이니 이것이 마음을 다스려 병을 치료하는 방법이다.

説
一

신神이란 몸의 주인이다. 신이 편안하면 건강하게 장수할 수 있으나 신이 나가 버리면 몸이 망가진다. 정신 나가면 몸이 병든다는 말이다. 그리고 정精과 기氣와 마찬가지로 신 역시 음식물을 통해 더해지며 그 중 정미로운 것이 바로 내 몸의 신을 길러준다[五味生神오미생신]. 또한 신을 잘 다스리면 병이 생기지 않고, 혹여 병이 있더라도 신을 잘 다스리면 병을 치료할 수 있다. 정도 중요하고 기도 중요하고 신도 중요하다는 말이다.

대략적으로 보면 인간의 생존과 자연의 구성에 가장 필요하고 중요한 재료와 원천은 기이며 그 중 형이하학적인 것 즉, 영양을 공급하는 물질적 토대가 되는 것은 정이고 그와는 반대로 형이상학적인 것으로 생명 활동과 사유 기능은 신이라는 억지 구분이 가능하다. 그리고 이후에 나오는 [人身神名인신신명]에서는 다소 도가적 성격의 풀이가 보인다. 내 몸 안에 수없이 많은 신이 있다는 내용으로, 이것은 고대부터 지속되어온, 서양과는 다른 동양 철학의 한 특수성이다. 내 몸의 모든 부위에 각각의 신이 있어서 나의 신을 기르는 데 작용한다는 내용이다. 그래그래, 이것도 저것도 모두 중요하다.

心

가만히 보면 이 세상은 신神 천지다. 토속에서는 흐르는 물에도 뒷

산의 바위에도 예배당의 한가운데에도 모두 신이 있다고 한다. 제우스와 포세이돈도 신이고 망치를 들고 날아다니는 토르$_{Thor}$는 영화에서 보면 분명 외계인인데 원래는 천둥의 신이란다. 다신교를 믿던 로마에 개혁을 일으킨 가톨릭 교인에게는 하나님이라는 유일신이 있고 유일신을 믿지 않는 이들에게는 사당에 모신 조상의 영정도 신이 된다. 그렇게 사람들은 나보다 더 큰 존재에 대한 의존을 통해 인간이기 때문에 벗어나지 못하는 고달픈 마음의 짐을 덜어내고 안정을 찾으려 한다. 하지만《동의보감》에서 말하는 신神과 그 신은 다르다. 절대자$_{god}$보다는 영혼$_{soul}$에 더 가깝다. 그리고 그 영혼을 잘 추스르는 노력이 내 건강을 지키는 방법이라고 설명한다. 신$_{god}$을 믿으라는 말이 아니다. 내 정상적인 정신 활동으로서 신$_{soul\ 혹은\ mental}$을 맑게 하기 위해 애쓰라는 의미다.

우리는 신$_{god}$을 필요로 한다. 주기적으로 교회나 절에 가서 자신의 마음을 씻어내고 간절한 희망을 기도한다. 하지만 그때뿐이다. 깨끗하게 목욕하고 나서 곧바로 흙탕물로 다시 들어가는 것을 아무렇지 않게 받아들인다. 아니, 한술 더 떠 신에게 바라는 기도조차 맑지 못하다. 내가 바라는 욕심이 남에게 피해를 주건 말건 '나의 재물과 나의 욕심'에만 중요한 외침을 반복한다. 요즘말로 '영혼 없는 신자'들이 판치는 세상인 셈이다. 영혼이 신神이라고 했지만 정작 우리는 우리 안에 있는 신$_{soul}$을 버린 채 신$_{god}$만 찾고 있다. 정신 나간 신자들이 우글대는 세상이다. 그리고 머잖아 돈$_{money}$이 모든 사람의 신$_{soul}$을 장악하고 신$_{god}$이 될 기세다. 이미 그런가?

오장과 멘탈

五藏藏七神 藏氣絶則神見於外 脈法 神統七情傷則爲病

五藏藏七神 오장장칠신 (오장은 칠신을 저장한다)

內經曰 五藏所藏 心藏神 肺藏魄 肝藏魂 脾藏意 腎藏志…
내경왈 오장소장 심장신 폐장백 간장혼 비장의 신장지…

●●● 《황제내경》에서 말하길 오장은 저장하는 바가 있으니 심장은 신神을 저장하고 폐는 백魄, 간은 혼魂, 비장은 의意, 신장은 지志를 저장한다. 또한 비장은 의意와 지智를 저장하고, 신장은 정精과 지志를 저장한다. 이것을 칠신七神(일곱 가지 신)이라고 한다.[21]

靈樞曰 兩精相薄謂之神 隨神往來謂之魂 並精出入謂之魄 心有所憶
謂之意 意之所存謂之志 因慮而處物謂之智也
영추왈 양정상박위지신 수신왕래위지혼 병정출입위지백 심유소억
위지의 의지소존위지지 인려이처물위지지야

●●● 〈영추〉에서 말하기를 음양의 두 정精이 서로 결합하여 낳는 생명 활동을 신神이라 하고, 신을 따라서 왕래하는 것이 혼魂이며, 정과 아울러 출입하는 것을 백魄이라고 한다. 심心 속에 인식되는 것을 의意라 하고, 인식된 것이 마음에 오래 남도록 하는 것을 지志라 하며 사려에 근거하여 사물에 대처하는 것을 지智라고 한다.

神統七情傷則爲病 신통칠정상즉위병 (신은 칠정을 통솔하며 상

하면 병이 된다)

心藏神 爲一身君主 統攝七情 酬酢萬機 七情者 喜怒憂思悲驚恐也…
심장신 위일신군주 통섭칠정 수초만기 칠정자 희노우사비경공야…

●●● 심心은 신神을 저장하여 일신의 군주가 되어 칠정을 통솔하고 온갖 일을 다 맡는다. 칠정이란 기쁨, 노여움, 근심, 생각, 슬픔, 놀람, 두려움이다. 또한 혼魂, 신神, 의意, 백魄, 지志는 신神을 주인으로 삼기 때문에 모두 신神이라고 한다.

説

오행배속五行配屬으로 신神을 나눈다. 하나하나 차근차근 읽어보면 그럴싸한데 그래도 잘 모르겠다. 이럴 때는 그냥 외우는 것이 정답? 그렇다. 우리는 그렇게 잘 모르면 일단 외우고 보는 교육으로 중, 고등학교를 거침없이 통과하지 않았는가?

오행 즉, 목화토금수木火土金水는 오장 즉, 간심비폐신肝心脾肺腎에 귀속되고 신神으로 따지면 혼신의백지魂神意魄志에 매칭된다. 그리고 감정의 변화에 따라 기가 변화했듯 신 역시 변화한다. 이후 칠정(일곱가지 감정) 즉, 희(喜, 기쁨), 노(怒, 노여움), 우(憂, 근심), 사(思, 생각), 비(悲, 슬픔), 경(驚, 놀람), 공(恐, 두려움)으로 인한 병증 설명이 이어진다. 이것은 앞의 [氣門기문]에서 다룬 [七氣칠기] 내용의 확장 정도로 볼 수 있다.

心

―

 진짜 어렵다. 가장 큰 문제는 혼魂, 신神, 의意, 백魄, 지志가 도대체 뭘 의미하는지 잘 모르겠다는 사실이다. 아주 무식하게 접근해서 '혼백魂魄은 '전설의 고향'에서 나왔던 귀신을 말하는 것 아닌가?'라고 스스로에게 물어보고 있는 수준이랄까? 좌절하지 말고 내용을 정리해보자.

 본문을 근거로 해서 혼백을 대표적으로 구분해보자면 혼은 양陽, 백은 음陰으로 나눌 수 있다. 죽음이라는 과정으로 설명하자면 혼이란 것은 죽을 때 하늘로 올라가는 것이고, 백은 땅 속에 묻혀 버리는 것이다. 신을 따라 왕래하는 정신 의식의 활동이 혼魂이라면 백魄은 보다 물질적인 것, 육체와 연관된 것, 본능적인 감각 등을 의미한다. 이제 아주 약간은 이해가 되려고 하지만 그래도 개운하지 않다. 그래서 조금 더 예를 들어 설명하자면 아래와 같다.

 전쟁이 났다. 양측이 합의해서 "전쟁 시작!"하고 전쟁이 나면 그나마 다행이겠지만 대부분의 전쟁은 한쪽의 침략이다. 그리고 침략을 하는 쪽에서는 명분을 내세운다. 명분이 없으면 전장에 나가는 군인들로 하여금 죽기살기로 싸우게 만들 수 없기 때문이다. 히틀러는 게르만족만이 완전한 종족이므로 세계를 정복할 수 있으며 다른 종족 특히 유대민족은 다 죽어야 한다는 '종족 우월주의'를 내세웠고, 이라크전에서 미국은 중동 내의 석유기지 구축이라는 욕심을 숨기기 위해 '인도주의적 개입'이라는 명분을 만들어냈다. 둘 다 정당하지 못한 전쟁이었지만 아무튼 그런 명분에 의해 움직이는 조직의 힘이 바로 혼魂이다. 그런데 막상 전쟁이 시작되면 죽이지 않으면 죽는 처지에 놓이게 되며 그 순간부터 혼魂은 사라지고 백魄이 군인의 신명神明을 지배한다. 즉, 본능적인 분노와 동물 같은 감각이 나를 지배하는 신神이 되어 버린다. 그것이 바로 전쟁터에서 싸우는 군인의 백魄이다. 어설프지만 혼과 백은 그 정도의 구분이 가능하다.

심장이 두근두근 驚悸 常法治驚 怔忡

驚悸경계

綱目曰 驚者 心卒動而不寧也 悸者 心跳動而怕驚也
강목왈 경자 심졸동이불녕야 계자 심도동이파경야

••• 《의학강목醫學綱目》에서 말하길 경驚이란 심장이 갑자기 놀라서 안정되지 않는 것이고, 계悸란 심장이 두근거리고 두려워 놀라는 것이다.

怔忡정충

怔忡者 心中躁動不安 惕惕然如人將捕者是也 多因汲汲富貴 戚戚貧賤 不遂所願而成也
정충자 심중조동불안 척척연여인장포자시야 다인급급부귀 척척빈천 불수소원이성야

••• 정충이란 가슴이 두근거리면서 불안해하며 마치 누가 잡으러 오는 것같이 두려워하는 것이다. 대개 부귀에 급급해하거나 빈천한 것

을 섭섭하게 생각하는 것처럼, 소원을 이루지 못해서 생기는 것이다.

説

"자라 보고 놀란 가슴 솥뚜껑 보고 놀란다."

경계와 정충을 고스란히 잘 설명해준 속담이다. 뭔가 큰 사건을 경험하고 그에 대한 불안함이 가시지 않는 상태, 교감신경계의 긴장이나 흥분이라는 분석이 아닌 그냥 심장의 반응에 대한 직관적 표현이다. 심장이 놀라 날뛴 이후 놀란 가슴이 쉽사리 진정되지 않고 계속해서 두근거리는 증상으로, 이때의 처방은 마음을 안정시키고 허한 상태를 보하는 약재들로 구성된다. 대표적인 약재는 바로 주사朱砂다. 노란 종이에 부적을 쓸 때 먹물 대신 쓰는 붉은 염료로도 사용되는 주사는 광물이기 때문에 바로 약에 넣지 않고 물로 걸러서 정제한 후 사용한다. 그 성질이 무겁고 차가워서 심경心經의 열을 진정시키고 내려줘서 심신을 안정시키는 효능이 있다. 그리고 본문에서는 주사가 들어간 환약(알약)인 주사안신환 외에도 가미온담탕, 청심보혈탕, 양심탕 등 다양한 처방을 소개한다. 가장 유명한 우황청심원牛黃淸心元은 나오지 않나? 이후 당연히 언급되지만 자세한 처방 내용은 〈잡병편〉[풍문風門]에서 다룬다.

心

놀라서 두근거리는 것은 사람이라면 누구나 다 경험한다. 그런데 그 '놀람'이라는 감정은 상황에 따라 구분이 가능하다. 멀쩡하게 길을 가고 있는데 갑자기 옆에서 차가 들이닥치는 놀람, 집에 강도가 들었을 때의 놀람, 로또를 샀는데 기대하지도 않은 등수에 당첨된 놀람, 너무 예쁜 여자를 봤을 때의 놀람, 예상하지 못한 자연재해나 사고로 인해 발생하는 놀람, 그리고 이 중 몇 가지 상황에서는 '경악'이라는 표현을 사용하기도 한다. 놀랍고 무섭거나, 놀랍고 두렵거나, 놀랍고 분노한다는 의미다. 이렇듯 '놀람'이라는 감정은 혼자 존재하지 않고 다른 감정과 섞인 상태로 존재한다. 놀란 다음에는 다른 감정이 이어진다는 말이다. 물론 감정이 아닌 특정한 증상이 이어질 수도 있다. 대표적인 것이 두근두근 진정되지 않는 심장 박동이다. 그래서 한의학에서는 경계(놀람)와 정충(두근거림)을 한 세트로 본다.

본문에서 특이한 내용은 바로 [常法治驚상법치경]이다. 피부과에서 알레르기 질환을 치료할 때 감작요법을 쓰는 것과 같은 이치로서, 뭔가 놀랄 만한 사건 이후 계속해서 불안한 증상이 사라지지 않을 때, 유사한 사건에 가볍게 반복적으로 노출시켜서 그에 대한 반응이 무뎌지게 만드는 치료법이다. 어떻게 보면 좀 잔인한 치료 방법이지만 결과적으로 사람은 그 자극에 둔감하게 된다. 마치 헤드폰으로 강한 음악을 지속적으로 들었을 때 결국, 어지간한 소리는 귀에 들리지 않는 소음성 난청을 앓는 것과 같다. 감정을 무디게 만드는 방법. 감정에 굳은살이 배기는 것이다.

기억 지우개 健忘 心澹澹大動

健忘건망

上氣不足 下氣有餘 腸胃實而心肺虛 虛則榮衛留於下 久之不以時上 故善忘也…
상기부족 하기유여 장위실이심폐허 허즉영위유어하 구지불이시상 고선망야…

••• 건망이란 올라가는 기가 부족하고 내려가는 기가 지나쳐서 장위腸胃의 기가 충실해지고 심폐心肺의 기가 허약해진 것이다. 심폐의 기가 허약하면 영위榮衛(영기와 위기)가 아래 즉, 장위에만 머물러 오랫동안 있고 적당한 때에 머리로 올라가지 못하기 때문에 건망증이 생기는 것이다.

心澹澹大動 심담담대동 (가슴이 울렁거리고 크게 뛰는 것)

心澹澹動者 因痰動也 謂不怕驚而心自動也 驚恐 亦曰心中澹澹 謂怕驚而心亦動也
심담담동자 인담동야 위불파경이심자동야 경공 역왈심중담담 위파경이심역동야

••• 가슴이 울렁거리면서 뛰는 것은 담이 움직이기 때문으로, 이것은 놀라지도 않았는데 가슴이 저절로 뛰는 것을 말한다. 놀라고 두려워할 때도 역시 가슴이 울렁거린다고 하지만 이것은 놀라고 나서 가슴이 울렁거리는 것을 말한다.

説
一

건망 즉, 깜빡깜빡 잘 잊어버리는 황당한 상황은 신장에 해당되는 신神 중에서 지志가 손상된 것이다. 지라는 것은 기억, 의지, 결정, 판단 등에 관련된 정보를 관리하는 정신 활동의 하나로서 건망은 그 기능이 손상된 것이라는 의미이다. 물론 모든 신神은 심장에서 주관하므로 심장의 문제로 발생하기도 하고, 기혈이 허해져서 발생하는 것으로 볼 수도 있다. 하지만 기억을 '잊는' 상황은 일차적으로 지志에 문제가 있는 것이다. 여기에서 그 유명한 총명탕聰明湯이 소개된다. 백복신, 원지, 석창포를 달이거나 가루 내어 차에 타 먹는 약으로, 실제 이 약이 학생들을 '총명'하게 만들 수 있는지는 의문이다. 다만 머리가 무겁고 탁한 증상의 개선에는 충분히 도움이 된다.

그리고 놀라는 일이나 사건이 없었음에도 가슴이 자꾸 두근거리는 것은 담痰이 움직였기 때문이라고 중국 명나라 의서인 《의학강목》을 인용해서 설명한다. 여기서 담痰이라고 하는 것은 한의학에만 있는 독특한 병리 개념이다.

이유 없이 가슴이 자꾸 뛴다면 담이 있기 때문이며 그것을 없애는 처방을 통해 증상을 개선시킬 수 있다. 궁금하겠지만 담痰에 대해서는 나중에 자세한 설명이 이어지므로 여기서는 가볍게 Pass.

心
一

건망 즉, 기억의 상실은 몇 가지로 구분이 가능하다. 그 첫 번째로는 "어? 내 핸드폰 어디 뒀지?"라는 퇴근 때 우리 한의원 간호사 선생님에게 빈번하게 발생하는 부산스러움과 같은 가벼운 잊음이다.

그런 건망은 병이 아니다. 얼마나 빨리 지긋지긋한 한의원을 벗어나서 남자친구를 만나고 싶으면 그럴까? 이 상황에서는 깜빡하는 것이 오히려 정상이다. 두 번째로는 기억의 일부가 없어지거나 변화되는 기억상실amnesia이다. 이러한 기억상실은 대부분 다른 일차적 원인 즉, 정신질환이나 알코올 중독, 노화, 사건 사고 또는 상처 등에 의해 발생한다. 드라마에서 툭하면 나오는 교통사고 이후 뇌진탕에 의한 기억상실 증상이 그 대표적인 예라고 볼 수 있다. 그리고 가장 심각한 상황으로 모든 어르신들이 두려워하는 알츠하이머 즉, 치매가 있으며 더욱 위중한 상황으로는 내가 별도로 명명한 '청문회성 기억장애'라고 하는 신종 질환이 있다.

"기억이 없다."는 표현은 청문회에서나 즐겨 쓰는 말이지 일반적인 상황에서는 그다지 즐겨 쓸 수 있는 말이 아니다. 핸드폰이나 지갑을 어디에 뒀는지 기억이 나지 않으면 바쁜 아침 출근부터 꼬이고, 수년 동안 준비한 시험에서 뻔한 답이 생각나지 않으면 말 그대로 돌아버리는 아찔함에 가슴이 타들어가기 때문이다. 《동의보감》에서는 이런 건망증을 치료하려면 심장과 비장, 신장의 문제를 살펴야 한다고 했는데, 청문회에 등장하는 강력한 기억상실 증상을 호소하는 그 분들은 아마도 심장 즉, 마음에 큰 병이 있어서 기억이 손상된 것은 아닐까 싶다.

뇌신경계 질환 癲癇 癲狂 大下愈狂

癲癇 전간

癲者 異常也 平日能言 癇則沈黙 平日不言 癲則呻吟 甚卽僵仆直視…
전자 이상야 평일능언 간즉침묵 평일불언 전즉신음 심즉강부직시…

●●● 전癲이란 일상과 다르다는 의미다. 보통 때는 말을 잘하지만 간질이 발작하면 침묵하고, 평상시에는 말을 하지 않다가도 전질이 발작하면 신음소리를 낸다. 심하면 넘어져서 눈을 곧추 뜨고 마음은 늘 즐겁지 못하며, 말은 조리가 없어 술에 취한 것 같기도 하고 바보 같기도 하다. 간질은 갑자기 정신을 잃고 넘어지면서 치아를 꽉 깨물고 소리를 지르며, 거품 같은 침을 토하고 인사불성이 되었다가도 조금 있으면 깨어난다.

癲狂 전광

狂者 凶狂也 輕則自高自是 好歌好舞 甚則棄衣走而踰垣上屋 又甚則披頭大呌…
광자 흉광야 경즉자고자시 호가호무 심즉기의주이유원상옥 우심즉피두대규…

●●● 광狂이란 흉측하게 미친 것으로, 증상이 가벼울 때는 자기만 잘나고 자기만 옳다고 여기며, 노래와 춤추기를 좋아한다. 증상이 심하면 옷을 벗고 내달리고 담장을 뛰어넘으며, 지붕에 올라가기도 한다. 더욱 심하면 머리를 풀어헤치고 고함을 지른다. 물불을 가리지 못하고 심지

어느 사람을 죽이려고 하는데 이것은 담화痰火가 막히고 지나치게 성해서 그렇다.

説

전간이란 현대의 간질epilepsy을 의미한다.《동의보감》에서는 태아가 엄마의 뱃속에 있을 때 어머니가 크게 놀라서 기가 위로 치밀어 올라 발생한 것이라는《황제내경》의 글을 인용하여 설명을 시작한다. 간, 심, 비, 폐, 신에 귀속시켜서 분류하기도 하지만 전반적으로는 담痰 또는 화火, 또는 허해서 발생한 것으로 진단해서 여러 가지 처방을 제시한다. 그 중에는 소단환燒丹丸과 같이 모두 광물로만 구성되어 진정을 도모한 것도 있으며, 추풍거담환追風祛痰丸과 같이 담음을 제거하는 목적으로 구성된 것도 있다. 여러 가지 처방이 소개된다는 것은 그 증상에 따른 원인 감별이 다양하다는 것을 의미하지만 반대로 보자면 실제 치료가 잘되지 않았다는 것을 의미하기도 한다.

광狂증 역시 담痰 또는 화火가 원인이다. 열 받은 양기가 제어되지 않으면 광증이 나타난다고 보고 열을 내리거나 담을 없애는 약을 처방했다. 그리고 [大下愈狂대하유광]에서는 임상례를 통해 이런 광증 환자에게 설사를 시켜 치료하는 방법을 설명한다. 당시 한의학에서는 광증 환자에게 크게 설사를 유도해서 기운을 빼 버린 것이다.

心

 '간질'이라는 말은 요즘 잘 사용하지 않는다. '뇌전증'이라는 병명을 쓰는 것이 일반적인데, 그 이유는 간질이라는 말이 갖고 있는 사회적 편견 때문이다. 최근에는 항경련제를 복용하거나 MRI를 통한 검사 후 기질적 이상이 발견되면 수술을 통해 치료하기도 한다. 하지만 아직 치료가 어려운 것은 마찬가지다. 특히 뇌전증의 특성상 소아에게 많이 발생하는 소아간질은 부모의 입장에서 너무 큰 고통이며 가족 전체의 분위기를 바꿔 버리는 아픔이 되기도 한다.

 한의학에서는 이런 뇌전증을 치료하기 위해 심신의 안정을 도모하기 위한 한약과 침을 처방한다. 뇌전증은 수면의 양과 상관이 있으므로 편안하고 오래 잘 수 있도록 유도하며 이것은 이른바 '수면제'와는 다른 개념의 처방이다. 그 외에 경추, 흉추의 틀어짐을 개선시킴으로써 치료에 도움을 주기도 하는데, 항경련제를 처방하는 정신의학과에서는 한약의 병행 치료를 반가워하지 않는다. 그 이유로 대표적인 것은 환자의 간 기능에 문제를 줄 수 있다는 주장이다. 하지만 이것은 사실을 확대, 왜곡하는 것이다. 모든 약은 간수치를 올릴 수 있다. 양약이든 한약이든 가능하다. 약뿐 아니라 음식물이나 술도 모두 간수치의 변화를 일으킨다. 그리고 환자의 간수치에 문제를 일으킬 정도의 한약을 무턱대고 처방하는 한의사는 없다. 한약에 의해서 유발되는 간질환은 양약에 의해 유발되는 간수치 악화보다 적으면 적었지 절대 많지 않다. 이제 한약을 둘러싼 그런 악의적이고 일차원적인 시비가 이 땅에서 사라지길 바란다.

왕년에 내가 말야 脫營失精證

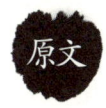

脫營失精證 탈영실정증 (탈영, 실정)

嘗貴後賤 名曰脫營 嘗富後貧 名曰失精…
상귀후천 명왈탈영 상부후빈 명왈실정…

●●● 이전에는 고귀했는데 나중에 비천하게 되어 병이 들었다면 이를 탈영脫營이라 하고, 이전에는 부유하다가 나중에는 가난하게 되어 병이 발생하였다면 이를 실정失精이라고 한다.

說

탈영과 실정으로 근심하면 혈이 줄어들고, 너무 슬프면 기가 감소하므로 안으로는 영혈榮血이 소모되고 밖으로는 위기衛氣가 손상된다. 여기서의 탈영은 군대에서의 탈영脫營과 한자가 동일하다. 부대 안에서 군인이 빠져 나가면 그 군대의 기강이 망가지듯이 심心에 영양을 주는 혈과 기가 빠져 나가 마음에 병이 든 것이다. 당연히 환자의 신체는 나날이 수척해지고 기가 허해지며 힘이 없어지고 잘 놀란다. 이 경우 교감단, 천왕보심단, 가감진심단, 승양순기탕, 청심보혈탕 등을 처방한다.

心
―

 예나 지금이나 '왕년에'가 문제다. 탈영이든, 실정이든 그 구분이 무슨 의미가 있을까? 재물이든 권력이든 하다못해 그것이 한때의 사랑이든, 그저 뭔가를 누리다가 그것이 없어졌을 때 허탈과 상심, 그것이 전부인데 말이다. 그다지 중요하지 않은 내용임에도 불구하고 본문의 내용을 다루는 이유는 이런 증상이 다름 아닌 현재 우리에게 충분한 공감을 얻을 수 있기 때문이다.

 우리나라는 아주 짧고 강렬한 성장기를 거쳤다. 서양식 과학의 분류방식을 적용시켜 보면 대한민국의 성장은 물질과 정신의 두 가지로 크게 나눌 수 있으며, 물질적인 성장은 외국인의 눈으로 보자면 경제개발 5개년 계획이란 개발도상국의 신화이고, 내국인의 눈으로 보자면 콩나물 기르기 식 대기업의 편중 성장에 따른 심각한 부의 양극화와 부조화다. 정신적인 성장이란 세계 최고의 교육열에서 비롯된 대졸 졸업자의 비율이 말해주는 고등교육 이상 평균 지식의 성장이며 민주화 운동을 통한 인간 가치의 재건 즉, 반이성적이고 불합리한 정치, 사회적 암흑에서 벗어난 인권의 확립을 의미한다.

 개인의 가치가 어찌되었든 먹고살게 해줬다는 고마움을 간직하고 있는 어르신들은 젊은이들에게 이렇게 말한다.

 "그때 그 시절이 없었으면 지금처럼 좋은 세상은 없다."

 애틋한 향수다. 그리고 지금의 중장년층은 이렇게 말한다.

 "그때 그 저항과 희생이 없었으면 지금의 발전과 인권은 없다."

 가슴 아프고 시린 역사다. 이렇듯 각각의 세대는 나름대로의 '왕년'을 마음 한구석에 품고 기억을 더듬고 재해석하며 살아간다. 그리고 지금 우리는 후에 '왕년에'로 시작하며 말을 꺼낼 현재를 살아가고 있다. 이제 그 미래에 우리는 어떤 '왕년'을 꺼낼 것인지 고민해야 한다. 현재 우리가 갖고 있는 물질과 정신을 되돌아봐야 하는 시기라는 의미다. 부디 머지않은 미래에 우리가 스스로를 돌아봤을 때 '탈영실정脫營失精'과 같은 정신과적인 진단에서 자유로울 수 있기를 바란다.

감정으로 감정을 치료하다
五志相勝爲治 神病不治證

五志相勝爲治 오지상승위치 (오지상승을 이용한 치료)
肝在志爲怒 怒傷肝 悲勝怒 心在志爲喜 喜傷心 恐勝喜……
간재지위노 노상간 비승노 심재지위희 희상심 공승희……

●●● 간肝은 지志에 있어서 성내는 것으로, 너무 성을 내면 간을 상한다. 슬픔으로 성내는 것을 억눌러야 한다. 심心은 지志에 있어서는 기쁨으로 너무 기뻐하면 심장을 상한다. 두려움으로 기뻐하는 것을 억눌러야 한다. 비脾는 지志에 있어서 생각하는 것으로 너무 생각하면 비장을 상하게 된다. 성내는 것으로 생각하는 것을 억누른다. 폐肺는 지志에 있어서 근심이 되므로 너무 근심하면 폐를 상한다. 기쁨으로 근심을 억누른다. 신腎은 지志에 있어서 두려움이 되며, 너무 두려워하면 신장을 상하게 된다. 생각하는 것으로 두려움을 억눌러야 한다.

神病不治證 신병불치증 (신병의 불치증)

內經曰 得神者昌 失神者亡 失神者 謂失精神而昏亂者也
내경왈 득신자창 실신자망 실신자 위실정신이혼란자야

••• 《황제내경》에서 말하길 신神이 있으면 살고, 신神이 없으면 죽는다. 신이 없다는 것은 정신을 잃어 혼란한 것을 말한다.

説

하나의 감정이 지나치면 해당 장부를 상한다고 앞에서 설명했다. 그리고 이번에는 그 장부가 손상되었을 때, 역으로 감정을 이용해서 그 장부를 치료할 수 있다는 내용을 설명한다. 본문을 이해하기 위해서는 먼저 오행의 상생과 상극을 알아야 하는데, 죄송하지만 별도로 다룬 P168의 '한의사 오철의 깨알톡 오행의 상생상극相生相剋'을 먼저 검토해주기 바란다.

五臟)肝心脾肺腎 : 五志)怒喜思悲(憂)恐 : 五行)木火土金水.
오장)간심비폐신 : 오지)노희사비(우)공 : 오행)목화토금수

분노함이 지나치면 간을 상하므로 금극목金克木의 상극원리를 이용해서 금金의 감정인 비悲 즉, 슬픈 감정을 갖게 하면 분노함이 억제되어 간이 상한 것을 치료할 수 있고, 지나치게 즐거워하면 마음을 상하게 되므로 수극화水克火의 상극원리를 이용해서 수水의 감정인 공恐 즉, 두려워하게끔 겁을 주면 즐거운 감정이 수그러들어 마음의 병을 치료할 수 있다는 이론이다. 아, 한의학, 어렵다.

心

　우울한 마음을 가장 잘 치유해줄 수 있는 방법이 뭘까?《동의보감》에서 제시하는 우울한 감정의 치료법은 바로 웃음이다. 확대해 보자면 우울한 사람들로 구성된 사회에 필요한 최고의 처방이 웃음이라는 말이다. 그리고 '웃음'을 생각하면 가장 먼저 떠오르는 것이 있다. 바로 '개그 콘서트'라는 KBS 2TV의 장수 프로그램이다. 1999년부터 지금까지 꾸준히 인기를 유지해온 만큼 '개그 콘서트'를 통해 많은 유행어가 탄생했다. "소는 누가 키워!", "느낌 아니까.", "요~물!", "궁금해요? 궁금하면 500원." 등 그 개그 대사들은 많은 사람들이 따라하면서 비로소 가벼운 농담과 분위기 전환용 멘트로 인기를 모았다. 이런 유행어를 만들어낸 개그 프로그램은 몇 년 전부터 다양한 틀의 변화를 가져왔다. 연극과 같은 무대 개그가 아닌 예능이라는 하나의 장르를 확고하게 만들어준 것이다. '무한도전', '1박2일', '런닝맨' 등 변형된 방식의 '웃음' 방송들이 그것이다. 그 프로그램들을 보면서 우리들은 점점 그 안의 캐릭터에 몰입하고 그 상황의 웃음거리를 통해 다행감을 느낀다. 쉽게 말해 행복해하는 것이다. 이 시대에 이처럼 많은 예능 프로그램이 사랑받는 이유를 어디에서 찾아야 할까? 단순히 그런 방송들이 제작되는 방송국의 기획력일까? 아니면 시청자들이 원하기 때문일까? 다시 처음으로 돌아가면 이렇다.《동의보감》에서 제시하는 우울한 감정의 치료법은 바로 웃음이다. 항상 말하지만 개그맨은 세상에서 가장 위대한 의사다.

[한의사 오철의 깨알톡]
오행의 상생상극相生相克

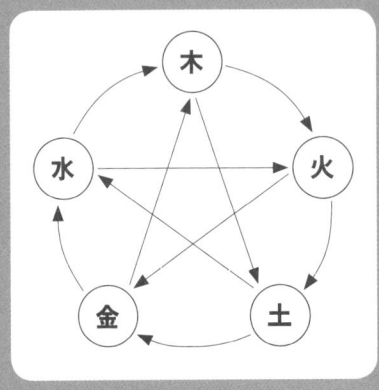

오행五行 즉, 목화토금수木火土金水는 서로를 생生하는 방향으로 돌고 돈다. 생한다는 것은 엄마가 자식을 낳는 것과 같으며, 부모가 자식을 자라게 도와준다는 의미까지 포함한다. 목화토금수를 풀어보자면 나무, 불, 흙, 쇠, 물인데, 순서대로 말을 맞추자면 나무에서는 불이 나고木生火, 불이 난 후에 남은 재는 흙이 된다火生土. 흙에서는 쇠를 캘 수 있고土生金, 쇠에는 이슬이 맺혀 물이 생긴다金生水. 그리고 다시 물은 나무를 자라게 한다水生木.

음양陰陽 즉, 상대적으로 작용하는 상반된 기운의 견제와 조화로 세상 만물이 생기고 사라진다는 자연 이치에 오행이 붙어 음양오행이라고 한다. 워낙 오래된 중국의 과학적 풀이 도구인데, 음양오행설은 중국 전국시대의 사상가 추연鄒衍이 그간의 내용을 정리하고 그 주장을 강하게 펼치면서 기초 과학으로 자리 잡았다고 한다. 그렇게 오랜 세월을 통해 기초 과학으로, 학문으로 자리를 잡아온 철학적 인과관계이므로 상징으로서의 의미 역시 복잡하고 다양하다. 혹자는 그 이상의 뜻을 찾으려는 것 자체가 의미 없는 노력이라고 하는데, 그도 그럴 것이 오행이 워낙 직관적인 철학과도 맞물려 돌아가는 이치이기 때문이다. 어쨌든 더 자세히 설명하면 서로 머리 아파질 수 있으므로 그냥 그러려니 하고, 다시 한 번 닥치고 암기를 한 후에 이번에는 오행의 상극相克을 알아보자.

목극토木克土, 토극수土克水, 수극화水克火, 화극금火克金, 금극목金克木을 풀어서 설명하자면 이렇다. 나무의 뿌리가 흙을 뚫고 들어가므로 나무는 흙을 이긴다. 물이 넘칠 때 흙을 쌓아 막을 수 있으므로 흙은 물을 이긴다. 물은 불을 끄고 불은 쇠를 녹인다. 그리고 다시 쇠(도끼, 못)는 나무를 이긴다. 이렇게 오행의 상극이라는 원칙적 순환관계는 상대방을 이기는, 혹은 잡아먹는 순환고리라고 이해할 수 있으며 이를 순서대로 즉, 서로 극하는 방향으로 나열해보자면 목토수화금의 순환고리가 그려진다.

이제 예를 들어 오행의 원칙을 일차원적으로 해석하여 치료법을 제시해보자면 다음과 같은 구상이 가능하다. 간木에 병이 들었다. 그런데 그 병은 간이 허약해서 발생한 것이다. 그 경우 간을 보해주면 나을 것 같은데 직접적으로 간을 보하는 방법도 있지만 간을 생生하는 엄마 역할인 수水를 보해주면 결과적으로 간을 보할 수 있게 된다. 당구로 치자면 바로 치지 않고 비교적 정직한 원 쿠션을 친 것이다.

또 다른 예를 들어보자. 이번에도 역시 간에 병이 들었다. 그런데 이번에는 그 병이 간이 너무 실해서 발생한 것이다. 그 경우 간의 기운을 빼주면 병이 나을 것 같은데 직접적으로 간을 사瀉하는 방법도 있지만, 살짝 돌려서 간을 극하는 폐金를 보하면 폐가 왕성해져서 간을 이겨 결과적으로 간을 사할 수 있다. 역시 당구에 비유하자면 뒤통수를 이용한 원 쿠션!

이와 같이 한의학적 치료 도구로 사용되는 것 말고도 오행의 상생상극 이론은 역술가들이 사주를 볼 때 태어난 년, 월, 일, 시를 음양오행으로 나누고 그에 따른 풀이를 하는 것에 응용된다. 예를 들어 "당신 사주에는 물이 많아. 흐르고 흐르네. 자유로운 영혼이야."라고 어떤 역술가가 말해준다면 내 사주 즉, 내가 태어난 년, 월, 일, 시에 오행 중에서 수水가 많다는 것을 의미한다.

신병 치료 한약
神病用藥訣 神病通治藥餌 單方 鍼灸法

神病用藥訣 신병용약결 (신병에서 약을 쓰는 비결)

人之所主者心 心之所養者血 心血一虛 神氣不守 此驚悸之所肇端也…

인지소주자심 심지소양자혈 심혈일허 신기불수 차경계지소조단야…

••• 사람의 주인은 심장이고 심장을 기르는 것은 혈血이다. 심장과 혈 중 어느 하나라도 허하면 신기神氣가 자리를 지키지 못한다. 이것이 경계(놀람과 두려움)가 생기는 원인이다. … 놀랐을(驚) 때에는 담痰을 삭이고 놀란 것을 안정시키는 약을 주고, 두근거릴(悸) 때에는 수水를 몰아내고 담음痰飮을 없애는 약을 처방한다.

單方 단방
朱砂 주사

養精神 安魂魄 久服通神明 又云 心熱心虛非此不除 細末水飛 取一錢 蜜水調下〈本草〉

양정신 안혼백 구복통신명 우운 심열심허비차부제 세말수비 취일돈 밀수조하〈본초〉

••• 정精과 신神을 기르고 혼백을 편안하게 한다. 오래 먹으면 신명이 통한다. 또한 심장에 열이 있는 것과 심장이 허약한 것은 주사가 아

니면 없앨 수 없다고 하였다. 주사를 곱게 갈아 수비(물에 넣고 저어서 잡질을 걸러내는 처치)한 다음 한 돈 씩 꿀물에 타서 먹는다〈본초〉.

説

신神에 병이 들었을 때 약을 짓는 원칙과 수많은 처방들이 소개된다. 놀라서 두려워하면 담을 삭이고 안정시키는 약을 처방하고, 가슴이 두근거리고 안정되지 않으면 물을 말리는 약을 처방한다. 건망증에는 혈을 기르고 신神을 안정시켜서 치료하며 광증은 설사를 시키고 간癎증은 토하게 한다. 전癲증은 혈을 기르고 담화를 내린다. 다섯 가지 감정이 과도하면 모두 화火가 될 수 있으므로 심화心火를 꺼내리는 약을 쓴다. 그리고 수많은 처방들이 소개된다.

그리고 신神의 병을 치료하는 하나하나의 약재가 소개되는 조문에서는 비교적 우리에게 익숙한 약재 즉, 인삼이나 원지, 석창포, 사향이나 우황, 자하거(태반) 등이 보인다. 우황은 혼백을 안정시키고 놀라서 가슴이 뛰는 증상과 미쳐 날뛰는 증상, 건망증을 치료하는 효능이 있고 자하거(태반)는 심신이 허약해서 놀라고 두려워하거나 횡설수설하는 것을 치료한다. 그 중에서 수은을 소개한 것은 눈여겨 볼 만하다. 연금술 즉, 금단내련법이 양생술의 하나로 인정되던 도가적 과학이《동의보감》에 얼마나 깊게 들어와 있는지 엿볼 수 있는 근거이기 때문이다. 지금은 당연히 수은을 쓰지 않는다.

心
一

정신과 질환이라고 하면 우리는 뇌질환을 가장 먼저 떠올린다. 서양 의학이 끊임없이 발전해준 결과다. 반면 《동의보감》에서는 신神과 관련된 질환을 심장에 결부시키고 몸 전체로 확산해서 설명하려고 애쓴다. 심주설心主說, 뇌주설腦主說 등으로 정신 활동의 주체가 무엇인지 끊임없이 갑론을박이 시작될 수 있었던 당시의 모습이다. 구태여 설명할 필요가 있을까 싶지만 당시까지 한의학은 신神을 설명함에 있어 심장에 더 큰 의미를 부여했다. 다만 《동의보감》은 도가적 색체가 아주 강한 의학 서적으로, 뇌腦에 대한 설명을 덧붙인다. 물론 지금 이 책에서 다루고 있는 〈내경편〉 [신문]에서는 거의 찾아보기 힘들지만 내경편 다음에 이어지는 〈외형편〉의 첫 번째 글인 [두문頭門] 즉, 머리에 대한 설명을 하는 조문에서는 그 도가적 내용을 다시 끄집어낸다. 머리에는 원신元神이 있다면서 말이다. 그런데 그것이 무슨 상관이람? 지금은 정신분석학에서 이미 사람의 몸과 정신을 아예 별도로 구분해놓고 분석하는 시대가 아닌가.

의학 중에서 가장 어려운 학문 가운데 하나가 바로 정신분석학인 것 같다. 이유는? 눈에 보이지 않는 사유의 흐름을 눈에 보이는 글로 정리해서 인과관계를 맞추고 풀어내야 하기 때문이다. 실제 아무리 뛰어난 의사라도 마누라의 마음은 잘 모르지 않는가!?

'정신분석psychoanalysis'이란 오스트리아의 의사 지그문트 프로이트 Sigmund Freud(1856~1939)에 의해서 유명해진 학문이다. 이는 유대인이라는 이유와 성도착, 여성 비하 등 종합 안티들의 악성 댓글과 나치의 탄압에 의해 무던히도 고생한 한 사람의 열정이 만들어낸 위대한 업적이다. 그리고 그의 이론 중 '무의식unconscious'이라는 개념은

《동의보감》에서 말하는 혼魂과 백魄에 가깝고 '의식consciousness'이라는 개념은 의意와 지志에 가깝다. 물론 동일하지는 않지만 말이다.

프로이트에 의하면 인간은 의식과 무의식의 지속적인 충돌을 이겨내고 조화를 유지하며 살아가는 존재다. 그리고《동의보감》에 의하면 오장에 귀속되는 신神 즉, 혼신의백지魂神意魄志는 오장에 각기 배속되어 한 사람의 정신을 유지하기 위한 상호 기능을 주고받는다. 이렇게 말만 다를 뿐 동서양의 정신분석은 큰 틀을 같이 한다고 말하면 지나친 우격다짐일까?

202개 원문에서 배우는
우리가 잊었던 건강 습관

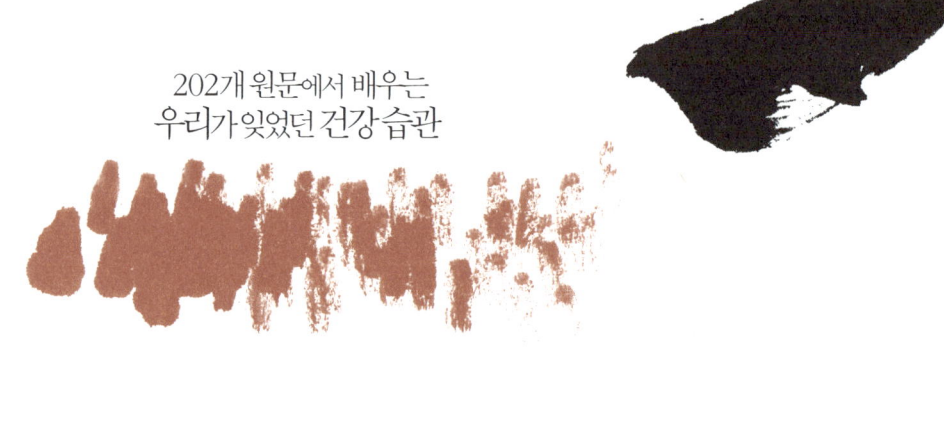

《동의보감》

〈내경편〉 2권

5 혈血

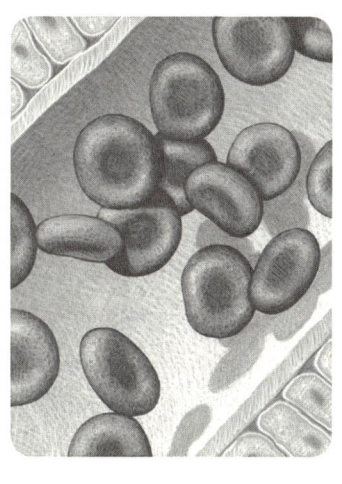

혈관 안에서 계속해서 순환하는 액체(혈장)로, 적혈구, 백혈구, 혈소판, 산소, 영양소, 노폐물, 호르몬 등의 건더기들이 둥둥 떠다니는 것이 우리가 알고 있는 피blood 즉, 혈에 대한 생리학적 기초 지식이다. 맞다. 성인 기준으로 체중의 약 8%를 차지하는 혈血은 우리가 잘 알고 있는 '피'다. 그리고 《동의보감》에서는 그 피의 움직임을 살피고 각종 출혈에 관련된 증상들을 설명한다. 앞서 살펴본 정精, 기氣, 신神과 같이 눈에 뚜렷하게 보이지 않는 것을 공부하는 것보다는 이해가 쉽다. 다행이다(ㅆ).

먹는 것이 피가 되고 살이 되는 거야
陰血生於水穀 血爲榮 血爲氣配 脈法

陰血生於水穀 음혈생어수곡 (음혈은 음식물로부터 생긴다)

中焦受氣 變化而赤 是謂血 又曰 榮出於中焦 又曰 穀入於胃 脈道乃行 水入於經 其血乃成

중초수기 변화이적 시위혈 우왈 영출어중초 우왈 곡입어위 맥도내행 수입어경 기혈내성

●●● 중초(상복부 소화기)에서 기를 받아 붉게 변한 것을 일컬어 혈이라고 한다. 영화로운 혈은 중초에서 나온다. 음식이 위장에 들어가야 맥이 트이고 물이 경맥에 들어가야 혈이 생긴다.

血爲榮 혈위영 (혈은 영기가 된다)

血爲榮 榮於內 目得血而能視 足得血而能步 掌得血而能握 指得血而能攝

혈위영 영어내 목득혈이능시 족득혈이능보 장득혈이능악 지득혈이능섭

●●● 혈은 몸속을 영화롭게 하는 영榮으로, 눈은 혈을 얻어야 볼 수 있고 발은 혈을 받아야 걸을 수 있다. 손바닥은 혈을 받아야 쥘 수 있고 손가락은 혈을 얻어야 집을 수 있다.

血爲氣配 혈위기배 (혈은 기와 짝을 이룬다)

…氣行則血行 氣止則血止 氣溫則血滑 氣寒則血澁 氣有一息之不運 則血有一息之不行…

…기행즉혈행 기지즉혈지 기온즉혈활 기한즉혈삽 기유일식지불운 즉혈유일식지불행…

● ● ● 기가 돌면 혈도 돌고 기가 멈추면 혈도 멈춘다. 기가 따뜻하면 혈은 매끄럽게 돌고 기가 차가워지면 혈은 껄끄럽게 돈다. 기가 잠시라도 돌지 않으면 혈도 그 순간 돌지 못한다.

說

혈액은 크게 혈장과 혈구로 구분된다. 그리고 성인의 혈구(적혈구, 백혈구 등)는 골수에 있는 조혈모세포로부터 만들어지므로 골수에 직, 간접적인 병이 발생하면 생명에 심각한 위험을 초래한다. 혈액의 세포 즉, 적혈구, 백혈구, 혈소판을 만들어내지 못하니 사람이 살 수가 없는 것이다.

《동의보감》에도 이런 멋있고 뭔가 똑똑해 보이는 내용이 있으면 좋겠지만 역시 예상했던 대로다.《동의보감》에서는 음식물을 통해 들어온 영양 물질이 혈이 되고 그 혈은 영혈榮血 즉, 영양을 주는 혈이 되어 내 몸의 여기저기에 영양을 공급한다고 설명한다. 적혈구의 색깔이 붉어서 피가 붉은 색이라는 내용 같은 것은 없고 그냥 물과 곡식의 기운을 받아서 그 즙이 붉게 변화한 것이 혈이라고 한다. 그나마 재미있는 것은 영혈의 움직임 즉, 혈류 순환이다. 그 작용은 혈 스스로 하는 것이 아니라 기의 작용이라고 본다. 혈 혼자서는 돌아다닐 수 없다. 기가 돌아야 혈이 돈다는 것이 본 조문의 핵심이다.

心

"선생님, 저는 혈액 순환이 잘되지 않는 것 같아요."라는 말을 자주 듣는다. 대부분 팔이나 다리가 저린 증상이 있는 어르신 또는 손발이 차가운 젊은 여성 환자들이 주로 쓰는 표현이다. 실제로 이분들은 혈액 순환이 정말 잘되지 않아서 그런 느낌을 호소하는 것일까? 우리가 어릴 적 놀던 장난 한 가지를 되돌려 보자.

잠시 손목을 움켜잡고 손바닥에 피가 통하지 않게 한 다음 잡은 손목을 놓았을 때 일시적으로 맴맴 하면서 손에 저린 증상이 나타난다. 당연히 피가 통하지 않아서 찌릿함을 느끼는 것이다. 사랑하는 여자 친구에게 팔베개를 해준 후 팔이 저려 고생했던 그때를 기억하면 이해가 쉽다. 하지만《동의보감》의 설명을 참고하자면 이것은 기의 움직임이 멎었다가 다시 돌아온 것이다. 그래서 한약을 처방할 때 혈을 보하는 약재에 우선해서 기를 돌리는 약을 넣게 된다.

앞서 정精, 기氣, 신神에 나온 내용 중 음식물의 가장 좋은 것, 깨끗한 영양 성분이 정, 기, 신을 이룬다는 설명이 있었다. 퍼뜩 드는 생각으로 '차라리 혈에 대한 설명을 할 때 그 내용이 들어가는 것이 더 어울리지 않을까?'라는 반문을 해보지만 알고 보면 혈은 그렇지 않다. 혈은 내 몸 구석구석의 조직에 영양을 공급하기도 하지만 반대로 그 조직에서 죽은 노폐물을 운반하는 역할도 하기 때문이다. 좋고 깨끗하기만 하다고 말할 순 없다. 또한 혈은 먹는 음식물에 따라서 그 조성이 변하기도 한다. 그 대표적인 예가 바로 고지혈증이다.

고지혈증hyperlipidemia은 특별한 증상을 야기하지 않기 때문에 일반적인 경우 자각 증상에 의해서 알게 되기보다는 건강검진을 통해 밝혀진다. 하지만 아주 특별한 상황을 제외하면 고지혈증은 정말 '고지혈증을 앓을 만해 보이는 사람'에게서 나타난다. 그럴 만한 음식을 좋아하는 사람 또는 과체중 즉, 비만인 경우가 대부분이란 말이다. 당장 할 수 있는 생활 속 치료 방법은 바로 체지방 줄이기와 단당류 섭취 줄이기다. '이제부터 계란 노른자는 먹지 말아야지.'라는 굳은 결심을 갖고 '에그 타르트Egg Tart'를 먹는 황당한 상황은 피해야 한다. 이것은 '삼겹살을 먹지 말아야지.'라는 결심을 갖고 돈가스에 쌀밥을 먹는 것과 같다.

"먹는 것이 나를 구성한다."라고 했다. 내 몸이 태어났을 당시 나를 구성하던 조직은 이미 오래전에 없어지고 그 자리는 내가 먹은 음식으로 대체되었다는 의미다. 술을 지나치게 먹으면 내가 술이 되는 것이고, 빵을 지나치게 먹으면 내가 빵이 된다. 마치 '장자의 호접몽胡蝶夢'[22)]과 같다. 현실에서 내가 술을 마시는 건지, 꿈속에서 술이 나를 마시는 건지 헷갈리게 된다는 말이다. 그대는 빵을 좋아하는 호빵맨인가? 아니면 꽃등심을 좋아하는 우마왕인가? 아니면 삼겹살을 좋아하는 저팔계인가? 지금 그대의 피는 무엇으로 만들어졌을까?

열심히 일하고 피 터지게 일하고
熱能傷血 七情動血 內傷失血 失血諸證

熱能傷血열능상혈 (열은 능히 혈을 상한다)

丹溪曰 諸見血 皆熱證 所謂知其要者 一言而終是也
단계왈 제견혈 개열증 소위지기요자 일언이종시야

●●● 의사 주단계가 말하길 모든 출혈은 다 열증이다. 그 요점을 알면 한 마디로 끝난다.

七情動血칠정동혈 (칠정은 혈을 동하게 한다)

內傷七情者 暴喜動心 不能生血 暴怒傷肝 不能藏血 積憂傷肺…
내상칠정자 폭희동심 불능생혈 폭노상간 불능장혈 적우상폐…

●●● 칠정으로 몸이 상한다는 것은 지나치게 기뻐하면 심장을 요동시켜 혈을 만들지 못하고, 지나치게 성을 내어 간을 상하면 혈을 저장하지 못한다. 근심이 쌓이면 폐를 상하고 생각이 과도하면 비장을 상하며 뜻을 잃으면 신장을 상한다는 의미로, 이는 모두 감정이 혈을 동요시킨 것이다.

內傷失血내상실혈 (내상으로 인한 출혈)

血出上七竅爲血溢 大小便便血爲血泄〈內經〉
혈출상칠규위혈일 대소변변혈위혈설〈내경〉

●●● 혈이 상부에 있는 일곱 구멍 즉, 눈, 코, 입, 귀로 나오면 혈일血溢

이라고 하고, 대소변으로 나오면 혈설血泄이라고 한다〈내경〉.

説

한의학에서 혈을 생성하고 주재하는 곳은 심장이다. 그리고 혈을 저장하는 곳은 간이다. 물론 혈액의 구성 성분은 심장에서 생기지 않고 골수에서 생긴다. 하지만 혈액의 움직임은 심장의 펌프질에 의해서 가능하다. 그리고 움직이지 않는 혈액은 혈액으로서의 의미를 갖지 못한다. 순환하지 않는 것은 혈액으로서 쓸모가 없다는 말이다. 한의학에서는 이렇게 심장의 펌프질이 혈의 운동성을 부여한다는 가치에 중점을 두고 있는 것이라 추론할 수 있다. 그리고 그 혈액이 저장되는 곳을 간으로 보고 대부분의 혈병血病을 다룰 때 오장육부 중, 심장, 간 두 장기에 연관 짓기를 좋아한다.

모든 출혈은 열熱 즉, 뜨거운 것이 원인이며 감정 변화에 의해 발생하는 기氣의 치우침은 혈의 안정을 방해하여 각종 출혈과 이상 증상을 유발한다. 혈은 스스로 돌아다닐 수 없고 기의 움직임을 따르기 때문에 기의 변화가 혈을 동요시킨다는 의미다. 다음에 이어지는 [失血諸證실혈제증]에서는 각종 출혈의 이치와 그 증상, 이름을 나열하는 설명이 이어지지만 솔직히 재미는 없다. 혈이 위에서 제멋대로 돌아다니면 코피가 나거나 토혈을 하고, 겉에서 줄어들면 허로虛勞(소모성 질환, 폐결핵)가 되고 방광에 쌓이면 소변 출혈이 된다는 것이다. 장 사이로 스며들면 치질이나 항문 출혈을 일으키며 코피는 뉵혈이고 입에서 나오는 출혈은 토혈이라는 것이다. 각혈은 신장에서 나온 것이고 잇몸에서 피가 나면 치뉵이라는 등, 에잇! 따분하다.

心
―

 2012년 1월 2일, 한의원에서 진료를 하는 중에 갑자기 코피가 났다. 대수롭지 않게 생각하고 솜으로 틀어막았지만 금방 솜을 흠뻑 적신 코피는 바닥으로 뚝뚝 떨어지기 시작했다. 환자를 보지 못할 정도의 심한 출혈이라서 급하게 근처 이비인후과를 찾아갔다. 담당 원장님은 진찰 후 "너무 안쪽이라서 가볍게 지혈할 수 있는 상황이 아니예요. 오원장, 오늘 진료하지 못할 것 같은데요. 되도록 빨리 큰 병원으로 가서 수술하시죠."라고 말했다. 나는 당황스러웠다. 수술은 둘째 치고 '오늘 예약한 환자들은 어떻게 하지?'라는 갑갑함에 조바심이 났고 일단 급하게 지혈을 부탁한 후 한의원으로 돌아왔다. 그런데 몇 분 지나지 않아 다시 원장실 바닥에 코피가 뚝뚝 떨어졌고 어쩔 수 없이 환자 예약 스케줄을 변경하도록 데스크에 지시한 후 대학 병원 응급실을 찾아갔다. 이비인후과로 올려 보내졌고 다시 진찰이 이뤄진 후 과장님께서 하는 말씀은 이랬다.
 "빨리 수술하죠. 그런데 혈압이 좋지 않네요."
 "네? 제가요? 고혈압이요?"
 처음으로 경험해본 고혈압 진단이었다. 두려웠다. 수술 전 검사에서 보니 수축기의 혈압 수치가 160을 계속 넘고 있었다. 물론 종일 지속된 출혈로 인한 반응이었을 수도 있지만 그 전부터 뒷목과 얼굴에 은근하고 불쾌한 긴장감을 느껴왔던 나는 '아, 이것이 고혈압이구나.'라는 생각에서 벗어날 수 없었다. 말 그대로 내 건강에 대한 두려움을 처음으로 느껴본 39세가 되던 해 1월 2일의 사건이었다. 물론 수술은 잘 끝났지만 그 이후에도 고혈압은 계속 진행됐고 난 나를 돌이켜봐야 했다. 2012년 1월은 2011년 여름에 시작한 화접몽

컴퍼니의 대표이사를 맡고 가장 큰 스트레스를 받았던 때다. 전국적인 네트워크 한의원의 대표가 되고, 모든 일을 바르게 검토하고 희망을 제시하며 사업의 전후를 판단해야 한다는 압박감이 심했다. 회사의 모든 구성원이 자기 자리에서 열심히 일을 하고 있었음에도 불구하고 난 더 쉬지 않고 일을 해야 한다는 '강박'을 당연하게 받아들였다. 지금 돌이켜보면 내가 왜 그랬나 싶다. 내가 그리 맘고생을 하지 않아도 어차피 잘 돌아가는 구조였는데 말이다. 환자만 볼 줄 알았지 사업이란 건 처음해보는 사업 초짜의 능숙하지 못한 조바심이었다. 그리고 그런 스트레스는 나에게 '고혈압'이라는 선물을 줬고 내 몸은 건강에 주의를 주기 위해 '코피'라는 경고 신호를 보낸 것이다.

"열심히 일한다."는 말에서 '열심히'라는 말은 글자 그대로 풀자면 "심장에서 열이 난다."는 것으로 다소 무서운 표현이라 볼 수 있다. 본문에서 이미 나왔듯 우리 몸의 혈은 열을 만나면 제멋대로 미쳐 날뛰기 마련으로, 혹여 잘못하면 뇌출혈이 생길 수도 있고 눈의 실핏줄이 터져 안구 출혈이 될 수도 있다. 또 생리와 상관없는 부정 출혈이 생길 수도 있다. 몸이든 정신이든 열을 받게 되면 이렇게 혈이 증후를 보내는 것이다. 화를 낼 때 얼굴이 붉어지는 것도 열 받았다는 신호를 보내주는 것이고, 스트레스가 심할 때 하혈을 하는 것도 혈이 보내는 신호이며, 내가 경험한 코피 역시 고혈압에 대해 주의하라는 신호다. 이렇게 '열심히' 사는 상황은 개인의 건강으로 보자면 바람직하지 못한 상황이라 할 수 있다.

지금의 나는 정상적인 혈압을 유지하고 있다. 그 사건 이후 모든 짠 음식을 멀리했고, 조금이라도 몸이 이상하다 싶으면 살짝 뛰거나 오래 걸었다. 잠을 최대한 많이 자려고 노력했으며 혈압약은 먹지 않았다. 그리고 회사의 대표원장직을 친구 이종원 원장에게 넘겼다. 그 친구는 대표원장직을 수행하는 2013년 한 해 동안 눈가에 기미와 다크써클이 커져서 잘생기고 삐쩍 마른 판다가 되었다.

"진심 미안하다. 종원아. 너도 이제 좀 덜 열심히 살면 좋겠다. 열이 혈을 상한다고 하지 않냐?"

물론 지금도 나는 혈압이 오르는 느낌이 드는 것이 가장 두렵다. 조심조심 살아야지.

시꺼먼 피?

辨血色新舊 蓄血證 血病吉凶 亡血脫血證

辨血色新舊변혈색신구 (혈의 색으로 오래된 것인지 아닌지 구별한다)

新血鮮紅 舊血瘀黑 又曰 風證色靑 寒證色黯 暑證色紅 濕證色如烟煤屋漏水〈入門〉

신혈선홍 구혈어흑 우왈 풍증색청 한증색암 서증색홍 습증색여연매옥루수〈입문〉

• • • 새로 생긴 피는 선홍색이고, 오래된 피는 엉기면서 검다. 또한 풍증風證에는 청색, 한증寒證에는 어두운색, 서증暑證에는 홍색, 습증濕證에는 그을음이나 썩은 이엉에서 새는 빗물의 색을 띤다〈입문〉.

亡血脫血證 망혈탈혈증 (망혈증, 탈혈증)

鼻頭色白者 亡血也 又曰 衝脉爲血之海 血海不足則身少血色 面無精光…

비두색백자 망혈야 우왈 충맥위혈지해 혈해부족즉신소혈색 면무정광…

●●● 코끝이 흰색을 띠면 망혈亡血증(혈이 생리 기능을 잃은 것)이다. 또한 충맥衝脉은 혈血의 바다海인데 혈해血海가 부족하면 몸에 핏기가 적고 얼굴에 광채가 없어진다. 또한 혈탈血脫(극심한 빈혈)이 되면 피부가 창백해지고 윤기가 없어지며 맥은 텅 빈 것 같다.

説

피의 색으로 병증을 판단하는 진단법인 [辨血色新舊변혈색신구]에 대한 내용이다. 선홍색 피는 갓 생긴 맑은 피고 몸에 습기가 많으면 피의 색이 그을음과 같이 어둡고 탁하다. 대변의 색이 검은색이면 몹시 위중하다는 내용도 있는데 이것은 항문과 먼 곳 즉, 위장과 가까운 곳의 소화기 출혈이기 때문이라는 설명이다. 그 후에는 [蓄血證축혈증]이라는 조금 독특한 개념이 이어진다. 축혈은 말 그대로 피가 쌓인 상황으로, 어혈이 축적된 것으로서 앞서 설명한 내용처럼 혈은 끊임없이 움직여야 정상인데 그러지 못해서 병이 발생한 것이다.

이후 혈병에서 치료가 힘든 증상들이 설명되고 망혈, 탈혈 즉, 대량 출혈이나 극심한 빈혈에 대한 증상과 처방이 소개된다. 여기서 재미난 점은 코끝에 핏기가 없으면 좋지 않다는 조문이다.《동의보감》〈잡병편〉[심병문]에서도 코가 창백해지면 죽을 증상이라는 설명이 있다. 코는 이른바 명당이라는 자리로, 인체의 건강을 드러내는 기본 위치이기 때문에 혈기가 없어지면 예후가 좋지 않다는 말이다. 뜬금없이 마이클 잭슨이 그립다.

心

허리가 쑤시고 아프니 부항으로 시원하게 피 좀 뽑으면 좋겠다고 한의원에 오시는 어르신들이 적지 않다. 그 어르신을 진찰한 후 어혈의 증상이 보이면 당연히 습부항 치료(사혈침으로 피부를 찌른 후 부항을 통해 피를 뽑아내는 치료)를 한다. 그리고 치료 과정 중 그 부항컵 안에 피가 검게 차면 어르신들은 금방 허리가 가벼워졌다고 흡족해한다. 당신을 괴롭히던 이른바 '나쁜 피'가 몸 밖으로 뽑혀 나왔으니 치료가 잘되었다고 믿는 것으로, 한의원에서 심심치 않게 볼 수 있는 풍경이다. 그런데 이 '검은 피'의 정체는 무엇일까? 정말 내 몸 안에 있던 나쁜 피가 나온 것일까?

우리 혈액이 붉은 색을 띠게 만드는 색소 즉, 혈색소(blood pigment)는 적혈구 안에 있는 헤모글로빈(hemoglobin)이다. 그리고 헤모글로빈은 철을 포함하는 색소체인 헴과 글로빈이라는 단백질의 결합물이다. 만약 상처가 나서 피가 흐른다면 당연히 그 피 속의 적혈구가 공기 중에 노출되기 마련이고 그 적혈구 안에 있는 헤모글로빈은 워낙 산소와의 결합력이 강하기 때문에 헴 즉, 철(색소)은 바로 산화되어 버린다. 이것이 바로 선홍색의 피가 공기 중에서 금방 검붉은 색으로 변하게 되는 이유다. 물론 급체했을 때 손가락을 따면 검붉은 피가 바로 나오는 것으로 봐서는 이런 나의 지식이 통하지 않는 상황이 있을 수도 있지만(혹시 급체했을 경우에는 혈중 산소농도가 높아지는 걸까?) 한의원에서 부항 치료를 할 때 보이는 검붉은 색깔의 피는 대부분 공기에 노출된 후 검게 변한 것이라고 볼 수 있다. 그럼에도 불구하고 "어르신, 검은 피가 나온 것이 아니라, 피가 공기 중에 산화되어 검게 변한 것이에요."라고 곧이곧대로 교정하지 않는 이유는 잠시나마 그 어르신의 만족감을 훼손하고 싶지 않기 때문이다. 동네 할머니들께 똑똑하다고 자랑하면 기분 좋으냐?

고마운 쌍코피 衄血 止衄法

衄血 뉵혈 (코피)

鼻通於腦 血上溢於腦 所以從鼻而出 兼以陽明熱鬱 則口鼻俱出也⋯
비통어뇌 혈상일어뇌 소이종비이출 겸이양명열울 즉구비구출야⋯

••• 코는 뇌에 통해 있어서 혈이 위로 올라가 뇌로 넘치면 코에서 피가 나오고, 더불어 양명경[23]에 열이 몰리면 입과 코 모두에서 피가 나온다. 또한 코피는 폐에서 나오는 것이라고 하였는데⋯.

止衄法 지뉵법 (코피를 멎게 하는 방법)

治鼻衄久不止 諸藥無效 神效 以大白紙一張或二張 作十數摺 冷水浸

濕置頂中…

치비뉵구부지 제약무효 신효 이대백지일장혹이장 작십수접 냉수첨 습 치정중…

●●● 코피가 오랫동안 그치지 않고 모든 약이 효과가 없을 때 이 방법이 매우 효과가 좋다. 크고 흰 종이 한두 장을 여러 번 접어서 찬물에 적신 후 이마에 얹어놓고 뜨거운 다리미로 다린다. 종이 한두 겹이 마를 때까지 뜨거운 인두로 다리면 피가 곧 그친다.

說
―

한의학에서는 코피를 뉵혈이라고 한다. 한자를 풀어보자면 피혈 血자에 소축 丑자를 붙인 것이지만 소가 피를 흘리는 것을 보지 못했기 때문에 그 글자가 만들어진 이유나 의미는 알 수 없다. 아무튼 코피는 코 안의 점막에 있는 혈관이 터져서 피가 흘러나오는 증상이다. 사람의 콧구멍 안쪽에는 키셀바흐총 Kiesselbach's plexus이라는 아주 얇은 혈관들이 몰려 있는 부위가 있으며, 그 부위를 덮고 있는 점막은 아주 예민해서 너무 건조한 기후나 약간의 자극에도 쉽게 터져버린다. 건조한 겨울철, 어린아이가 코를 파다가 피가 나는 경우가 딱 그 부위의 출혈이라고 볼 수 있다. 이 부위는 비교적 콧구멍과 가깝기 때문에 출혈 시 솜이나 휴지로 압박하는 것만으로도 대부분 별문제없이 지혈된다. 하지만 코의 깊숙한 안쪽에는 제법 굵은 혈관이 있고 이 혈관은 갑작스런 혈압의 상승이나 물리적 충격에 의해 터진다. 예를 들어 고혈압이나 약물 또는 사고에 의해 출혈이 발생하므로 단순한 압박에 의한 지혈이 쉽지 않다.

《동의보감》에서 말하는 뉵혈 즉, 코피는 이런 가벼운 출혈과 위중한 출혈 모두를 의미하는 것이며, 지혈 방법은 출혈 부위의 일차적 압박 지혈법뿐만 아니라 머리 쪽으로 열이 오르는 것을 막는, 보다 근본적인 치료법인 한약 처방까지 다양하게 제시한다. 머리 쪽으로 올라가는 열을 내리는 응급처치 중 하나인 뒷목 부위를 차갑게 하는 방법 역시 다룬다[止衄法 지뉵법].

心

코피는 비교적 가벼운 출혈 질환이다. 살아가면서 누구나 한번쯤은 겪게 되는 것으로, 코를 파거나 코를 풀다가 코피를 보기도 한다. 어릴 때 주먹다짐으로 싸움을 하다가 코를 맞아 피가 나기도 하며 피로한 상황에서 밤을 새워 일을 하다가 코피를 보기도 한다. 그리고 대부분의 코피는 조금 있으면 자연스럽게 스스로 지혈된다. 잠깐 여기에서 퀴즈!

Q) 코피가 날 때 고개를 숙여야 할까요? 아니면 고개를 젖혀야 할까요?
A) 이것도 저것도 명확한 답은 아니다. 코피가 나서 코로 숨을 쉬지 못하고 입으로 숨을 쉬는 상황에서 고개를 젖히면 코피가 기도로 역류할 수 있으므로 위험하며, 그렇다고 고개를 너무 숙이면 자칫 머리 쪽으로 피가 몰려 출혈이 더 악화될 수 있어 그 역시 정답은 아니다. 그냥 옆으로 누워서 잠시 동안 서늘하게 압박을 가해 지혈해주는 것이 정답이다. 다만 코피에도 무조건 지혈하는 것이 좋지 않은 상황도 있다. 바로 고혈압 환자의 코피다.

과도한 정신적 스트레스나 과로로 고혈압 환자의 혈압이 조절되지 않아 갑자기 코피가 터지는 경우가 있다. 이 경우에는 무조건 지혈을 하는 것보다는 피가 충분히 나오게 두고 고개를 옆으로 돌린 채 누워서 심신의 안정을 취하는 것이 좋다. 갑작스런 뇌혈류량의 증가로 인해 혈관에 부하가 걸린 상황에서 아주 운이 좋게 코피가 터져준 상황이다. 혈압 강하제를 복용하거나 기타 출혈을 유발해 혈압이 안정을 찾을 때까지는 억지로 지혈을 하면 안 된다. 만약 혈압이 안정되지 않은 상태에서 억지로 코피를 지혈하면 혈압이 다시 오르게 되어 자칫 뇌혈관 중 취약한 곳이 어디든 터질 수 있으며 이것이 바로 뇌출혈 즉, 중풍이 된다. 이런 상황에서 코피는 어떻게 보면 고마운 출혈 중 하나라고 볼 수 있다. 하물며 자칫 길어지고 큰 상처를 남길 수 있는 동네 꼬마 아이들의 주먹싸움을 깔끔하게 바로 끝내주는 포인트가 바로 쌍코피 아니었던가(^^)?

장희빈은 정말 피를 토하고 죽었을까?

嘔血吐血 薄厥證 咳血 嗽血 唾血 咯血

嘔血吐血 구혈토혈 (입을 통한 출혈)

吐血 火病也 雖挾痰 只治火則血止 〈入門〉
토혈 화병야 수협담 지치화즉혈지 〈입문〉

● ● ● 토혈(입에서 피를 토하는 것)은 화병火病이다. 비록 담痰을 겸했다 하더라도 화만 다스리면 출혈은 멎는다〈입문〉.

咳血 嗽血 唾血 咯血 해혈 수혈 타혈 각혈

咳血者 咳甚出血 本於肺 … 嗽血者 痰嗽帶血 本於脾 …
해혈자 해심출혈 본어폐 … 수혈자 담수대혈 본어비 …

● ● ● 해혈은 심한 기침으로 나오는 출혈로서 근본은 폐에 있다. … 수혈은 기침할 때 가래에 피가 섞여 나오는 것으로 그 근본은 비장에 있다.

唾血者 鮮血隨唾而出 本於腎 … 咯血者 咯出血屑 或咯而不出 …
타혈자 선혈수타이출 본어신 … 각혈자 각출혈설 혹각이불출 …

● ● ● 타혈은 침을 뱉을 때 선혈이 섞여 나오는 것으로 신장에 근본을 둔다. … 각혈은 작은 핏덩이를 뱉어내는 것으로 혹 뱉어도 나오지 않다가 심하게 뱉으면 바로 나오기도 하고 마치 실처럼 가느다란 핏줄기와 비슷하기도 하다. 이는 정혈精血이 고갈되었기 때문이다.

說
一

구혈, 토혈은 입에서 피를 토하는 증상이다. 어쩌다 과음을 해서 구토를 심하게 할 때 압력과 토사물로 인해 위나, 식도의 일부에 상처가 나서 발생하는 출혈을 의미한다. 비교적 증상은 가볍지만 자칫 소화기 궤양을 의미할 수 있으므로 몸을 잘 살피고 내시경을 받는 등 적극적인 치료와 식사 조절을 하는 것이 좋다. 이런 토혈증에도 《동의보감》에서는 다양한 처방을 제시했다. 이후에 소개되는 [薄厥證박궐증]은 정도가 심각한 토혈 증상이다. 토혈 시 출혈량이 너무 많은 것으로, 상부위장관 즉, 식도, 위, 십이지장의 어딘가에 심각한 상처가 난 것으로 응급한 상황에 해당되며 《동의보감》에서는 크게 화를 내어 기가 거꾸로 치밀어오른 것이라 설명했다. 만약 이런 증상이 보인다면 닥치고 119부터 불러야 한다. 이후에는 기침을 할 때 피가 섞여 나오는 증상에 대한 설명이 이어진다. 원인은 당연히 호흡기계에 있다. 대부분의 각혈은 기관지 동맥에서 발생하며 결핵이나 기관지염, 기관지확장증, 호흡기계 종양 등에서 보이는 증상이다. 이런 각혈증이 나타날 때 《동의보감》에서는 화를 내리는 것을 포인트로 보고, 차가운 약과 지혈시키는 약들이 배합된 처방들을 제시한다. 물론 기침할 때 울컥 피가 나온다면 상당히 심각한 폐조직의 손상을 의심해봐야 한다.

心

"피를 토한다."는 말은 무언가 열성을 다해 하거나 강력한 의지를 관철시키고자 혼신의 노력을 다하는 상황을 표현할 때 쓴다. 다소 과격한 표현이긴 하지만 제법 빈번하게 사용하는 문구로서 가슴에 강한 불길이 치밀어오르는 상황 즉, 극심한 분노 또는 극에 달한 열정을 표현하고자 할 때 인용한다. 그리고 우리가 사극에서 가장 많이 본 피를 토하는 장면은 바로 임금이 사약(죽을 사死가 아니라 사賜약이다. 이것조차 임금의 은덕이라는 의미란다. 참으로 어이없다)을 내렸을 때 그 약을 먹고 피를 토하고 죽는 예쁜 여자 배우의 엔딩씬이다. 대표적으로는 희빈 장씨, 어머나! 김태희다.

사약에는 비상砒霜이라는 살충제의 원료가 들어 있다고 하지만 솔직히 사약의 정확한 처방 구성은 모르겠다. 다만 독성이 강한 약재로 신경계나 호흡기계를 마비시켰을 것이라고 추측만 할 뿐이며, 사약을 먹고 죽을 때 실제 피를 토했다면 상부 소화기에 급성 염증을 일으키는 처방이 아니었을까 생각된다. 이런저런 정보를 찾아보니 부자, 초오, 천오, 천남성과 같은 독성 약재를 사용했다는 설들이 보인다. 고개를 끄덕일 만한 성분이기는 하지만 그래도 조금 갸우뚱해진다. 물론 이 약재들은 독성이 강해서 한의원에서 처방할 때에는 독을 제거한 후 환자에게 처방되지만, 이 약재들의 독성이 아무리 강하다고 해도 피를 토하고 바로 죽는 정도는 아니었을 것이란 의심이 들기 때문이다. 최소한 몇 시간이나 수일이 걸렸을 수도 있다. 그런데 별로 유쾌하지 못한 이 기분은 뭘까? 사람을 살리는 약이 아니라 죽이는 약이라니.

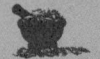

[한의사 오철의 깨알록]
희빈 장씨의 사약재료, 천남성 天南星

천남성이란 약재는 호장虎掌 즉, 호랑이 손바닥이란 별명을 갖고 있다. 아! 호랑이니까 손바닥이 아니라 발바닥이 맞겠다. 그 별명이 붙은 이유가 천남성의 생김새가 그래서인지는 불분명하나 효과는 정말 호랑이 발에 한 대 맞은 듯 강하다.

습濕을 날리고, 풍風을 없앤다. 경련을 그치게 하고, 담痰을 없애는 효과가 있으며, 중추신경계에 작용하는 독성 약재로 분류된다. 그만큼 독성이 강하니 당연히 임신 중에는 복용을 금한다. 이 천남성은 날로 먹으면 큰일 나기 때문에 한의원에서는 반드시 독성을 완화시키는 수치 과정을 거친 후에 처방한다.

수치법

갓 채집한 천남성을 물에 담가두고 매일 물을 갈아줘서 흰 거품이 나오면 백반을 녹인 물에 하루 정도 담갔다가 물을 다시 갈아준다. 이후 쪼개서 맛을 봤을 때 혀끝이 마비되는 듯 아린 느낌이 없으면 그때서야 생강과 백반, 천남성을 한꺼번에 넣어 물에 끓인 후 썰어서 건조시켜 약재로 사용한다. 이것을 탕포 즉, 끓여서 독을 없애는 방법이라고 하며, 보다 진정 효과를 강하게 하기 위해서는 우담남성牛膽南星을 만들어서 처방하기도 한다. 우담남성은 위의 과정을 통해 독성이 덜해진 천남성을 또다시 가루를 낸 다음, 소의 쓸개즙에 버무려서 쓸개낭에 넣어둔 채 입구를 밀봉하여 수개월 동안 처마에 매달아놓고 말리면 완성된다.

비슷한 약재로는 반하半夏가 있지만 약간 다른 점이라면, 반하는 소화기의 습담濕痰이나 점막의 이상 반응을 제어하는 반면 천남성은 경락의 풍담風痰을 제거한다. 즉, 관절통이나 중풍 후유증 혹은 소아 경련이나 정신 질환에 처방할 수 있다는 의미다.[24]

피오줌?, 피똥? 尿血 便血 腸澼證

尿血뇨혈

內經曰 胞移熱於膀胱 則癃尿血 仲景曰 熱在下焦則尿血…
내경왈 포이열어방광 즉륭뇨혈 중경왈 열재하초즉뇨혈…

• • • 《황제내경》에서 말하기를 포胞(자궁)의 열이 방광으로 옮겨가면 소변이 잘 나오지 않거나 혈뇨가 나온다. 의사 장중경이 말하기를 열이 하초(하복부)에 있으면 혈뇨가 나온다. 임병(현대의 임질 및 요도염)이 되어 아프거나 소변에 피가 섞여 나오는 것은 방광에서 나온 것이다. 피가 나오면서도 통증이 없는 것은 심장의 열이 소장으로 옮아가서 정규精竅(정액이 나오는 구멍)로 나오는 것이다.

便血변혈

仲景曰 先便後血者 遠血也 黃土湯主之 先血後便者 近血也 赤小豆當歸散主之
중경왈 선변후혈자 원혈야 황토탕주지 선혈후변자 근혈야 적소두당귀산주지

• • • 의사 장중경이 말하길 먼저 변을 본 후에 피가 나오는 것은 항문으로부터 먼 곳에 출혈이 있는 것으로 황토탕으로 치료하고, 먼저 피가 나오고 나중에 대변이 나오는 것은 항문 가까운 곳에서 발생한 출혈로 적소두당귀산으로 치료한다.

説

당시에는 소변검사를 위한 장비가 없었다. 따라서 뇨혈 즉, 피소변이라면 정말로 소변에 피의 붉은 혈이 보인 것이고, 변혈 즉, 피똥이라고 하면 정말로 대변에서 붉은 피가 보인 것이다. 가볍게 볼 증상은 아니다.

우리 몸 안에 있는 신장은 잠시도 쉬지 않고 혈액을 걸러 내다가 혈관 구성 성분 중 밖으로 빼내야 하는 것들이 보이면 요관을 통해 방광으로 내보낸다. 이렇게 방광에서는 신장에서 걸러낸 찌꺼기 물이 고이고 어느 정도 모였다 싶으면 '오줌 마려운 느낌'이란 신호를 준다. 그리고 최종적으로 그 방광에 고여 있던 물들이 요도를 통해 밖으로 나가는 것이 바로 소변이다. 여기서 혈뇨란 이 대략적인 소변 생성 및 배출 과정에서 출혈이 발생해 소변에 피가 섞여서 배출되는 것이다.

일반적인 혈뇨의 원인은 감염, 결석, 염증, 종양 등이며 현대에는 간단한 검사만으로도 눈에 보이지 않는 혈뇨까지 진단이 가능하다. 그리고 신장의 문제나 종양이 아닌 가벼운 증상이라면 비교적 큰 고생을 하지 않고 치료가 된다. 하지만 당시에는 소변에서 피가 나온다는 것이 그렇게 만만한 증상은 아니었다. 임병을 치료할 항생제나 소염제도 없었고, 결석을 부숴줄 쇄석기도 없었기 때문이다.《동의보감》에서는 이런 뇨혈 증상의 원인을 볼 때 통증의 유무로 임병인지 아닌지를 판단했다. 그리고 출혈의 원인을 열로 보고 열을 내리는 찬 성질의 약재와 수분 대사를 조절하는 약재로 구성된 처방을 복용시켰다. 비뇨기의 염증을 제거하고 지혈을 시키려는 의도다.

변혈 즉, 대변에서 피가 보이는 증상도 마찬가지다. 물론 현대에는 내시경을 통해 대장의 출혈 부위나 염증 병변을 눈으로 직접 확인하고 즉각적인 치료를 한다. 그만큼 편리해졌다는 의미다. 하지만 아직도 소화기 전부를 내시경으로 모두 확인할 수는 없기 때문에 지금도 결국 대변의 상태를 참고해야 하는 것은 마찬가지이다. 우리 몸 안에 있는 가장 긴 터널인 소화기 즉, 입, 식도, 위, 십이지장, 소장, 대장, 항문의 순서에 따라 출혈 부위를 알아볼 때에는 변과 혈의 색을 참고하게 된다. 항문에 가까운 출혈은 대변에서 붉은 피가 그대로 보이고, 위장에 가까운 출혈은 붉은 색이 아니라 검은 재와 같은 색을 띠기 때문이다. 《동의보감》에서는 장중경이 밝힌 그 내용을 실었다. 무려 2천 년 전에 이런 내용을 파악했다는 것이 놀랍다.

대변 출혈은 과도하게 힘을 주는 배변 습관이나 자극적인 음식의 섭취 혹은 과도한 음주에 의해 발생할 수 있다. 증상이 가벼우면 좌욕이나 생활 관리만으로도 개선될 수 있지만 증상이 심하면 지체하지 말고 적극적인 치료를 받아야 한다. 그리고 정말 무서운 것은 붉은 피가 섞인 대변이 아니라, 시꺼멓게 나오는 대변으로, 이런 경우에는 위, 소장의 궤양을 의심해봐야 한다. 《동의보감》에서 제시되는 처방들은 소화기를 안정시키면서 출혈을 멎게 하는 약재로 구성되어 있으며 비교적 효과가 좋으므로 만약 대변 출혈이 반복되는 경우라면 한의학적인 치료를 꼭 참고하기 바란다.

心

출혈이라는 것은 혈관벽이 찢어져서 혈관 속의 피가 혈관 밖으로 새어 나가는 것을 의미한다. 몸 안쪽에서 발생하면 안쪽 출혈 즉, 내

출혈, 밖에서 발생하면 말 그대로 출혈이다. 그리고 그 혈관의 상처를 복구하는 보수공사는 혈액응고인자에 의해 이뤄진다. 다만 임상에서 접하는 일반적인 출혈에 대한 치료 즉, 지혈의 첫 번째 원칙은 압박이다. 그런데 대소변에서 출혈이 발생했을 때 압박이 가능할까? 이 경우에는 지혈제를 복용하게 되는데《동의보감》에서 다룬 처방들은 단순 지혈제로만 구성되어 있지 않다. 예를 들어 평위지유탕平胃地楡湯의 경우 창출, 승마, 부자, 지유, 갈근, 백출, 진피, 적복령, 건강, 당귀, 신곡, 백작약, 익지인, 인삼, 감초로 구성된 처방으로 이 처방에서 대놓고 지혈에 직접적인 효능을 갖고 있는 약재는 지유地楡라는 약재 하나밖에 없다. 나머지는 습기를 없애고 혈액순환을 돕거나 기를 끌어올리면서 혈도 보하고 몸을 안정시키는 약재들로 구성되어 있다. 이 처방은 결음結陰 즉, 음기가 안으로 맺혀서 창자 사이로 피가 스며들어 출혈이 되는 증상에 쓰는 것이라는데 솔직히 무슨 말인지 쉽게 이해되지는 않는다. 하지만 처방을 구성하는 약재들을 근거삼아 역으로 그 증상을 유추해보자면 조금 위중한 대변 출혈이라는 사실을 알 수 있다. 현대의 단어로 바꿔보자면 큰 용종이나 종양 또는 대장의 만성적 염증 상태로 인한 대변 출혈이 지속되어기, 혈이 모두 부족한 지경에 이른 상황으로 볼 수 있다.

당장 눈에 보이는 염증과 병변 조직을 제거하고 출혈 부위를 지져서 출혈을 멎게 하는 것은 서양 의학의 훌륭한 치료법이다. 하지만 그 염증을 계속해서 발생토록 하는, 눈에 보이지 않는 더욱 근본적인 원인이 무엇인가 찾아서 처방하는 것이 한의학이다. 말은 근사하고 어떻게 보면 쉬운 것도 같지만 자세히 들여다보면 참 어렵다. 한의학!

피땀을 흘려? 진짜?
齒衄 舌衄 血汗 九竅出血 傷損失血 失血眩暈

血汗혈한

內經曰 少陰所至爲衄衊 釋曰 衊 血汗也
내경왈 소음소지위뉵멸 석왈 멸 혈한야

••• 《황제내경》에서 말하기를 (천지의 운기로 봤을 때) 소음少陰의 기가 도래하면 뉵멸衄衊의 병을 앓게 된다고 하였는데 주석에서 말하기를 멸衊이란 것은 혈한血汗 즉, 피땀이다.

説

이제 코피나 대소변의 출혈과 같이 비교적 흔히 볼 수 있는 경우를 제외한 모든 출혈의 증상을 다룬다. 잇몸 질환으로 인한 출혈과 혀의 출혈 그리고 땀을 통한 출혈과 눈, 코, 귀, 입 등 모든 구멍에서 발생하는 출혈까지 예를 들고 그에 대한 처방을 설명한다. 이 중에서 우리에게 익숙한 것은 잇몸 질환으로 인한 출혈인 치뉵齒衄 정도다. 《동의보감》에도 역시 잇몸 출혈 치료를 위한 몇 가지 처방들이 소개된다. 이 처방들은 달여서 먹는 것이 아니라 지혈 효과가 있는 약초를 가루 내거나 푸른 대나무 안쪽의 얇고 투명한 껍질(청죽여)을 식초에 담근 후 양치하는 방법 정도다. 그리고 여기에서 바로 소금이 소개된다. 히트 상품 가운데 하나인 죽염 치약의 원리라고나 할까?

그리고 설뉵舌衄이란 혀에서 샘솟듯 피가 나는 증상으로 만약 깨물거나 다쳐서 발생한 출혈이 아니라면 심각한 종양이나 큰 염증을 떠올리게 된다. 당시에는 오배자, 백교향, 모려분으로 구성된 문합산을 처방하라 했는데, 여기서 모려분이란 바로 굴껍질을 가루 낸 것이다. 차가운 성질이 있으며 피부 재생과 지혈 효과가 있다. 굴껍데기가 약재라니 재미있지 않은가?

그 다음으로 나오는 문제의 조문은 바로 [血汗혈한]이다. 즉, 피땀인데 피가 땀처럼 흐르는 것은 상상만 가능했지 직접 본 적은 없다. 아마도 1174년 송나라의 진언이 쓴 《삼인극일병증방론三因極一病證方論》에서 말한 내용 즉, 땀이 너무 심하게 흘러 옷이 젖어서 마치 심하게 물든 것 같은 증상이나 심한 피부 질환에 의한 출혈을 혈한이라고 표현한 것 같다.

이후 과도한 출혈로 인한 어지럼증에 대한 처방이 소개되며 그 중 가장 기본이 되는 것은 궁귀탕芎歸湯 즉, 당귀와 천궁으로 구성된 처방이다. 부인과에서 쓰는 혈을 보하고 혈액순환을 개선시키는 가장 기본적인 처방으로 현대 임상에서는 임산부가 출산에 임박했을 때 순조로운 출산을 돕기 위해 처방하곤 한다[失血眩暈실혈현훈].

心

혀의 출혈이나 혈한血汗이나 구규九竅(눈, 코, 귀, 입의 9개 구멍) 출혈은 모두 실제 생활에서 경험하거나 보기 힘든 질환이다. 특히 혈한이 그렇다. "도대체 피땀이 뭐야?"라고 물어보는 나에게 오랜 친구인 면존麵尊 허금정 원장은 삼국지에서 명장 관우가 탔다던 한혈보마汗血寶馬에 관련된 얘기를 해줬지만 그게 실제 가능할까 싶다. 이 정도의 출혈을 일으키는 혈액순환이라면 망동妄動일 것이다. 즉, 혈액이 열을 받아서 미쳐 날뛰는 상황, 아니면 혈관이 혈을 제어하지 못할 정도로 약화된 상황 정도?

열심히 일하는 모습을 표현할 때 "피땀 흘린다."라는 말을 하곤 한다. "피땀 흘려 일해서 모은 돈"이라든지 "피땀 흘린 훈련으로 경기에 임한다."라는 등. 그만큼 고통스러운 시간을 감내하고 일 또는 노력을 한다는 의미이다. 한여름 공사장에서 일하는 분들을 보면 그 '피땀'이 무엇인지 바로 확인할 수 있다. 땀이 줄줄 흘러 옷을 다 적시고 그것도 모자라 땅으로 뚝뚝 떨어지는 땀방울들. 이렇게 땀이 심하게 흐르면 당연히 진이 빠져 버린다. 진 빠진다는 것은 내 몸에 있어야 할 영양분이 빠져 버린 것으로 어떻게 보면 정말 피가 빠진 것이라고 억지를 부릴 수도 있겠다. 피의 구성성분 중 대부분은 진액 즉, 체액이니 말이다. 그런데 피땀 흘려 일하고 나서 진 빠졌다고 하니 뭔가 김새는 느낌이다.

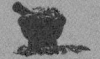

[한의사 오철의 깨알톡] 죽염이란?

죽염에 대해 알아보기 전에 소금salt부터 살펴보자. 소금은 인류가 탄생하기 전부터 지구상에 존재한 물질로 인정되며 고대 그리스에서는 소금이 돈으로 이용될 정도로 귀한 물질이었다고 한다. 음식물의 부패를 막아주는 효과가 있어 예로부터 동물이나 물고기를 보관할 때 사용되었으며, 진시황이 지방을 순찰하던 도중 죽었을 때 그 시신의 부패를 막기 위해 사용되었다는 이야기도 전해진다. 즉, 오래전부터 꾸준히 귀하게 다룬 것으로 근대사에서 찾아보자면 영국의 식민 정책에 저항한 간디의 운동에서도 소금이 키워드로 등장한다.

'소금광산', '소금사막'이 없는 우리나라의 경우 거의 모든 소금은 바닷가 염전에서 생산되어 왔다. 그리고 국가에서는 염간鹽干 즉, 소금을 만드는 사람들을 지정해서 공물을 받았으며 당시 염간들은 바닷물을 퍼서 솥에 넣고 끓여 소금을 만들었다. 이른바 자염법煮鹽法이라는 방법으로, 옛 기록을 보자면 공물로 바쳐야 하는 많은 양의 소금 때문에 이들의 삶이 극심하게 곤궁했다는 내용이 전해진다. 가슴 아픈 우리네 백성들의 역사지만 어쨌든 예나 지금이나 소금이란 국가가 직접 관리해야 했던 중요한 것이라는 사실은 변함이 없다.

소금의 주성분은 염화나트륨NaCl이다. 우리 몸, 엄밀히 말하자면 혈액 내에는 0.9%의 소금 농도가 유지된다. 그래야 우리 몸의 생리기능이 정상적으로 유지되기 때문이며, 삼투압의 조절이나 산염기 평형, 신경, 근육의 흥분 전달 등 모든 단위에서 소금 성분은 말 그대로 깨알같이 필요하다. 만약 나트륨 결핍이 발생하면 두통, 식욕부진, 구토, 설사, 전신 피로감, 불안 장애 등을 유발하며 이는 너무 더운 날 땀을 심하게 흘리고 이른바 더위 먹었을 때 나타나는 몸의 증상을 떠올리면 이해가 쉽다. 그리고 반대로 그 농도가 너무 높아져도 역시 문제가 된다. 대표적인 병이 바로 고혈압과 심장 질환이다. 너무 짜게 먹으면 좋지 않다고 하는 이유가 이것 때문이며, 당연히 혈압이 높은 환자들에게 첫 번째 주의할 영양소의 조절은 다름 아닌 염분이다.

이 깨알보다 소중한 소금에는 중금속이 섞여 있다. 왜? 소금의 원료는 바닷물인데 조금 오버하자면 인간이 바다를 오염시키니 당연히 소금도 오염되는 것 아닌가? 어쨌든 소금에 섞여 있는 중금속에는 납, 카드뮴, 비소, 수은 등이 있고 식품위생법은 그 농도에 대한 기준을 제시하고 있다. 그 외에도 다이옥신dioxins이라는 '급'이 다른 맹독성 물질이 섞이는 경우도 있는데 그것은 낮은 온도로 구운 소금에서 발견된다. 죽염 역시 구운 소금의 일종으로 이 다이옥신이 문제가 되어 한때 큰 파장을 일으킨 적이 있다. 생소금에는 발견되지 않지만 가열처리 과정에서 발생하는 독성 물질인 다이옥신이 검출되어 죽염이 말 그대로 죽을 뻔한 것이다. 다행히 그 시련을 거친 후에 다시 살아났지만 죽염을 함부로 집에서 만들어 사용하면 큰일이 날 수도 있다는 경고를 준 사건으로 기억된다.

죽염이 왜 생소금보다 좋은지에 대해서는 아주 명확한 보고를 찾지 못하겠다. 죽염의 장점은 대부분 일반 소금의 장점과 큰 차이가 없기 때문이다. 다만 죽염이라는 물질은 예로부터 치통, 붕치, 구취 제거에 사용되었으며 궤양이나 피부의 염증 치료에 사용되었다고 하며 실제 고열 처리를 통해 수많은 무기 원소들이 첨가되기 때문에 인체에 이롭다고 하는 설명들을 찾을 수는 있다.

《동의보감》 본문에서 소개된 울금산鬱金散은 잇몸 출혈을 치료하는 처방이다. 한약재 중 울금, 백지, 세신을 가루 내어서 치아를 문지르고 이어서 죽엽竹葉, 죽여竹茹에 소금을 넣고 달인 물로 양치하라고 소개한다. 이는 《세의득효방世醫得效方》이라는 중국 원나라의 한의학 서적을 인용한 내용으로, 죽엽, 죽여가 일정 부분 효과를 더할 수 있다는 추측이 가능하다. 한약재 죽여(대나무의 속껍질)에는 심신을 안정시키는 효과 이외에도 항염, 항산화 효과가 있다.

사물탕을 아시나요?

黑藥止血 禁忌 治血藥法 通治血病藥餌 單方 鍼灸法

黑藥止血흑약지혈 (검은색의 약은 출혈을 멎게 한다)

綱目曰 燒灰諸黑藥 皆能止血 經曰 北方黑色 入通於腎 夫血者 心之色也…

강목왈 소회제흑약 개능지혈 경왈 북방흑색 입통어신 부혈자 심지색야…

● ● ● 《의학강목》에서 말하길, 불로 재가 되도록 태워서 검게 된 약은 모두 피를 그치게 한다. 《황제내경》에서 말하길, 북쪽은 흑색으로 신장과 통한다. 무릇 혈은 심장의 색(붉은색)인데 피가 흑색을 만나 그치는 것은 신장의 물이 심장의 불을 억제하기 때문이다.[25]

單方단방

芎藭궁궁 (천궁)

能行血 治吐衄便尿 一切失血 煎服末服並佳〈本草〉

능행혈 치토뉵변뇨 일절실혈 전복말복병가〈본초〉

● ● ● 피를 잘 돌게 하고 토혈, 뉵혈(코피), 대변 출혈, 소변 출혈 등 모든 출혈 증상을 치료한다. 달여서 먹거나 가루 내어 먹는다〈본초〉.

當歸당귀

治一切血 能和血行血養血 芎藭當歸合爲芎歸湯 爲血藥第一〈綱目〉

치일절혈 능화혈행혈양혈 궁궁당귀합위궁귀탕 위혈약제일〈강목〉
●●● 모든 혈증을 치료한다. 혈을 조화롭게 잘 돌게 하고 혈을 기른다. 천궁, 당귀를 합한 것을 궁귀탕이라 하며 혈을 다스리는 약의 제일이 된다〈강목〉.

説

오회산五灰散, 십회산十灰散, 십회환十灰丸이 지혈 효과가 있는 것은 그 약을 모두 태웠기 때문에 가능한 것임을 [黑藥止血흑약지혈]에서 설명한다. 실제 어떤 약재를 태웠을 때 결과적으로 남는 물질 중 어떤 성분이 지혈 효과를 갖고 있는지 명확하게 알지 못하므로 구체적인 설명을 하기는 힘들지만, 일반적으로 지혈에 도움을 주는 미네랄로서 비타민K, 칼슘이 대표적이라고 했을 때, 약재를 태우면 그와 비슷한 성분이 많아지는 것은 아닐까 추측해본다. 물론《동의보감》에서는 오행의 배속(목화토금수=청색, 적색, 황색, 백색, 흑색)으로 색을 맞추고 오행의 상생상극 내용 중 水수가 火화를 극하는 이치를 이용해 흑색이 적색을 제어하므로 흑색 약이 출혈을 막을 수 있다고 설명한다. 오행의 상생상극 이론을 이토록 갖가지 방법으로 슝슝 갖다 붙이는 것이 신통방통하다.

이후에는 혈병에 짠 음식을 먹지 말라고 주의를 주고[禁忌금기], 혈병의 치료 원칙과 그에 따른 처방들을 소개한다[治血藥法치혈약법]. 일반적으로 따뜻하면 혈액순환이 좋아지고, 추우면 혈이 잘 돌지 못하고 엉기며, 흑색을 만나면 혈이 멈추게 된다는 내용은 참고할 만하다. 추운 겨울에 외출을 하면 얼굴이 창백해지다가 따뜻한 실내에 들어오면 바로 발갛게 혈기가 도는 것을 떠올리면 이해가 쉽다.

그리고 혈병血病을 치료하는 처방 중 가장 기본적인 처방인 사물탕四物湯이 소개된다. 물론 다른 여러 가지 처방들도 있지만 혈의 문제 중 큰 틀을 다스리는 사물탕은 가장 기본적인 처방이 된다. 숙지황, 당귀, 천궁, 적작약의 4가지 약재로 구성된 사물탕은 각각 혈을 만들고 안정적으로 돌리는 기능에 적합한 약재들의 기막힌 조합이기 때문이다. 그리고 기타 처방 중 재미있는 하나는 바로 동자뇨童子尿(어린 아이의 소변)이다. 바로 마시기보다는 생강즙을 타서 먹기를 권한다. 전해오는 말에 따르면 우암 송시열은 건강을 위해 동자뇨를 꾸준히 복용했다고 한다. 동자뇨는 어혈을 없애서 혈액순환을 개선시키는 효능이 뛰어나다. 사람의 소변은 우리가 알고 있는 것처럼 그렇게 더러운 액체가 아니다.

모든 문門의 마지막이 그렇듯 [혈문血門]에서도 혈에 관련된 한약재를 정리해준다. 그 중 재미있는 것은 백초상百草霜이란 약재로 부엌의 가마솥 밑에 붙어 있는 그을음이 바로 그것이다. 백초상도 잘 골라야 하는데 이왕이면 오염이 덜 된 깊은 산골의 가마솥 밑에서 얻은 것이 좋고 모든 출혈 증상에 처방할 수 있다고 소개한다. 실제로 이것을 약에 썼을까 싶은 생각이 들지만 본문에서는 가장 첫 번째로 소개하는 약재다. 그만큼 어려운 시절에 비교적 구하기 쉬운 재료이기 때문에 그랬으리라.

心
―
십전대보탕十全大補湯을 모르는 어르신이 계실까? '약방의 감초'라는 말처럼 '보약'하면 '십전대보탕'이라고 알고 있는 분들이 많다. 요즘에는 동네 약국의 데스크에도 광고 문구가 걸려 있을 정도로 유명한 처방 중 하나인데, 예를 들어 '콜록콜록 감기엔 쌍화탕, 가슴이 벌렁벌렁하면 우황청심환, 기혈이 허하고 힘이 없으면 십전대보탕.' 대략 이 정도의 인지도다.

기와 혈을 모두 다스린다는 십전대보탕은 1078년 송나라 태의국太醫局에서 편찬한《태평혜민화제국방太平惠民和劑局方》에 수록된 처방으로, 인삼, 백출, 복령, 감초, 숙지황, 작약, 천궁, 당귀, 황기, 육계. 즉, 10가지 약재로 구성되어서 이름이 십전대보탕이다. 그리고 이 약재 중에서 인삼, 백출, 백복령, 감초는 사군자탕四君子湯 즉, 기氣를 다스리는 기본 처방이며, 숙지황, 백작약, 천궁, 당귀는 사물탕四物湯 즉, 혈血을 다스리는 기본 처방이다.《동의보감》에서는 그 각각의 약재에 따른 효능을 아래와 같이 설명한다.

當歸和血歸經 芍藥凉血補腎 生地黃生血寧心 熟地黃補血滋腎 川芎則行血通肝〈丹心〉
당귀화혈귀경 작약량혈보신 생지황생혈영심 숙지황보혈자신 천궁즉행혈통간〈단심〉

●●● 당귀는 혈을 조화롭게 해서 제 경락으로 돌아가게 하며, 작약은 혈을 서늘하게 하고 신장을 보한다. 생지황은 혈을 만들고 심장을 편안하게 하며, 숙지황은 혈을 보하고 신장의 기운을 북돋아준다. 천궁은 혈을 잘 돌게 하고 간의 기운을 통하게 한다〈단심〉.

이 처방은 너무도 단순하기 때문에 누구나 쉽게 약재를 구해서 복용할 수 있다. 하지만 각 약재의 구성 비율에 따라 처방의 목표가 상당 부분 달라지고 치료할 수 있는 증상도 달라지니 처방과 복용 시 모두 주의를 해야 한다. 정확한 진단 없이 무심코 달여 먹었다가 잘못하면 종일 설사를 하거나 황당하도록 심한 두통을 경험할 수 있다.

6 몽夢

신라시대 김유신의 여동생 문희는 언니의 꿈을 사서 김춘추의 부인 즉, 왕비가 된다. 프로이트는《꿈의 해석》이라는 책을 발표해 꿈을 통해 인간의 정신을 분석하는 초석을 마련한다. 영화 '달콤한 인생'에서는 아래와 같은 꿈을 말한다.

어느 깊은 가을 밤, 잠에서 깨어난 제자가 울고 있었다.
그 모습을 본 스승이 기이하게 여겨 제자에게 물었다.
"무서운 꿈을 꾸었느냐?"
"아닙니다."
"슬픈 꿈을 꾸었느냐?"
"아닙니다. 달콤한 꿈을 꾸었습니다."
"그런데 왜 그리 슬피 우느냐?"
제자는 흐르는 눈물을 닦아내며 나지막이 말했다.
"그 꿈은 이루어질 수 없기 때문입니다."

이 꿈에 대한 얘기일까? 아니다.《동의보감》에서 다룬 몽夢은 엄밀히 말하자면 '꿈'이 아니라 '잠'에 대한 이야기다. '꿈dream'이 아니라 '잠sleep'이라는 의미다.《동의보감》에서는 수면을 어떻게 봤을까?

몸과 마음의 또 다른 표현, 꿈
魂魄爲夢 淫邪發夢 五藏虛實爲夢 陽氣之出入爲寤寐

魂魄爲夢 혼백위몽 (혼백은 꿈이 된다)

凡夢 皆緣魂魄役物 又曰 形接而爲事 神遇而爲夢〈類聚〉
범몽 개연혼백역물 우왈 형접이위사 신우이위몽〈류취〉

●●● 꿈이란 무릇 혼백이 사물에 작용하여 꾸는 것이다. 또한 몸이 사물과 접하면 일이 생기고 정신이 사물과 만나면 꿈이 된다〈류취〉.

陽氣之出入爲寤寐 양기지출입위오매 (양기의 출입에 따라 깨어나 잔다)

靈樞曰 衛氣之行 晝行於陽 則目張而寤 夜行於陰 則目瞑而寐…
영추왈 위기지행 주행어양 즉목장이오 야행어음 즉목명이매…

●●● 〈영추〉에서 말하기를 위기衛氣의 운행이 낮에는 양분陽分에서 운행하기 때문에 눈을 뜨고 깨어 있는 것이고, 밤에는 음분陰分에서 운행하기 때문에 눈을 감고 자는 것이다.

說

우리들은 꿈이라는 것을 그냥 잠시 지나가는 환각 정도로 이해하고 넘긴다. 대부분의 꿈이 그렇듯 내용에 있어 현실성이 떨어지고, 잠에서 깨면 금방 잊어버리기 때문에 그다지 중요하게 생각할 필요를 느끼지 못한다. 하지만 조금 더 확대시켜 보자면 꿈은 수면에 대한 이야기이며 내 몸과 정신의 상태를 알려주는 또 다른 신호가 된다.

《동의보감》에서는 혼백 즉, 우리의 정신이 사물과 만나서 발생하는 것이 꿈이라고 했다. 여기서의 사물이란 유형의 물체만을 의미하지 않는다. 사건, 사고, 경험 등 모든 각성 시의 감정과 행동 즉, 외부와의 접촉을 통해 발생하는 다양한 상황과 그에 따른 내 반응을 의미한다. 재미있는 점은 별리산別離散이라는 처방으로, 그 내용을 보자면 이른바 상사병이나 발정 났을 때 쓰는 처방이다.

治心風爲病 男夢見女 女夢見男 宜此 去邪 使不復見 故云別離…
치심풍위병 남몽견녀 여몽견남 의차 거사 사불복견 고운별리…

●●● 심장이 풍風의 침입을 받아 병이 되어(마음에 바람이 들어) 남자는 꿈에 여자가 보이고, 여자는 남자가 보이는 것을 치료하는 데 이 약을 쓴다. 이 약으로 그릇된 기운을 없애면 다시는 보이지 않게 되므로 별리(헤어짐)라고 한다.

그 다음 《황제내경》의 문구를 인용한 조문 [淫邪發夢 음사발몽]에서는 외부로부터 음사淫邪라는 것이 내 몸 안으로 침범하여 오장육부로 스며들어 혼백과 함께 떠돌아다니면서 수면을 불안정하게 하고 꿈을 발생시킨다고 설명한다. 가볍게 귀신들린 것이라 보는 것이 오히려 이해가 쉬울 것 같다. 하지만 역으로 보자면 내 몸에 어떤 문제가 있어서 그것이 꿈으로 나타난다는 설명을 한 것으로 볼 수도 있다. 그래서 오장이 허하거나 실한 상태가 꿈으로 드러나며 이런저런 꿈의 해석을 오장의 상태와 연관 지을 수 있게 된다.

心

예나 지금이나 사람들은 꿈을 초자연적인 것으로 해석하길 좋아한다. 똥이나 피가 보이는 꿈을 꾸면 로또를 사야 하고 불길한 꿈을 꾸면 하루의 행동이나 몸가짐을 조심한다. 예지몽이라는 것은 미래를 예견하는 꿈이며 태몽은 이미 우리 생활 깊숙한 곳에서 이미 인정되고 있다. 선사시대에는 신이 꿈을 통해 계시를 내려준다고 믿었으며 고대의 왕들은 신탁의 과정에서 '꿈'을 통한 계시에 의존했다는 기록도 그리스 로마 이야기에 전해진다. 하지만 아리스토텔레스는 비교적 다른 해석을 내놓았다. 무언가의 신체적 정신적 자극이 확대되어 나타나는 것이 바로 꿈이라는 논리이다. 도대체 아리스토텔레스는 어떤 공부를 했기에 그 시대에 그토록 똑똑했는지 신기하기만 할 뿐이다. 그리고 이런저런 꿈에 대한 설들이 난무한 채 2천 년 이상이 흐르다가 프로이트에 의해 그 비밀의 문은 열리게 된다. 바로《꿈의 해석》.

프로이트가 말하는 꿈이란 것은 다음과 같다. 꿈은 소망을 충족하기 위한 나의 바람이며, 왜곡되어서 나타난다. 상징적인 꿈이 있고 일상적인 꿈이 있으며 전형적인 꿈도 있다. 꿈은 과거의 체험을 압축하며 중요한 문제를 사소한 것으로 축소시켜 버리기도 한다. 생각의 내용을 시각적으로 바꿔주기도 하며, 대부분의 꿈은 앞뒤가 맞지 않고 부조리하지만 전달하고자 하는 정확한 의미가 있다. 꿈을 통한 소망의 충족은 결국 나의 억제되었던 무의식 속 답답함과 불행 등 마음의 문제를 해결하기 위함이며 그 꿈을 분석하면 나의 무의식을 알아낼 수 있다. 그리고 그 무의식은 정신질환과 신경증의 원인으로 작용하기 때문에 꿈을 해석함으로써 역으로 신경증을 치료할 수 있는 것이다.

그렇다면 프로이트의 이론에 근거해서 《동의보감》의 본문 중 [五藏虛實爲夢 오장허실위몽] 조문을 다시 살펴볼까?

肝氣 虛則夢見菌香生草 實則夢伏樹下不敢起…
간기 허즉몽견균향생초 실즉몽복수하불감기…

••• 간의 기운이 허하면 꿈에 버섯이나 싱싱한 풀이 보이며, 실하면 나무 아래 엎어져서 일어나지 못하는 꿈을 꾼다.

버섯은 나무에 붙어서 자라며 싱싱한 풀이란 역시 나무의 기운을 의미한다. 즉, 오행 중 목木에 속하는 싱싱한 순양純陽의 기운이 부족한 상태에서 나의 무의식이 그것을 요구하고 있다고 꿈에서 표현되는 것이다. 그리고 반대로 간의 기운이 너무 강하면 나무 아래 엎어진 채 일어나지 못하는 꿈을 꾼다. 계속해서 심장의 경우 불에 연관된 꿈, 비장은 음식이나 집에 관련된 꿈, 폐는 흰색 또는 피가 보이거나 싸우는 꿈, 신장은 물에 관련된 꿈으로 비교적 왜곡이라는 과정이 없이 단순한 오행귀속 관계대로 내 몸속 오장의 허실虛實이 꿈으로 표현된다. 진짜? 전이나 왜곡도 없이 너무 단순하기 때문에 재미는 좀 떨어지는 것 같다.

침대? 아니 수면은 과학입니다
昏沈多睡 虛煩不睡 魂離不睡 思結不睡

虛煩不睡허번불수 (가슴이 답답하고 번거로워 잠을 못 자는 것)
身不覺熱 頭目昏疼 口乾咽燥而不渴 淸淸不寐 皆虛煩也〈三因〉
신불각열 두목혼동 구건인조이불갈 청청불매 개허번야〈삼인〉

● ● ● 몸에 열은 없지만 머리와 눈이 어지럽고 입과 목이 건조하지만 목이 마르지는 않고 정신이 또렷하면서 잠을 못 자는 것은 모두 허번(가슴 답답증)이다〈삼인〉.

說

본격 수면에 대한 이야기다. 적당히 잠을 자야 사람이 살 수 있는 것인데, 잠을 너무 많이 자거나 잠을 너무 못 자는 병적인 상태에 대한 설명과 처방을 제시한다.

먼저 잠을 너무 많이 자는 상태에 대한 조문을 보자면 정신이 혼미하고 잠이 너무 많은 이유를 음기가 왕성하기 때문인 것으로 해석한다. 앞서 [기문氣門]에서 설명한 대로 우리 몸을 지키는 위기衛氣는 낮에는 몸의 바깥을 25회 돌고 밤에는 몸의 안쪽을 25회 도는데, 어떤 문제가 발생해서 이 위기가 몸의 안쪽에서 바깥으로 나가지 못하게 되면 각성하지 못하고 계속해서 잠을 자게 되는 것이다. 그리고 상한傷寒 즉, 외부의 좋지 않은 기운이 몸에 들어와서 병을 일으킨 상황에서 그 기운이 몸의 음분陰分에 들어가면 역시 음이 성해져서 잠이 많아진다[昏沈多睡혼침다수].

이후에는 잠을 잘 못 자는 증상에 대한 원인과 처방을 설명한다. 먼저 [虛煩不睡허번불수]에서의 허번虛煩이란 증상은 글자 그대로 해석하자면 가슴이 텅 빈 듯하나 갑갑하게 타오르는 것을 말한다. 그 느낌 아니까 당연히 잠을 푹 잘 수가 없다. 허번불수의 원인은 위기衛氣가 밖에서 머물고 몸 안으로 돌아올 수 없기 때문이다. 답답하고 속에서 불이 나니 몸이 안정되지 못하고 당연히 위기가 제때에 안으로 들어오지 못하는 것 아닌가. 예나 지금이나 스트레스가 가득하면 잠을 못 자는 것이 매 한 가지이니, 그것이 바로 허번불수다. 따라서 《동의보감》에서 소개된 처방들(산조인탕, 온담탕 등)은 현대인들의 불면증에도 탁월한 효과를 보인다. 수면제보다 우선해야 하는 것은 잠 못 이루는 본래의 원인을 해결해주는 것이니, 다시 한 번 한의학의 치료 원칙을 확인할 수 있는 내용이다.

이후에 소개되는 [魂離不睡혼리불수], [思結不睡사결불수]에서는 임상의 예를 들어 불면증 치료를 설명한다. 다소 어렵게 느껴질 수 있는 내용이지만 그 증상에 대한 해석과 치료 원리는 오장과 칠정의 관계를 이용한 것으로 정리될 수 있다. 혼魂이란 것은 간肝에 속하는 신神이기 때문에 혼이 나간 것은 간목肝木의 기운이 허해진 상황이며, 생각이 너무 많아서 잠을 못 자는 경우에는 생각 즉, 사思가 비토脾土에 속한 신神이므로 환자로 하여금 크게 화를 내도록 유도하여 담膽을 강하게 해서 비토의 왕성함을 억제하도록 만들어 결과적으로 간의 혼이 안정되어 잠을 자게끔 유도한다. 목극토木克土(간목이 비토를 극한다)의 원리와 간肝과 담膽이 짝꿍이기 때문에 가능한 치료법이다.[26] 당연히 어렵다고 느껴질 것이다. 따라서 이런 복잡한 계산은 한의사들에게 맡기고 그냥 그런 것이 있다는 정도만 알고 넘어가자.

心
—

성인의 평균 수면시간은 하루 24시간 중 7~8시간이다. 그리고 사람은 나이가 어릴수록 잠이 많고 나이가 많을수록 잠이 줄어들어 결과적으로 인생의 3분의 1을 잠자는 시간으로 보는 것이 일반적이다. 내 인생에서 그렇게 많은 시간을 깨어 있지 못하다니 '아, 이거 시간 아까운데? 잠은 왜 자야 할까?'라는 다소 생뚱맞은 의문이 떠올라 이런저런 논문들을 찾아봤다.

〈수면 상실이 에너지와 대사에 미치는 영향(강승걸, Sleep Medicine and Psychophysiology 2012 :19(1) : 5-10)〉에서는 인체의 호르몬 분비와 대사 과정이 수면-각성 리듬과 연관된 일중 리듬에 의해 조절되며 성장호르몬, 프로락틴, 갑상선자극호르몬, 코티졸, 혈당, 인슐린 분비율 등이 변화하며 식욕 조절과 탄수화물 등의 에너지 대사와도 관련이 있어 수면장애 또는 수면의 질적 저하가 내당 능력 장애와 당뇨의 위험성을 증가시킨다고 소개했다.

괜히 어려운 소리 가져다 붙여서 죄송하다. 그냥 '피곤하고 졸리니까 잔다!'가 정답이다.

우리 모두는 잠을 못 자는 상황을 경험했다. 중고등학교 시절 중간고사, 기말고사 전에 잠을 충분히 자고 시험을 본 기억은 없다. 다음날 중요한 발표나 미팅이 있을 때는 꼭 잠을 설친다. 걱정이 있어도 잠을 못 자고 너무 기분이 좋아도 쉽게 잠들지 못한다. 정신적인 긴장은 각성 상태를 유지하게 만들기 때문이다. 그리고 이런 잠이 부족한 상태는 우리의 생체 리듬을 망가뜨린다. 충분한 회복이 불가한, 이른바 과로 상태가 유지되는 것이며 결과적으로 정신적, 육체적 이상 증후들을 만들어낸다. 그리고 그 증상이 심해지면 제대로 병이 발생한다.

다음은 진료실 내에서 환자와 나눴던 대화다.

"잠은 잘 주무세요? 보통 몇 시 정도에 잠이 들고 얼마나 주무시죠?"

"밤 12시 전후로 잠들면 아침 6시 정도에 깨요. 그래도 그냥 계속 피곤해요. 졸려 죽겠는데 먹고살려면 일은 해야 되고 그래서 주말에 잠을 몰아서 자기는 하는데 그게 도움이 되는지도 잘 모르겠어요. 여기저기 몸에 좋다고 하는 것 다 챙겨 먹는데 살만 찌지 기운은 계속 없어요. 그래서 한약 한번 먹어보려고 이렇게 왔습니다."

물론 그 환자에게는 수면의 절대적인 양이 부족한 것일 수 있다. 어떤 사람은 하루 6시간이 적정 수면시간이고 또 다른 어떤 사람에게는 하루 9시간이 적정 수면시간일 수 있기 때문에 시간을 들여서 개인에 따른 충분한 수면 양을 알아내기 위한 검사를 하기 전까지는 그 피로의 원인이 부족한 수면 때문인지, 아니면 다른 것인지 알 수 없었다. 하지만 그 환자는 이미 스스로 적절한 처방을 내리고 있었다. 주중에 잠이 부족한 것 같으니 주말에는 좀 더 많이 잔다는 것, 그게 말이 될까 싶지만 실제 수면빚(sleep debt) 이론에 의하면 주말에 더 많이 자거나 중간중간 낮에 쪽잠을 자서 필요한 수면의 총량을 채워주는 것이 생체 리듬 회복에 효과가 있다고 인정된다. 그런데 정작 중요한 힌트는 엉뚱한 데서 튀어나왔다. 바로 옆에 있던 그 환자 아내의 말이다.

"애기 아빠가 코를 심하게 골고 중간중간 숨도 안 쉬고, 사람 조마조마해서 잘 수가 없어요. 이걸 치료하려면 어디를 가야 될까요? 큰 병원에 가봐야 할까요?"

답이 나왔다. 그 환자는 수면의 양이 아니라 수면의 질에 문제가 있었던 것이다. 언제부터 그런 증상이 발생했는지 확인해보니 새로운 사업을 시작하고 잦은 술자리와 야식으로 인해 급격하게 살이 찐 1년 전으로 거슬러 올라갔다. 그 환자는 갑작스런 비만으로 인해 거의 1년 이상 정상적인 수면을 통한 회복 즉, 자가 치료를 온전히 하지 못하고 있었던 것이다. 처방에 우선해서 식단 조절과 운동을 권했다. 보약을 먹기 위해 내원한 환자에게 오히려 입맛을 떨어뜨리는 약을 처방한 케이스다.

[한의사 오철의 깨알톡] **수면의 과정**

수면과 수면장애에 대해 현재 가장 깊이 있는 연구 결과를 갖고 있다고 인정되는 미국의 의사 윌리엄 C. 디멘트William C. Dement는 그의 저서 《수면의 약속The promise of sleep》에서 수면의 과정에 대해 뇌파를 이용하여 다음과 같이 밝히고 있다.

step 1. 각성 시에는 빠른 저전압 형태의 베타beta파.

step 2. 잠들기 전 아직은 깨어 있지만 차분히 가라앉은 상태로 뇌파는 조금 느리지만 더 강력한 알파alpha파. 멍한 상태.

step 3. 각성 상태와 수면 상태의 경계에서 정신이 수면으로 넘어가는 순간에는 주파수가 낮아지는 세타theta파. (수면의 1단계, 약 5분) _ 이때부터 감각이 차단되어 정신이 외부 세계로 차단된다. 아직은 얕은 수면 단계이므로 약간의 자극에 의해서도 잠이 쉽게 깨며 눈은 감고 있지만 눈동자는 천천히 이리저리 움직인다. 오락가락 졸고 있는 상태.

step 4. 수면 방추sleep spindle와 K-복합체K-complex가 드문드문 나타나는 뇌파. 뇌가 확실히 수면 상태로 들어갔다(수면의 2단계, 약 5~10분). 진짜 자는 상태.

step 5. 크고 일정하며 낮은 주파수를 가진 델타delta파의 단계로 깊은 수면의 첫 단계(수면의 3단계).

step 6. 서파 수면이라고도 부르는 깊은 델타파. 심박동과 호흡이 규칙적이고 각성 시보다 상대적으로 느리며, 근육의 긴장이 풀린 상태(수면의 4단계). 침 흘리고 자는 상태.

그리고 수면의 4단계가 얼마간 유지된 후 전혀 새로운 수면 단계가 시작된다. 눈동자가 빠르게 움직이고, 모든 근육은 완전히 마비되고 뇌의 활동이 크게 늘어난다. 이때 우리는 꿈을 꾸는 것이다. 바로 렘수면REM : Rapid Eye Movement(눈동자가 빨리 움직이는 수면상태를 의미)이다. 이 렘수면은 10분 정도를 유지하는데 델타파는 사라지고 다른 여러 뇌파들이 혼합되어 나타난다. 그리고 이 수면은 워낙 독특한 상태이기 때문에 우리의 수면을 렘수면과 비렘수면non-REM으로 구분해서 설명하기도 한다. 어쨌든 이와 같은 렘수면 이후에는 다시 델타파가 보이는 수면의 3, 4단계가 이어지고 다시 또 렘수면 상태로 들어갔다가 나오는 패턴을 반복하다가 아침이 되면 잠에서 깨는 것이 일반적인 수면의 과정이다.

잠 못 이루는 사회

老少之睡不同 睡辨陰陽虛實 臥不安 身重嗜臥 惡人欲獨處

老少之睡不同 노소지수부동 (노인과 젊은이의 수면은 다르다)

…壯者之氣血盛 其肌肉滑 氣道通 榮衛之行不失其常 故晝精而夜瞑
〈靈樞〉

…장자지기혈성 기기육활 기도통 영위지행부실기상 고주정이야명
〈영추〉

● ● ● 젊은이는 기혈이 왕성하고 근육이 윤택하며, 기가 도는 길이 잘 통하기 때문에 영기榮氣와 위기衛氣의 운행이 정상적인 상태를 잃지 않으므로 낮에는 정신이 맑고 밤에는 잠을 잘 잘 수 있다. 반면 노인은 기혈이 쇠약하고 근육이 마르고 기가 도는 길이 막혀 오장의 기가 서로 충돌하게 되고, 영기가 쇠약하고 부족해져서 위기가 안으로 들어가 영기와 부딪치게 되므로 낮에는 정신이 맑지 못하고 밤에도 잠을 자지 못한다〈영추〉.

說

"나이가 들면 새벽잠이 없어진다.", "나이가 들면 잠들기가 힘들다.", "나이가 들면 수면양이 줄어든다." 모두 옳은 말일까? 물론 결과만 보면 세 가지 표현이 모두 옳다. 하지만 나이가 든다고 해서 정말 잠이 없어지는 것은 아니다. 정확하게 말하자면 잠을 유지할 수 있는 능력이 감소되는 것일 뿐이다.

WASO awakening after sleep onset(수면 중간에 잠이 깨는 것)를 연구하면 나이가 들수록 WASO의 횟수가 증가하는 것을 알 수 있다. 이것은 불완전한 잠을 의미하고 불완전한 잠이란 온전치 못한 피로회복을 의미한다. 푹 자는 것이 피로회복이고 결국 그것이 생명 연장이니까! 그리고 그 내용을《동의보감》에서는 수면과 각성의 핵심인 위기의 순환에 문제가 발생한 것으로 본다. 오장이 허하고 몸 전체가 약해진 노인들은 위기의 순환에 장애가 발생해서 낮에도 정신이 맑지 못하고 밤에도 푹 잠을 자지 못한다는 것. 이것은 수면과 각성의 정상 리듬이 재배치되거나 그 경계가 모호해지는 것이다.

이 외에도 각종 수면장애에 대한 증상과 원인에 대한 설명이 이어진다. 각성과 수면을 음양으로 분리하여 판단하고[睡辨陰陽虛實수변음양허실], 잠을 잘 자지 못하는 증상과 잠을 너무 많이 자는 증상에 대한 조문에서는 정신적인 문제 즉, 스트레스나 걱정거리를 원인으로 제시하고, 몸에 습이 많아서 개운하지 못하고 계속해서 누워 있기를 좋아하는 증상에 대한 처방도 소개한다. 예나 지금이나 수면장애는 똑같이 사람을 괴롭혔던 것이다[臥不安와불안], [身重嗜臥신중기와], [惡人欲獨處오인욕독처].

心

국민건강보험공단의 2013년 8월 보도자료를 보면 대한민국 국민의 수면장애가 최근 5년간 연평균 12% 증가한 것으로 조사되었다. 2008년 수면장애로 진료를 받은 환자는 22만 8천 명이었는데

2012년에는 35만 7천 명으로 늘었으며 그 중 66.7%는 불면증(쉽게 잠들지 못하거나 잠들었다가 자주 깨는 증상)이었다. 그야말로 밤새 안녕하지 못한 사람들이 늘어나고 있는 '잠 못 이루는 대한민국'이라는 말이다.

우리는 왜 점점 밤새 안녕하지 못한 것일까? 물론 노인 인구가 늘어나기 때문에 구조적으로 그런 수치를 보일 수 있다고 주장할 수도 있다. 수면장애의 여러 증상 즉, 불면증, 수면 무호흡, 과다수면, 기면증 등의 증상이 모두 같이 늘어났다는 조사 결과는 다른 원인을 찾게 만든다. 특히 발작성 수면장애가 조금 더 늘어난 것은 노령화와는 큰 상관없는 데이터다. 아래의 문항에서 그 이유를 찾아보자.

① 비만 인구가 많아졌다. 따라서 수면무호흡증의 확률이 높아졌다.
② TV와 인터넷, 핸드폰의 발달이 우리의 잠을 앗아갔다. 더 놀고 싶다.
③ 너무 예쁜 여자들이 많아져서 가슴이 콩닥거려 남자들이 잠을 잘 수가 없다. 응?
④ 직장에서 업무가 너무 많아 퇴근이 늦어진다. 때려치울까?
⑤ 술을 마시고 클럽에 가서 놀아야 한다. 젊음이 주체가 되지 않거든.
⑥ 건강을 해치는 음식물을 점점 더 섭취하게 되었다. 신경계가 이상하게 날뛴다.
⑦ 온라인 게임이 날 이렇게 만들었다. 득템만이 살길이다.

지금도 지금이지만 10년 후, 혹은 20년 후가 문제다. 최소한 지금 40대들의 어린 시절에는 핸드폰과 심야 방송이 없었다. 해가 지면 당연히 집에 들어가서 저녁 먹고 꾸벅꾸벅 졸다가 잠이 들었다. 낮에는 종일 노는 것이 일이었다. 학교에 가서 수업 시간에는 노래하고 큰소리로 책을 읽다가 쉬는 시간에는 무조건 운동장에서 뛰어놀았다. 점심시간에는 5분 이내에 도시락을 후다닥 먹고 나가서 친구들과 공을 차고 놀거나 야구를 하고 놀았다. 그렇게 학교 일과가 끝나면? 또 놀았다. 물론 당시에도 학원은 있었다. 하지만 학원에서도 우리는 노는 것이 일이었다. 특별한 게임기가 있었던 것도 아니다. 구슬치기, 비석치기, 말뚝박기, 고무줄, 오징어, 다방구 등의 게임을 할 때에는 지금과 같은 충전기가 필요 없었다. 그냥 건강한 친구들과 운동장만 있으면 그만이었다. 그렇게 열심히 뛰어놀다가 집에 오면? 저녁식사와 잠이 전부였다. 그리고 잠자고 일어나면 금방 다시 싱싱하게 학교에 간다. 공부하러? 아니다. 놀러 간다. 우리는 그렇게 놀고 먹고 싸우고 푹 자면서 성장했다.

그런데 지금의 아이들 즉, 현재 40대의 2세들은 모니터와 핸드폰 안에서 논다. 동요를 가르쳐주는 음악 선생님도, 그림을 가르쳐주는 미술 선생님도, 체조와 구르기를 가르쳐주는 체육 선생님도, 하다못해 옛날 이야기를 들려주는 할머니조차도 모두 모니터와 핸드폰 안에 있다. 이런 세상의 아이들은 손가락과 눈이 먼저 발달한다. 아니 빨리 발달하고 그만큼 빨리 늙어 버린다. 그리고 일찍 잠드는 것을 힘들어한다. 엄밀히 말하자면 잠들기 싫어한다. TV와 모니터, 핸드폰 안에 너무 재미있는 자극들이 있는데 그것을 뒤로한 채 잠이 드는 것이 아쉬운 것이다. 그러다 보니 어른들이 보기에 이건 아니다 싶어 운동을 시키려 내보낸다. 하지만 대한민국의 도시라는 그림에는 운동장이 생략되어 있다. 그냥 운동을 위한 학원을 보내는 것이다. 그것도 셔틀버스나 자가용을 이용해서 옮겨다 준다. 흙을 밟을 일이 없어진 아이들이다. 비 온 뒤에 지렁이와 달팽이를 볼 일도 없다. 그것들은 그냥 모니터와 핸드폰 안에서 검색하면 나오는 '동영상 속 캐릭터'일 뿐이다.

아이들은 잠을 자야 성장한다. 여기서 '성장'이라는 의미는 생물학적인 세포분열을 통한 숫자와 부피의 상승만을 의미하는 것이 아니다. 깨어 있는 동안 쌓인 피로를 회복하고 많은 외부의 자극을 정리하는 시간을 통해 정신적으로 안정적인 성인이 되어가는 과정도 역시 '성장'이다. 그런데 우리 아이들은 그런 '성장'에 문제를 갖고 성장하고 있다. 그들이 구성하고 만들어갈 앞으로의 사회는 어떤 모습이 될 것인가? 그토록 존경해온 스티브 잡스가 갑자기 미워지려고 한다.

안녕히 주무세요

寢睡法 辟惡夢 用藥法 單方 鍼灸法

單方 단방

酸棗仁 산조인

睡多則生用 不得睡則炒熟用之〈本草〉
수다즉생용 부득수즉초숙용지〈본초〉

●●● 잠이 많은 경우에는 생용 즉, 날것으로 쓰고 잠을 못 자면 볶거

나 삶아서 쓴다〈본초〉.

沙參사삼 (더덕)

治多睡 常欲眠 煮服或作虀食之〈本草〉

치다수 상욕면 자복혹작제식지〈본초〉

••• 잠이 많고 항상 졸린 증상을 치료한다. 달여 먹거나 무쳐서 먹는다〈본초〉.

茶다 (차)

令人少睡 溫服除好睡〈本草〉

령인소수 온복제호수〈본초〉

••• 졸음이 덜 오게 한다. 따뜻하게 해서 복용하면 졸음이 오는 것을 제거한다〈본초〉.

說

이제 잠을 잘 자는 방법을 소개한다. 바로 누워서 가슴에 손을 얹고 자는 것은 죽은 사람을 염했을 때의 모습이니 옆으로 누워서 무릎을 굽히고 잠을 자라고 한다. 공자께서 추천한 방법이라는데 실제 그 방법이 더 효과적인지는 잘 모르겠으나 일부 허리에 통증이 있는 경우 엎드리거나 똑바로 누워서 자는 것은 좋지 않을 수 있다. 물론 병변의 위치와 증상에 따라 많은 차이가 생기므로 무작정 허리가 아플 때 옆으로 자라는 의미는 아니다[寢睡法침수법]. 그리고 악몽을 막는 방법을 소개한다. 이것은 꿈에 대한 초자연적인 당시의 믿음을 보여주는 단면이다. "나쁜 꿈은 초목에 붙고, 좋은 꿈은 주옥이 되어라."라고 외치란다. 그리고 사향, 소합향, 호랑이의 머리, 서각, 영양각 등의 약재를 이용하여 베개를 만들면 가위눌리거나 악몽을 꾸지 않게 된다고 소개한다. 궁금하시면 직접 해보시길[辟惡夢벽악몽].

이후에는 수면장애에 대한 처방들이 소개된다. 이 중 현대에도 많이 쓰이는 약재는 바로 산조인酸棗仁이라는 약재로서 바로 다음에 소개되는 단방 즉, 하나하나의 약재 소개에도 18가지 약재 중에 역시 산조인이 등장한다. 여기에서 흥미로운 점은 잠이 너무 많이 오면 산조인을 날것으로 쓰고, 잠을 못 자면 산조인을 볶거나 삶아서 처방하라고 한 점이다. 같은 약재라 하더라도 그 약재의 수치 과정상 정반대의 효능을 나타내게 유도할 수 있다는 독특한 한의학의 방제학 원리를 엿볼 수 있다.

心

"저는 바닥이든 벽이든 머리만 대면 자요."라고 말하는 사람을 부러워하는 사람이 있다. 잠을 자려고 아무리 노력해도 쉽게 잠이 들지 않는 사람이다. "커피? 아무리 마셔도 잠과는 상관없어요."라고 말하는 사람을 부러워하는 사람 역시 있다. 커피를 한 잔만 마셔도 밤새도록 엎치락뒤치락 하는 사람이다.

잠을 푹 자려면 어떻게 해야 할까? 규칙적으로 잠자리에 들고 너무 피곤하거나 너무 한가한 것을 피해야 한다. 잠들기 두어 시간 전에는 과식하지 말고 불을 켜고 자거나 너무 시끄러운 곳을 피해야 한다. 너무 뜨겁거나 차가운 곳을 피하고 카페인을 섭취하지 않아야 한다는 뻔한 내용 말고 정말 잠을 잘 잘 수 있는 방법은 없을까?

결론부터 말하자면 "있어도 어차피 못 잘 사람은 못 잔다. 쏘리!"라는 허무한 답을 해야 할 것 같다. 바닥이든 벽이든 머리만 대면 잠이 든다는 사람은 병적인 상황이 아니라면 잠이 부족한 즉, 수면빚sleep dept이 많이 누적된 사람이다. 그 사람이 틈틈이 잠을 자 수면빚을 없애고 나면 그런 증상은 사라질 것이다. 부러워할 것 없다. 커피나 차에 들어 있는 카페인에 의한 각성 효과가 상대적으로 오래가는 사람은 그 사람 나름의 식습관을 주의해야 한다. 남들처럼 커피나 술이나 마실 것 다 마시고 똑같이 잠잘 수 없다는 내 스스로의 생리학적 차이를 깨끗이 인정해라.

잠들기 전에 몇 분에서 몇 십분 뒤척이는 것은 입면장애가 아니다. 의외로 그런 사람들이 많다. 다만 잠들기 위해 누운 그 시간에 '나는 왜 잠이 오지 않을까?'라는 불안감을 가지면 문제가 된다. 그 강박이 오히려 정상적인 입면을 방해하기 때문이다. 솔직히 잠이 오지 않으면 그냥 다시 일어나서 책을 보거나 음악을 들어라. 하지만 오감에 강한 자극을 주는 것은 삼가라. 록이나 댄스 음악보다는 재즈나 클래식 음악을 듣는다. TV 시청이나 컴퓨터 오락을 하기보다는 책을 읽거나 라디오를 듣는다. 때로 배가 고프다면 맵고 짜고 새콤한 음식보다는 담담하거나 살짝 달콤한 음료를 선택한다. 샤워보다는 족욕이나 반신욕을 하는 것이 좋다. 너무 재미있는 책을 읽기보다는 이 책과 같이 한자가 은근 섞여 있는 것을 읽어보는 것도 좋은 방법이다. 수면제를 처방받기 전에 이 책부터 읽으시길 권한다!

잠이 부족하다고 생각하면서 정작 잠들기 힘들어하는 사람에게 잠은 언제까지나 부족하다고 느껴질 것이다. 대부분의 경우 그런 사람들은 잠이 부족한 것이 아니라 생물학적 피로도가 높아진 것이기 때문이다. 한약 처방과 본인의 노력을 통해 정상적인 생리 사이클을 되찾아야 한다. 그렇지 않으면 올빼미 다크써클 대마왕이 된다.

7 목소리 聲音

꿈에 이어서 뜬금없이 목소리가 나오는 것이 어이없다고 생각될 수 있다. 나 역시 그런 생각이었다. 하지만 꿈이라는 것은 단순히 꿈이 아닌 수면에 대한 이야기였고 목소리는 몸 상태의 변화를 대략적으로 가늠할 수 있는 진단 도구의 하나로 사용할 수 있으므로, 그 '진단'의 관점에서 보고 목소리의 중요함을 인정하면 허준 선생의 의도가 이해된다.

퇴근길에 시골에 계신 부모님께 전화를 드렸는데 아버지의 목소리가 이상하다. 그럼 대뜸 물어본다.

"어디 편찮으세요? 혹시 감기 걸리셨어요?"

그렇게 목소리는 우리의 몸 상태를 표현해주는 하나의 진단 근거로 이용된다. 이비인후과 전문의의 진단 없이도 짐작이 가능한 사인이다. 《동의보감》을 집필하던 조선 중기에는 오늘날의 '노래방'이 없었다. 즉, 목이 쉬거나 목소리가 이상하면 그것은 단지 임재범의 노래를 죽기살기로 따라 부르느라 목을 무리하게 써서 발생한 목소리의 변화가 아니라 내 몸의 이상 변화가 목소리의 변화를 만들어낸 것일 확률이 높다는 의미다. 《동의보감》〈내경편〉의 일곱 번째 내용은 바로 그 '목소리'에 관한 것이다.

목소리가 목구멍에서 나오는 게 아니라고?

聲音出於腎 聽聲音辨病證

聲音出於腎 성음출어신 (목소리는 신腎에서 나온다)
心爲聲音之主 肺爲聲音之門 腎爲聲音之根
심위성음지주 폐위성음지문 신위성음지근

● ● ● 심장은 목소리의 주인이 되고, 폐는 목소리의 문이 되며, 신장은 목소리의 뿌리가 된다.

說

목소리는 당연히 목구멍에서 나온다. 하지만 목소리의 근본은 신장에 있다고 설명한다. '왜?'는 설명해주지 않고 그냥 그렇단다. 이것은 단순히 복식호흡을 장려하는 말은 아니다. 도가道家 수양에서 하단전에 주목하라는 의미이며 하단전에서 표현되는 정精의 상태를 판단하는 데 목소리가 유의성 있다고 말하는 것이다[聲音出於腎성음출어신].

또한 음성을 듣고 병증을 분별할 수 있다는 조문 [聽聲音辨病證청성음변병증]에서는 목소리만 듣고 병을 아는 사람은 성聖 즉, 성인이라고 했다. 바꿔 말하면 일반인은 모르는 것이 정상이며 아는 것이 이상하다는 말이다. 그리고 목소리는 다섯 음에 부합되며 목화토금수에 맞춰보자면 길고 건조하며 탁하고 울리며 맑은 것이 각각 짝을 이룬다는, 다소 이해가 쉽지 않은 내용이 또 설명된다. 이노무 한의학!

心

세상의 모든 소리는 공기의 진동에 의해 발생한다. 어떤 물체끼리 부딪쳤을 때 발생하는 진동이 공기를 따라 전해져서 귀의 고막을 진동시키면 결과적으로 우리는 소리가 들린다고 인지한다. 그래서 공기가 없는 우주에서는 말이 전달될 수 없다고 한다. 어쨌든 사람의 목에서 나오는 소리 즉, 목소리는 폐를 들락거리는 공기가 목구멍 안쪽의 성대vocal cords를 지나면서 만들어내는 진동이다. 말을 하지 않을 때 즉, 숨을 쉴 때에는 성대가 활짝 열려 있어서 공기가 들락거리고 말을 할 때에는 성대 사이가 좁아지면서 공기의 진동을 일으켜 소리가 나는 원리이다. 일반적으로 성인 남성의 성대는 여성과 어린이의 성대보다 굵고 길다(평균 2cm). 따라서 남성은 성대주름이 떨리는 횟수가 여성과 어린이보다 적기 때문에 낮은 음역대의 목소리를 갖게 된다. 기타 줄이나 가야금 줄의 길이와 굵기에 따른 음높이를 떠올리면 이해가 쉽다.

이렇듯 목소리는 폐의 호흡과 성대의 마찰로 인해 발생하는 것이 명확한데《동의보감》에서는 왜 목소리의 주인은 심장이고 목소리의 뿌리는 신장이라고 했을까? 아마도 그것은 목소리에 실린 정기신精氣神을 살핀 것이라고 추측된다. 사람이라면 누구나 목소리를 가졌지만 그 몸에 갖춰진 정기신의 상태에 따라 각각의 특색이 입혀지며 그 근본을 찾아 올라가자면 인체 음양의 두 축인 심신心腎으로 귀결

된다는 것이다. 내가 기쁘고 들뜨면 목소리도 높아진다. 내가 피곤하고 힘이 없으면 내 목소리 역시 힘이 없다. 슬픈 목소리는 슬픈 것이고 졸린 목소리는 졸린 것이다. 그렇게 목소리는 나의 마음과 몸을 표현하는 하나의 지표라는 사실을 다시금 생각해보라는 의미다. 표리로 보자면 폐肺는 목소리의 표表(바깥)가 되고 신腎은 목소리의 리裏(안쪽)가 된다.

목소리가 이상해요

卒然無音 因雜病失音 厭氣爲瘖 瘖瘂有二 聲嘶 腎怯與失音相似 息有音 不治證 傷寒狐惑聲瘂 小兒疳痢聲瘂

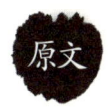

卒然無音졸연무음 (갑자기 목소리가 나오지 않는 증상)

…咽喉者 水穀之道也 喉嚨者 氣之所以上下者也 會厭者 聲音之戶也…

…인후자 수곡지도야 후롱자 기지소이상하자야 회렴자 성음지호야…

●●● 인후咽喉(식도)는 음식물의 통로이고 후롱喉嚨(후두)은 공기가 오르내리는 통로다. 회렴會厭(후두개)은 목소리의 문틀이고 구순口脣(입과 입술)은 목소리의 문짝이다. 혀舌는 목소리의 기틀이며 현옹수懸雍垂(목젖)는 목소리의 관문이다. 항상頏顙(후비강)은 공기가 나뉘어

빠져 나오는 곳이고 횡골橫骨(설골)은 신神의 다스림으로 혀를 놀리는 곳이다. … 사람이 갑자기 목소리가 나오지 않는 것은 차가운 기운이 후두개에 침입하여 후두개가 열리지 못했거나, 열렸다고 해도 정상적이지 못해서 열고 닫히는 작용이 되지 않아 목소리가 나오지 않는 것이다.

瘖瘂有二 음아유이 (목소리가 나오지 않는 두 가지)

然有二證 一曰舌瘖 乃中風舌不轉運之類是也 二曰喉瘖 乃勞嗽失音之類是也…
연유이증 일왈설음 내중풍설부전운지류시야 이왈후음 내로수실음지류시야…

● ● ● 목소리가 나오지 않는 것에는 두 가지 증이 있으니, 그 한 가지는 설음舌瘖으로 중풍으로 인해 혀가 잘 돌아가지 않는 것과 같은 경우가 이것이다. 다른 한 가지는 후음喉瘖으로 허로(소모성질환, 폐결핵)로 기침을 하다가 목이 쉰 것과 같은 경우가 이것이다. 대개 설음은 단지 혀가 잘 놀려지지 않아 말을 하지 못할 뿐, 목구멍에서 나는 소리는 여전하다. 후음은 단지 목구멍의 소리가 쉬었을 뿐 혀는 제대로 돌아 말을 할 수 있다.

說

각종 목소리에 관련된 병증 즉, 목이 쉬거나 목소리가 나오지 않는 증상에 대한 설명과 치료 처방이 제시된다[聲嘶성시], [卒然無音졸연무음]. 이런 증상들은 일반적으로는 후두喉頭, larynx의 병변에 의한 것으로 후두염이나 종양, 또는 사고로 인한 상처가 그것이다. 또는 성대의 움직임을 담당하는 신경이나 근육에 문제가 발생했을 수도 있다.

《동의보감》에서는 목소리가 나오지 않거나 쉰 목소리가 나오는 급성 혹은 만성 후두염 증상에 대한 몇 가지 처방을 소개한다. 형개수, 자소엽 등 호흡기의 염증을 가라앉히는 약을 사용하며, 당연히 증상에 따라 다양한 처방이 구성된다. 그리고 목이 쉰 경우에도 그 원인을 중풍, 기침, 담음, 허손(피로와 쇠약) 등으로 구분하여 처방을 제시한다. 비교적 우리가 쉽게 접할 수 있는 경우 즉, 노래를 불러서 목이 쉰 경우나 출산 후에 목이 쉬었을 때 사용되는 처방 역시 다루다[因謳歌失音인구가실음].

心

감기에 걸려서 병원에 갔던 기억을 떠올려보자. 감기 뿐 아니라 목이 붓거나 아파서 이비인후과에 가서 목을 크게 벌리면 의사 선생님은 작고 둥근 거울을 입안으로 집어넣어 목구멍을 살펴본다. 바로 인咽, 후喉의 상태를 살펴보기 위함이다.

후두는 연부조직인 인두의 아래쪽과 기관 사이에 있는 조금은 재미있는 조직이다. 아래에서부터 올라가면서 설명하자면 폐에서 연결된 기관氣管, trachea이 있고 기관과 연결된 반지 모양의 연골(윤상연골)이 있다. 그리고 윤상연골 위에는 방패를 닮은 연골(갑상연골)이 있고 그 위에는 후두덮개가 있다. 물론 이렇게 단순하게 구성되어 있지는 않지만 대충 보면 이렇다. 그리고 갑상연골과 윤상연골은 피

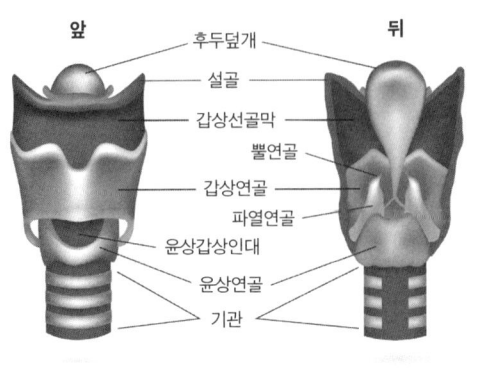

후두 단면도

부 너머로 만져볼 수 있다. 남성들의 목 정중앙에 툭 튀어나온 목젖은 바로 갑상연골의 후두융기 부위이므로 '내 목 안에 후두는 여기쯤이구나.'하고 짐작할 수 있다.

후두덮개는 좀 재미있는 애다. 사람의 목구멍은 하나지만 길은 두 갈래로 나뉘기 때문에 통로 중간에서 오른쪽으로 갈래? 왼쪽으로 갈래? 하고 결정해주는 애가 있어야 공기와 음식물이 올바른 곳으로 갈 수 있는데, 바로 이 후두덮개가 그 역할을 한다. 즉, 음식물은 식도로, 공기는 기도로 들어가게 해주는 병마개와 같은 스위치 역할이 바로 후두덮개의 일이란 말이다. 승객의 목적지에 따라 서울에서 대전까지 내려간 기차가 어떨 때는 호남선을 통해 광주로, 어떨 때는 경부선을 통해 대구로 내려가는 것과 같다고나 할까?

후두덮개 아래에는 갑상연골과 윤상연골 사이에 목소리를 내주는 성대vocal cords가 있다. 그리고 목이 쉬었다는 것은 성대가 피로하다는 의미다. 평소보다 성대를 많이 쓰거나 성대의 진동이 강해져서 성대가 부어버린 것이다. 유명한 가수들의 성대결절과 같은 증상까지 예를 들어 설명할 필요가 없다. 회식 자리에서 술에 취해 목에

무리가 가는 줄 모르고 마이크를 놓지 못했던 부장님의 다음날 쉰 목소리와 밤새 시청 앞에서 "오~ 필승 코리아"를 외치고 난 후 다음날 우리의 목소리를 떠올리면 이해가 쉽다. 성대에 염증이 생긴 것이다.

목소리가 이상하면 한의원에 가세요
通治聲音藥 單方 鍼灸法

單方단방

杏仁행인 (살구씨)

可和酪作湯 益潤聲氣〈本草〉
가화락작탕 익윤성기〈본초〉

••• 젖기름과 섞어서 달여 먹으면 목소리가 더욱 부드럽고 힘 있게 나온다. 목소리를 좋게 하려면 행인 한 되를 껍질과 끝을 제거하고 젖기름 한 냥에 넣어 끓인 다음 꿀을 약간 넣고 반죽하여 벽오동씨앗 크기로 환약을 만들어 미음으로 15~20알씩 먹는다〈본초〉.

梨리 (배)

主中風失音不語 生擣取汁每服一合 日再〈本草〉
주중풍실음불어 생도취즙매복일합 일재〈본초〉

●●● 중풍으로 목이 쉬어서 목소리가 나오지 않는 것을 치료한다. 생으로 즙을 내어 한 홉씩 먹는다〈본초〉.

鷄子계자 (달걀)

多食 令人有聲 以水煮兩沸 合水服之〈本草〉
다식 령인유성 이수자양비 합수복지〈본초〉

●●● 달걀을 많이 먹으면 목소리가 나온다. 물에 두 번 끓어오르게 삶아서 그 물과 같이 먹는다〈본초〉.

説
—

[通治聲音藥통치성음약]에서는 급만성 후두염에 쓰는 7개의 처방과 별도의 처방 하나를 더 소개한 후 항상 모든 문(門)이 끝날 때 붙여지듯 목소리와 관련된 하나하나의 약재(단방)에 대한 설명이 이어진다. 이번에는 단방이 12개만 소개되었지만 이 중에는 이미 우리가 알고 있는 살구씨(행인)를 비롯해서 배(리), 검은 참깨 기름(호마유), 달걀(계자) 등이 포함된다. 어릴 적 노래자랑에 나가기 전에 날계란을 주시던 우리 엄마의 지혜가 《동의보감》에 근거한 것이라니 놀랍지 아니한가?

心
—

목소리는 환자를 진단할 때 하나의 지표로 사용될 수 있다. 하지만 목소리를 통한 진단에서 필요한 점은 그 환자의 평소 목소리를 알고 있어야 한다는 점이다. 그래야 병으로 인해 얼마만큼 소리상의 변화가 왔는지 가늠할 수 있기 때문이다. 편작扁鵲(중국 전국시대의 명의)은 환자의 오장이 끊어지고 신명神明이 지켜지지 못하여 목소리가 쉬면 죽고, 오랜 병에 음성이 점차 쉬어가는 것은 예후가 나쁘다고 했다. 몸의 진기가 지켜지지 못하고 갈수록 병세가 악화되면 목소리에 생기가 없어지고 목소리가 쉰다는 것이다. 아마도 장기 입원 환자의 컨디션을 파악하는 데 일정 부분 도움이 될 수는 있겠다. 하지만 현대에는 오랫동안 지켜보지 않아도 직관적으로 살필 수 있는 다양한 진단법과 바로 치료가 가능한 효과적인 약물들이 존재한다. 구태여 목소리를 듣고 판단할 필요까지 없는 세상인 셈이다.

그!래!도! 만성적인 후두염이나 기관지염 등의 고질병을 치료할 때에는 한의학적인 치료가 큰 도움이 된다. 《동의보감》에서 소개된 처방들은 염증을 내리고 호흡기를 매끄럽게 적셔주는 직접적인 효능을 가진 약재로만 구성되어 있지 않다. 때로는 신장의 정을 보하거나 기를 더해주거나 수분 대사를 안정시켜 주는 약재들을 이용한다. 목이 쉰 것은 모두 비슷한 증상이라 하더라도 그 증상을 유발시킨 원인을 찾아 부족한 것은 더해주고 건조한 것은 촉촉하게 해줘서 균형을 맞춰주는 한의학 치료의 원리를 보여주는 것이다.

수년 전 한 연예기획사에서 어린 연습생을 우리 한의원에 보낸 적이 있었다. 목이 너무 심하게 쉬어서 이비인후과 치료를 몇 개월 동안 받았지만 별 호전이 없어서 나에게 문의한 케이스였다. 알고 보니 그 연습생은 노래를 무리하게 해서 목을 쉰 것이 아니었다. 지방에서 올라와서 자취를 하며 잘 챙겨 먹지도 못하는 상황에서 거의 매일 10시간 이상 무용과 연기, 발성 연습을 해서 발생한 목소리의 장애였다. 설상가상으로 딴에는 날씬한 몸을 만든다고 밥도 하루 한 끼만 먹었다고 했다. 평소 알던 그 기획사 이사에게 전화를 걸어 이렇게 말했다.

"야~, 지금 애를 키우려는 거야?, 잡으려는 거야?"

목을 많이 쓰지도 않았는데 쉰 목소리가 나는 것은 그만큼 내 몸의 정상적인 생리가 힘들게 돌아가고 있다는 말이다. 앞서 설명한 정기신精氣神에 문제가 있다는 의미로 봐야 한다.

그런데 스타를 꿈꾸던 그 친구는 어떻게 되었는지 소식이 없다. 갑자기 궁금해지네.

8 언어 言語

고대 그리스의 철학자 크산투스Xanthus는 그의 하인인 이솝에게 만찬에 사용될 최고급 요리 재료들을 사오라는 심부름을 시켰다. 그런데 이솝은 '짐승의 혀'만 사와 모든 요리를 만들었다. 크산투스는 크게 화를 냈고 이솝은 이렇게 대답했다.

"혀보다 더 좋은 것은 없습니다. 사람들의 생활을 연결해주는 혀는 학문의 열쇠이고 진리이며 이성의 도구이죠. 사람들은 혀를 써서 도시 국가를 건설하고 교육을 하며 의회의 통치 역시 혀를 통해서 다스리는 것입니다. 그리고 혀는 신에 대한 찬미의 도구가 아닙니까?"

화가 났지만 할 말이 없어진 크산투스는 다시 지시를 했다.

"내일도 또 연회를 열 테니 이번에는 최악의 요리 재료를 사와라."

이솝은 이번에도 역시 혀를 사왔다. 그러고는 이렇게 말했다.

"혀는 온갖 갈등의 근원이며 송사를 일으킬 뿐 아니라 분열과 전쟁의 원천입니다. 오류의 도구이며 중상모략의 도구이죠. 혀를 써서 도시 국가를 파괴하고 사악한 일을 믿게 합니다. 신을 찬양하기도 하지만 반대로 신들의 권능에 대한 불경한 언사를 내뱉는 것 역시 혀입니다."

혀를 통해 언어가 가진 양면성을 가장 잘 드러낸 일화로 볼 수 있다. 《동의보감》에서는 언어를 어떻게 설명했을까?

말이 문제일까?, 사람이 문제일까?
肺主聲爲言 言語譫妄 瘖不得語 痰塞亡血赤爲 脈法

肺主聲爲言 폐주성위언 (폐는 소리를 주관하고 말을 이룬다)

難經曰 肺主聲 入肝爲呼 入心爲言 入脾爲歌 入腎爲呻 自入爲哭…
난경왈 폐주성 입간위호 입심위언 입비위가 입신위신 자입위곡…

●●● 《난경難經》에서 말하기를 폐는 소리를 주관한다. 나쁜 기운이 간을 침범하면 고함이 되고, 심장을 침범하면 헛소리가 된다. 비장을 침범하면 노래가 되고, 신장을 침범하면 신음소리가 되며 폐 자체를 침범하면 울음소리가 된다.

言語譫妄 언어섬망

自言曰言 答人曰語〈得效〉… 譫者 妄也 或自言平生常事 或開目言人所未見事…
자언왈언 답인왈어〈득효〉… 섬자 망야 혹자언평생상사 혹개목언인소미견사…

●●● 스스로 하는 말을 언言이라 하고 남에게 대답하는 말을 어語라고 한다. … 섬譫이란 망측한 것이다. 말을 함부로 하는 것 혹은, 혼자서 평상시의 일을 말하거나 혹은 눈을 뜨고 다른 사람들이 보지 못한 일을 말한다. 혹은 혼자 말을 하고, 혹은 잠꼬대를 하며, 혹은 신음소리를 끊임없이 낸다. 심하게는 미친 소리를 하고 욕설을 퍼붓는 것을 모두 섬어譫言라고 한다. 대개 이런 증상은 위장의 열이 심장을 억눌렀기 때

문이다.

説

언어장애에 대한 설명이다. 어떻게 보면 발음장애 즉, 발성상의 문제를 동시에 다루고 있기 때문에 바로 앞의 [성음문聲音門]과 연결된 것으로 볼 수 있다. 다만 소리를 내는 구조에서의 문제는 후두의 병변이나 몸이 허한 상황에서 발생하는, 비교적 가벼운 증상임에 비해 언어장애는 신경 및 정신적인 문제까지 확대해서 봐야 하는 제법 심각한 증상일 수 있다. 이후에 나오는 오장에 따라 고함을 지르거나 헛소리를 하고 노래를 부르거나 울음소리를 내고 신음소리를 낸다고 설명한 것은 당장 쉽게 이해될 수 없는 내용이다. 그러려니 하고 넘기는 것이 좋겠다. 그리고 섬어譫語, 정성鄭聲에 대한 설명이 나온다. 섬어는 미친 소리를 하는 증상이고 정성은 중언부언 중얼거리는 증상이다. 결론적으로 둘 다 멀쩡한 상황은 아닌 셈이다.

[瘖不得語음부득어] 즉, 벙어리처럼 말을 못하는 증상을 나눠보자면 설음, 후음 두 가지가 있으며 이중에서 설음이란 혀의 움직임에 장애가 와서 말이 완성되어 뱉어지지 않는 증상이고, 후음은 혀는 멀쩡하지만 후두에 문제가 있어 소리가 발생되지 않는 증상이다. 그리고 담음痰飮이 경맥을 막거나 망혈亡血 즉, 인체의 영양 성분이 고갈되면 역시 말을 할 수 없다.

心
―

언어 즉, 말을 하는 과정은 고도로 숙련된 학습에 의한 운동이다. 호흡기계에서 공기가 들락거리는 과정 중, 후두의 성대에 의해 진동이 발생해서 소리가 만들어지면 구강에서의 구조물 즉, 턱, 치아, 혀, 인두에서는 그 진동에 옷을 입혀 최종적으로 뜻을 가진 말을 만들어낸다. 세상을 가득 채우고 공기 중에 흔적 없이 사라지는 것이 말이지만, 그 말을 만들어내는 과정은 이토록 복잡한 과정을 거쳐서 나오는 것이다. 그래서 어린 아이들에게 말문이 트였다는 것은 이제 그 복잡한 과정들을 담당하는 기관들이 제 모습을 갖췄다는 것을 의미하며 아빠, 엄마는 고생할 각오를 하라는 의미심장한 뜻을 갖고 있다(ᄊ).

언어장애는 크게 두 가지로 나눈다. 하나는 언어장애 language disorder 즉, 언어를 통한 의사소통에 장애가 있는 것으로, 정신지체까지는 아니어도 전반적으로 언어에 대한 이해도가 떨어지는 상황을 의미한다. 그리고 두 번째는 말장애 speech disorder로, 말을 만들어내는 과정에서 정확도가 떨어지거나 말을 실행함에 있어 문제가 있는 경우를 의미한다. 어쨌든 언어장애란 대부분 뇌 발달의 문제 또는 뇌 손상에 의해 발생하는 것으로 보는데, 교통사고나 심각한 정신적인 충격으로 인한 실어증 aphasia 또는 정신질환자가 혼자 떠들어대고 중얼거리는 행위 등을 떠올리면 비교적 이해가 쉽다. 그리고 또 하나 일상에서 쉽게 접하는 언어장애가 있다. 바로 남자와 여자의 언어 장애가 그것이다(ᄊ).

남자와 여자는 말이 통하지 않는다. 말로써 표현하고자 하는 내용과 목적이 다르기 때문이다. 그야말로 '랑그와 빠롤 langue and parole' 27)

이다. 스위스의 언어학자 페르디낭 드 소쉬르Ferdinand de Saussure가 '랑그'를 '빠롤'에서 분리하여 구조 언어학을 창시했다는, 잘 알지도 못하는 어려운 내용은 집어치우고 간단한 예를 들어 설명하자면 이것이다. 여자 친구가 말했다.

"자기야, 나 요즘 살찐 것 같아. 자기가 보기에는 어때?"

여기서 여자 친구가 말한 내용의 요점을 '랑그'로 받아들이고 대답한다면 남자 친구의 하루는 말 그대로 말린 것이다. 참으로 피곤한 '빠롤'이다.

《동의보감》에서 소개한 정성鄭聲이란 정나라의 소리 즉, 춘추시대 정鄭(BC.806~BC.375)나라의 대중음악이라 한다. 그리고 그 유명한 공자께서 정성이 음란한 것이라고 말해서 뭔가 대단히 문란한 음악일거라 상상하게 된다. 하지만 반대로 생각해보면 그건 단지 공자의 개인적 취향일 수도 있다. 정鄭나라와 위衛나라가 그 전에 망한 상商나라의 문화를 이어받아서 그렇다는 논리를 갖다 붙였지만 그렇게 상상만 가능한 음란한 소리라고 단정 짓기보다는 국가든 사람이든 망하기 전의 상태 즉, 그냥 건강이 많이 상해서 예후가 불량할 때 나오는 헛소리 정도로 보는 것이 옳은 것 같다. 만약 공자님께서 요즘 아이돌들의 음악과 댄스를 보면 뭐라고 하셨을까? 아마 정성이란 단어보다 훨씬 강력한 신조어가 탄생했으리라.

입에서 나오는 모든 것

言微 呼 笑 治法 歌 哭 呻 欠 嚔 噫 太息 大驚不語 中風不語 語澁皆屬風 婦人産前不語産後不語 小兒語遲 言語法 不治證 鍼灸法

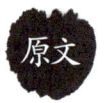

言微언미 (말소리가 미약한 것)

內經曰 言而微 終日乃復言者 奪氣也
내경왈 언이미 종일내복언자 탈기야

• • • 《황제내경》에서 말하기를 말소리가 미약하고 종일 했던 말을 반복하는 것은 기가 빠진 것이다.

說

말뿐 아니라 입에서 나오는 모든 증상들을 나열하고 설명한다. 마치 포털사이트의 지식인 서비스를 보는 느낌이다. 하품은 왜하며 트림은 왜 하는지에 대해 하나하나 설명하는 내용들인데 그것이 뭐 그리 중요할까 싶은 내용까지 다룬다. 《동의보감》은 이렇게 의외의 구성이 있어서 재미를 준다. 나도 덩달아 하나하나 되짚어 보자면 아래와 같다.

[言微언미]는 기운이 없어서 말하는 것이 약한 것을 의미한다. 이유는? 당연히 기가 빠진 것이다. 체력이 부족한 상황이라서 기를 보하는 처방을 한다. 그 이후에는 간심비폐신肝心脾肺腎 오장에 배속되

는 호소가곡신呼笑歌哭呻(고함소리, 웃음소리, 노랫소리, 울음소리, 신음소리)[28]을 설명한다. 먼저 고함소리는 간肝에 속하는 것으로 손발톱에서 푸른 기운이 돌고 욕설이 그치지 않는다. 감정에서 노여움이 간에 속하는 것이므로 그럴싸하다. 화가 치밀면 고함을 지르지 않는가. 다음은 웃음소리인데 이건 미소 같은 자연스러운 웃음이 아니라 미친 듯이 웃는 증상이다. 기쁨이 극에 달해 웃는 것이 마치 불이 타오르는 것과 같아서 심화 즉, 심장의 불이 왕성한 것이라고 설명한다. 비장에는 노랫소리가 짝을 이룬다. 이 역시 예쁘고 곱게 노래하는 것이 아니라 높은 곳에 올라가서 노래를 부르는 것이다. 실성한 것과 비슷하다. 다음은 곡하는 소리 즉, 울음소리다. 폐의 본래 소리라고 하는데 얼굴이 창백하고 슬픔에 빠져 우는 것이다. 마지막 신음소리는 통증으로 인한 소리다. 피곤이 몰려서 겉으로 드러나는 것이며 신장에 병이 생기면 신음소리를 낸다.

[欠흠]은 하품이다. 학창 시절 혹은 결혼식 주례 선생님 말씀 도중 수없이 경험했던 바로 그것.《동의보감》에 의하면 하품은 인체의 음양이 조화롭지 못한 상황에서 나오는 것이며, 학질瘧疾[29]을 시작하기 전에 하품이 잦아질 수 있고 기가 결여되어 발생하는 것이 바로 하품이라고 한다. 요즘에는 뇌의 온도가 올라가는 것을 막기 위한 의도하지 않은 각성 운동이라는 설이 있다.

[嚔체]는 재채기다. 재채기는 코 안쪽이나 기도의 상부쪽 점막에 자극이 발생할 경우 반사적으로 이물질을 내보내기 위한 횡격막과 복부 근육의 강한 수축작용인데《동의보감》에서는 약간 다른 해석들도 옮겨져 있으나 결국 콧속이 가려워서 공기가 나오는 것이라 설명한다. 그리고 [噫희]는 트림이다. 소화기에 가스가 찼을 때 그 가스

를 토해내는 것이라고 현대 의학과 동일한 설명을 한다.

[太息태식]은 말 그대로 큰 숨소리 즉, 한숨이다. 속상하거나 답답한 일이 있을 때 기운을 환기시키려는 심리적인 요인 또는 동맥혈에 산소분압이 떨어졌을 때 반사적으로 나오는 큰 호흡이다.

心

뭐 이런 내용까지 하나하나 다 언급했을까 싶다. 하지만 자의든 타의든 《동의보감》은 의학서이면서 생리학 교과서의 역할을 해야 했을 것이고 당연히 자잘한 내용들이 많이 들어가야 했으리라 추측해본다. 허준 선생께서는 얼마나 피곤했을까? 마지막으로 [언어문言語門]에서 어찌 보면 가장 중요하다고 볼 수 있는 [言語法언어법]의 내용을 소개하면서 이번 단락을 마무리하고자 한다.

말을 적게 해서 몸 안의 기를 길러라. 말이 과다하면 기침을 하거나 목이 쉬게 된다. 말하거나 소리 내어 읽을 때, 언제나 소리를 기해氣海(배꼽 아래의 혈자리)에서 낸다고 생각해라. 그리고 매일 저녁 이후에는 말을 하거나 소리 내어 읽지 말고 차라리 날이 밝기를 기다리는 것이 좋다. 음식을 먹을 때는 말을 하지 말아야 하는데, 말하면서 음식을 먹는 사람은 늘 가슴과 등이 아프다. 옛 사람들이 밥을 먹을 때 말을 하지 말고, 잠잘 때 말을 하지 말라고 한 것은 이런 이유다. 누워서 크게 말하지 마라. 기력을 상하기 때문이다. 또한 잠자리에 누워서 말을 많이 하거나 웃지 말아야 한다. 우리 몸 안의 오장은 종 또는 경쇠(놋쇠조각 따위를 매달아 만든 타악기)와 같이 매달려 있는 장기이므로 누워 있을 때 소리를 내는 것은 좋지 않다.

[한의사 오철의 깨알록]
太乙眞人 七禁文 태을진인 칠금문

小言語 養內氣 소언어 양내기 : 말을 적게 하여 몸의 기운을 기른다.
戒色欲 養精氣 계색욕 양정기 : 색욕을 경계하여 정기를 기른다.
薄滋味 養血氣 부자미 양혈기 : 입맛을 담백하게 하여 혈기를 기른다.
嚥精液 養臟氣 연정액 양장기 : 진액을 삼키고 잘 보존하여 오장의 기운을 기른다.
莫嗔怒 養肝氣 막진노 양간기 : 분노하지 않음으로 간의 기운을 기른다.
美飲食 養胃氣 미음식 양위기 : 음식을 조절하여 위장의 기운을 기른다.
少思慮 養心氣 소사려 양심기 : 고민을 적게 하여 심기를 기른다.

말조심, 이성 조심, 짜고 매운맛 조심, 정액이나 침을 버리는 것 조심, 너무 화내지 않도록 조심, 음식 조심, 스트레스 조심. 이렇게 일곱 가지를 조심하라고 한 것이 바로 칠금문이다. 그리고 그 중에서 첫 번째가 바로 말조심이다. 물론 여기서는 입단속하라는 의미가 아니라 말을 많이 해서 기운이 빠져 나가는 것을 주의하라는 뜻이다. 하지만 현대로 가져와서 인용해보자면 여기에 입단속이라는 의미를 하나 더하는 것이 좋겠다.

9 진액 津液

　체액이다. 우리 몸의 3분의 2를 구성하는 액체를 말한다. 침, 땀, 눈물, 콧물, 혈액, 뇌척수액 모두 체액이며 한의학에서는 진액津液이라고 부른다. 그리고 《동의보감》 [진액문]에서는 이런 여러 가지 액체 중에서 유독 땀에 대해 집중한다. 그 이유는 아마도 특정 부위에서 나오는 액체가 아닌, 몸 전체에서 나오는 물이라서 그런 것 같다고 추측할 뿐이다. 코에서 나오는 콧물이나 입에서 나오는 침과 같이 눈에 보이는 큰 구멍에서 나오는 것이 아니라 현부玄府라는 눈에 보이지 않는 구멍을 통해 피부에서 물이 스미듯 나오니 말 그대로 진액이란 단어와 땀은 제법 어울린다고 볼 수 있지 않을까?

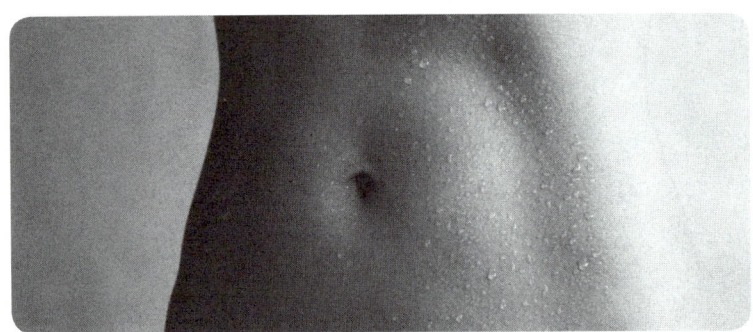

우리 몸의 액체 身中津液 腎主液 脈法

身中津液 신중진액 (몸속의 진액)

靈樞曰 腠理發泄 汗出溱溱 是謂津 津脫者 腠理開 汗大泄
영추왈 주리발설 한출진진 시위진 진탈자 주리개 한대설

●●● 〈영추〉에서 말하기를 주리(피부)가 열려서 새어 나오게 되면 땀이 줄줄 흐르게 되는데, 이것을 일컬어 진이라고 한다. 진이 빠지면 주리가 열려서 땀이 많이 흐른다.

腎主液 신주액 (신腎은 액을 주관한다)

靈樞曰 五藏化液 心爲汗 肺爲涕 肝爲淚 脾爲涎 腎爲唾 是爲五液
영추왈 오장화액 심위한 폐위체 간위루 비위연 신위타 시위오액

●●● 〈영추〉에서 말하기를 오장에서 각기 분화되어 나오는 액체가 있는데, 심장에서는 땀, 폐에서는 콧물, 간에서는 눈물, 비장에서는 연(군침), 신장에서는 침이 된다. 이것이 오액이다.[30]

説

돋보기 등을 이용해서 사람의 피부를 보면 오밀조밀한 퍼즐조각과 같은 문양이 있다. 그 피부결을 한의학에서는 주리腠理라고 하는데 주리가 성글어져서 열리면 땀이 그 틈을 타서 새어 나온다고 설명한다. 본문을 보자면 음식물이 입으로 들어가면 액체가 되며 날씨

가 춥거나 옷을 얇게 입고 있으면 소변이 된다. 날씨가 덥거나 옷을 두껍게 입으면 땀이 되며 내부 장기 중에서 대장은 진을 주관하고, 소장은 액을 주관하며 진액을 피부와 전신에 골고루 보내주는 기능을 한다.

신장은 모든 물을 주관한다. 즉, 진액을 다스리는 것은 신장의 역할이란 의미다. 다만 모든 진액을 신장 하나가 다스리는 것은 아니고, 각각의 장부에 배속된 액체가 있어 신장은 그것들을 전반적으로 관리하게 된다. 즉, 진액이 간에 배속되면 눈물이 되고, 심장에 배속되면 땀이 된다. 비장에 배속되면 군침이 되고, 폐에 배속되면 콧물이 되며 신장 자신으로 배속되면 침이 된다. 이렇게 분화된 눈물 땀, 군침, 콧물, 침(淚汗涎涕唾루한연체타)을 오액五液이라 한다.

心

재미없다. 별로. 네 맛도, 내 맛도 아니다. 특히 진津이 뭔지 액液이 뭔지 오액五液이 뭔지 구분하는 것이 무슨 의미가 있을까 싶다. 그래도 어쩌겠는가? 천사 같은 마음으로 하나씩 풀어서 살펴보자면 다음과 같다.

굳이 구분해 보자면, 진은 뭔가 찐득한 느낌의 액체이고 액은 주룩 흐르는 물과 같은 것으로 구분할 수 있다. 그리고 오액은 간과 눈물, 심장과 땀, 비장과 군침, 폐와 콧물, 신장과 침으로 각각 오장에 배속시킬 수 있으며, 간은 눈과 통해 있으니 눈에 있는 액체 즉, 눈물과 짝을 이룰 수 있고, 심장은 열심히 일하면 땀나는 것, 즉, 열나게 일하면 땀나는 것이므로 불(심장)과 연관 지어 땀을 떠올릴 수 있다.

비장은 소화기를 의미하는 것이므로 당연히 음식을 봤을 때 입에 고이는 군침을 배속시킨 것이고 폐는 호흡기 즉, 코와 연관되어 있으니 당연히 콧물과 짝을 이룬다. 그런데 신장이 왜 침과 연관이 있는지는 좀 애매하다. 입은 소화기이므로 비장과 연결시키는 것이 더 쉬운데 왜 그랬을까? 아마도 신장과 연관된 귀에서는 액체가 나오지 않기 때문에 하나 얻어걸린 것 같다. 참고로 연涎과 타唾를 구분해 보자면 연涎은 이하선(귀밑샘)에서 분비되는 침으로, 탄수화물 소화 효소를 포함한 군침으로 볼 수 있으며 타唾는 악하선(턱밑샘)에서 분비되는 침으로, 평소 입을 촉촉하게 해주는 묽은 침이라고 볼 수 있다. 그리하여 결론은 아, 구분하기 귀찮다.

땀에 대한 모든 것을 알려주마

汗因濕熱 自汗 盜汗 童子盜汗 頭汗 心汗 手足汗 陰汗 血汗 黃汗 漏風證 亡陽證 止汗法 無汗 絶汗 柔汗 汗出凶證 禁忌

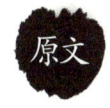

自汗자한 (아무 때나 흘리는 땀)

自汗者 無時而濈濈然出 動則爲甚 屬陽虛 胃氣之所司也 治法宜補陽 調胃〈正傳〉

자한자 무시이즙즙연출 동즉위심 속양허 위기지소사야 치법의보양 조위〈정전〉

●●● 자한自汗이란 시도 때도 없이 땀이 축축하게 나는 것으로서 움직이면 더욱 심해지는 증상이다. 이것은 인체의 양陽이 허약한 상태에 속하고 위장胃의 기운에 의해 관리되는 것이다. 치료법은 마땅히 보양조위補陽調胃 즉, 양陽을 보하고 위장을 고르게 해줘야 한다〈정전〉.

盜汗도한 (잠잘 때 흘리는 땀)

盜汗者 寐中通身如浴 覺來方知 屬陰虛榮血之所主也 宜補陰降火 〈正傳〉

도한자 매중통신여욕 각래방지 속음허영혈지소주야 의보음강화 〈정전〉

●●● 도한盜汗이란 수면 중에 전신이 목욕한 듯 흠뻑 젖지만 깨어나서야 비로소 아는 것이다. 이것은 인체의 음陰이 허약한 상태에 속하고 영혈(영양성분과 혈액)이 주관하는 것이므로 반드시 음陰을 보하고 화火를 내려줘야 한다〈정전〉.

説

땀은 체온 조절에 큰 역할을 한다. 몸이 뜨거워지면 땀을 내서 피부의 온도를 낮춰주는 것이 바로 그것인데, 병원에서 알코올솜으로 손을 닦았을 때 그 알코올이 날아가면서 피부가 시원해지는 것을 느꼈다면 그 원리를 그대로 적용해보면 이해가 쉽다. 땀이 나고 그 땀이 공기 중으로 증발하면서 몸의 열을 내려주는 이치다. 그리고《동의보감》에서는 습열濕熱에 의한 것 즉, 몸에 습기가 차고 열이 나면 열과 습이 부딪쳐서 찜통에서 물방울이 맺히듯 땀이 난다고 설명한다. 이치는 두 가지가 얼추 통하지만 이번에도 역시 한의학은 좀 멋이 나지 않는다[汗因濕熱한인습열].

자한自汗과 도한盜汗은 한 세트로 보는 것이 편하다. 둘 다 정상적이지 못한 땀이지만 자한은 땀이 시도 때도 없이 줄줄 흐르는 것이고 도한은 잠잘 때만 땀이 나는 것이다. 그래서 이름도 도둑盜+땀汗=도한盜汗이다. 원인으로 구분하자면 자한은 양기陽氣가 허한 것이고 도한은 음陰이 허해서 허열虛熱이 뜬 것이므로 치료를 할 때 자한은 기를 보해주는 약을 처방하고, 도한은 음이 허한 것을 보하면서 허열을 꺼주는 처방을 기본으로 한다. 1980년대 어린이 허약 체질 개선용으로 TV에서 광고하던 '키디'라는 약은 본문에서 소개된 소건중탕을 이용해 만든 영양제로, 밥도 잘 먹지 않고 몸이 허약해서 비실비실 자한自汗을 흘리는 아이들에게 권하던 약이었다.

그 다음에 이어지는 내용은 특정 부위에만 땀이 나는 증상들이다. 우리 주변에는 머리 또는 가슴팍, 손발 또는 사타구니에만 땀이 축축해지는 사람들을 심심찮게 찾아볼 수 있는데 바로 그런 경우에 대한 설명과 처방을 제시한다. 우선 머리에서만 땀이 나는 경우는 인체를 음양으로 구분했을 때 양陽이 허하기 때문이지 음陰에 문제가 있는 것은 아니라고 판단한다. 우리 몸의 경락 중에서 양에 해당하는 경락들이 모두 머리를 감싸고 있기 때문이다. 그리고 이마에서 땀이 더 심하게 나는 것은 열기가 치밀어오르고 습濕이 많은 상황이다[頭汗두한]. 가슴팍에서만 땀이 나는 경우는 생각이나 고민이 많아서 심心에 병이 생긴 것이며, 명치와 겨드랑이에서 땀이 나는 경우는 심혈心血이 너무 왕성한 것이므로 복령보심탕으로 심혈을 수렴해야 한다. 가슴팍이나 명치나 겨드랑이에서 땀이 나는 증상은 모두 마음의 병이라는 말이다[心汗심한].

그리고 손발에서 땀이 나는 증상에는 다양한 처방이 제시된다. 열이 소화기를 억눌러서 땀이 나는 경우에는 대시호탕으로 설사를 시켜야 하며 원인과 상관없이 백반, 건갈을 가루 내어 달여 발을 씻으면 좋다는 내용과 모려분, 황단, 고백반을 이용해서 겨드랑이와 발바닥에 땀이 나는 것을 치료하는 방법들을 제시한다[手足汗수족한]. 요즘으로 치면 일종의 데오드란트deodorant인 셈인데, 본격적인 《동의보감》식 데오드란트는 [止汗法지한법]에서 소개된다. 온분, 홍분, 독승산 등이 그것이며 각종 약들을 자잘하게 가루 낸 뒤 무명천으로 싸서 땀이 나는 부위에 톡톡 두드리는 방법이다.

心

땀과 관련된 거의 모든 증상을 분류하고 그에 따른 치료 방법을 제시했다. 물론 손발에 땀이 나는 증상 즉, 수족한에는 뭔가 뾰족한 방법이 없는 것이 아쉽지만 원문을 걸러내고 걸러낸 것임에도 내용이 이렇게 많으니 땀 때문에 불편을 야기하게 되는 상황은 정말 다양한 것 같다.

일단 땀이라고 하는 것은 내 몸의 수분 배출이다. 어디에서? 땀샘에서, 언제? 더울 때 또는 긴장했을 때. 지금까지 밝혀진 바에 의하면 우리 피부에는 에크린샘eccrine gland과 아포크린샘apocrine gland이라는 두 가지 샘에서만 땀이 난다고 한다. 이중 에크린샘은 상대적으로 크기가 작은 소한샘으로 입술, 성기 등을 제외한 거의 모든 피부에 존재하며 순수하게 땀만 배출시킨다. 즉, 다른 성분은 거의 나오지 않는다는 의미다. 인체에는 약 200~500만 개의 에크린샘이 있으며 일반적으로 우리가 흘리는 땀이 바로 에크린샘에서 나오는 땀이다. 다행히 이 기관은 심각한 냄새나 색깔이 없다. 문제가 되는 것은 아포크린샘인데 이것은 좀 크다. 그래서 대한선이라고도 하며 여기서 분비되는 땀은 성분이 좀 복잡해서 그 성분들이 피부 표면에서 분해되는 과정에서 특이한 냄새를 유발한다. 그리고 아포크린샘은 그 분포가 모공과 일치하기 때문에 겨드랑이, 배꼽, 생식기나 항문 주변에 밀집해 있어서 독특한 냄새를 만들어낸다. 즉, 제대로 문제가 되는 겨드랑이 냄새의 주원인이 바로 요 녀석들이다. 물론 에크린에 의한 액취증도 있지만 냄새의 강도로 봐서는 양반에 속한다.

손에 땀이 너무 많이 나는 증상이 힘들어서 병원 치료를 문의하는 분들이 적지 않다. 내가 본 가장 심한 경우는 손수건을 늘 쥐고 다니는 젊은 여성이었다. 그리고 그 여성의 손에 꽉 쥐여진 손수건은 말 그대로 땀이 흥건한 물수건이었다. 조금 긴장하거나 뭔가 중요한 일에 몰두하면 손에서 땀이 주룩 흐른다. 교감신경을 절제하는 수술을 예약했지만 부작용이 무서워서 혹시나 하는 마음으로 한의원에 온 케이스다. 당연히 한의학적인 원인 분류를 고민했으며 비위 즉, 소화기에 열이 심한 경우인지 아니면 비위가 허하고 습이 많은 것인지 판단했다. 평소 입맛이 별로 없고 조금만 먹어도 금방 배가 부르며 전반적으로 허증이 많이 보이는 것을 참고하여 비위허脾胃虛, 습담濕痰으로 진단한 후 한약을 처방했다. 하지만 처방의 효과는 그렇게 뛰어나지 않았다. 물론 조금 좋아지긴 했고 환자 본인 역시 기대감을 갖고 추가 치료를 원했으나 손에서 손수건을 놓지는 못하는 상태였다.

또 하나 재미있는 경우는 주변에서 흔히 볼 수 있는 땀에 대한 사례다. 여름철만 되면 겨드랑이 땀 때문에 고생하던 내 친구 H원장은 마트에서 파는 발한억제제(데오드란트)를 구입해서 여름철에 열심히 발랐다. 하지만 그렇게 겨드랑이에 약을 사용한 이후 그 친구는 겨드랑이의 땀이 줄어든 반면 코밑에서 땀이 더 많이 난다며 "이 일을 어쩜 좋지?"라고 고민을 털어놨다. 몸의 온도가 올라갔으므로 그 열을 떨어뜨리기 위한 자연스러운 반응인 땀의 배출에서 한쪽 통로가 막히자 다른 쪽 통로를 만들어서 열을 떨어뜨리고자 하는 인체의 기특한 반응이었다. 하지만 그 통로가 재미있게도 코밑으로 뚫린 것이 에러였을 뿐. 그 황당한 상황에서 겨드랑이의 땀이냐, 코밑의 땀이냐 그 둘 중 하나를 선택해야 하는 친구에게 내가 권한 조언은 비교적 간단했다.

"그냥 열 받지 마시든가(ㅆ)!"

눈물, 콧물, 침
積氣生液 泣 涕 涎 唾 廻津法 通治藥 單方 鍼灸法

廻津法회진법 (진액을 돌이키는 법)
眞人曰 常習不唾地 盖口中津液 是金漿玉醴 能終日不唾 常含而嚥之 令人精氣常留 面目有光

진인왈 상습불타지 개구중진액 시금장옥례 능종일불타 상함이연지 령인정기상류 면목유광

●●● 진인이 말하기를 늘 침을 땅에 뱉지 않도록 습관을 들여야 한다. 입안의 진액은 금장옥례金漿玉醴와 같은 것이므로 종일 뱉지 말고 입안에 항상 물고 있다가 다시 삼킨다면 정기가 늘 보존되고 얼굴과 눈에 광채가 돌게 된다.

單方단방
麻黃마황
去節則發表出汗 根與節能實表止汗 水煎服之〈本草〉
거절즉발표출한 근여절능실표지한 수전복지〈본초〉

●●● 마디를 제거한 것은 체표(피부)를 풀어줘서 땀이 나게 한다. 뿌리와 마디는 체표를 충실하게 해서 땀을 멎게 해준다. 물에 달여 먹는다〈본초〉.

麻黃根마황근 (마황뿌리)
止自汗及盜汗 水煎服之 又和牡蠣粉粉身 止汗〈本草〉
지자한급도한 수전복지 우화모려분분신 지한〈본초〉

●●● 자한自汗과 도한盜汗을 치료한다. 물로 달여서 먹고 모려분과 섞어서 몸에 발라도 땀이 그친다〈본초〉.

豆豉두시 (메주)
發汗 久盜汗 豉一升微炒 漬酒三升 滿三日 冷煖任服 不差更作〈本草〉

발한 구도한 시일승미초 지주삼승 만삼일 냉난임복 불차경작
〈본초〉

●●● 땀이 나게 한다. 오래된 도한盜汗에는 두시(메주) 1되를 약간 볶아서 술 3되에 담가 3일을 채운 다음 차갑게 또는 따뜻하게 하여 임의로 먹는다. 낫지 않으면 다시 한다〈본초〉.

説

액液이 생성되는 원리와 과정에 대해 설명한 조문에서는 기에서 액이 생기고 액에서 기가 생기며 액이 모여 기가 생기고 기가 모여 액이 생긴다고 두 개를 자꾸 꼬아서 설명하고 주자朱子가 말한 내용까지 덧붙인다. '도대체 뭘 어쩌라고?'의 심정이지만 정리하자면 기와 액이 동떨어진 것이 아니라는 내용이다. 기가 있어야 액이 만들어지고 액이 있어야 기가 움직인다. 무형의 기에서 음양이 서로 의존해서 만들어지는 것이 우주 탄생의 이치인 것과 마찬가지로 기와 액 역시 그렇다고 보는 것이다[積氣生液적기생액].

다음에는 눈, 코, 입에서 나오는 액체에 대한 설명이다. 바로 눈물泣, 콧물涕, 침涎唾 등이다.

진액은 정精이 공급되어 인체의 구멍(눈, 코, 귀, 입)을 적셔주는 것이므로 눈물이 고갈되면 액이 고갈되고 결과적으로 정까지 말라 버려서 눈이 보이지 않게 된다. 또한 심장에 슬픈 기운이 있으면 눈물이 나온다. 노인은 불이 성하고 물이 모자라기 때문에 울 때에는 눈물이 나오지 않고 웃을 때 오히려 눈물이 나오게 된다. 그럴듯하다.

콧물은 뇌에 속한 것이라서 뇌수가 나오는 것이 콧물이란다. 폐

에 열이 있으면 누런 콧물이 나오고 멀건 콧물이 흐르면 폐가 차가운 것이다. 아, 뇌수가 콧물이라니 이를 어찌할꼬? 연涎은 군침으로서 비장에 속한다. 비장에 열이 있으면 군침이 흐른다. 음식이 위장으로 들어가면 벌레가 움직여서 위가 이완되고 염천혈(턱 아래 목에 있는 혈자리)이 열려서 군침이 흘러내린다. 아, 기생충이라니 이 또한 어찌할꼬?

타唾는 평소 입을 적셔주는 침이다. 주로 신장과 연관을 지어 해석하지만 그렇지 않은 경우도 있다. 즉, 중병을 앓은 후 자주 침을 뱉는 것은 위장에 차가운 기운이 있어서 그런 것이니 소화기를 다스리면서 속을 따뜻하게 하는 처방을 해야 한다.

다음에 이어지는 문장은 [廻津法회진법]이다. 글자 그대로 풀자면 진액을 돌리는 방법이란 의미로 침을 뱉지 말고 잘 삼키라는 내용이다. 도가에서 권장하는 건강 유지법의 하나로서 입안의 진액 즉, 침은 금장옥례이니 뱉지 말고 잘 간직하고 삼켜야 한다는 충고다. 여기에서 말한 금장옥례(=금장옥액)는 도교에서 쓰는 표현으로, 금과 옥을 붉은 색의 풀인 주초朱草에 녹여서 만든 선약 즉, 아주 귀한 액체라는 의미다. 침은 그토록 귀한 것이니 뱉지 말고 잘 보존해야 한다.

그 이후에는 다양한 한약 처방들과 [진액문]에 해당되는 개별 약재 25가지를 다룬다. 그 중 재미있는 약재는 바로 마황과 마황근이다. 마황은 청룡의 기운 즉, 청룡이 물에서 하늘로 솟아오르면서 입으로 불을 뿜는 기세처럼 그 약효가 빠르고 강하다. 현대에는 다이어트 처방의 주성분으로, 한 고발프로그램을 통해 유명해졌지만 사실은 감기 초기에 땀이 나오지 않는 상황에서 빨리 땀을 내게 해서 감기를 잡아내는 성분으로, 한의원에서 꽤 오랫동안 처방해온 전문 한약재다. 재미있는 점은 이렇게 신속하게 땀을 내는 대표적인 약재가 마황인데, 마황근 즉, 마황의 뿌리는 오히려 땀을 멎게 하는 효과가 있다. 하나의 약초임에도 불구하고 부위에 따라 정반대의 효과를 내는 것이다.

心

동의보감에서는 원나라 이붕비가 쓴 《삼원삼찬연수서三元參贊延壽書》의 글을 인용하여 아래와 같이 덧붙인다.

"대개 인체는 진액을 기본으로 삼는다. 이것이 피부에서는 땀이 되고, 근육에서는 피가 된다. 신장에서는 정액이 되고 입에서는 침이 되며, 비장에 숨어서는 담, 눈에서는 눈물이 된다. 땀이나 피, 눈물이나 정액 같은 것들은 이미 나온 것을 다시 돌아가게 할 수 없지만 오직 침만은 다시 돌릴 수 있는 것이니, 돌릴 수 있다는 것은 곧 생생生生의 뜻이 지속된다는 것이다."

가만히 생각해보니 이거 말 된다. 다른 것은 한 번 나오면 다시 주워담을 수 없지만 오직 침은 일부러 뱉지만 않으면 얼마든지 되돌릴 수 있지 않은가? 타액 즉, 침은 우리 소화기에서 1차 방어물이다. 외부에서 들어온 이물질 중 문제가 되는 것들을 일차적으로 소독시키는 효과가 있다. 따라서 침을 자주 뱉는 습관은 건강에 당연히 도움이 되지 않는다.

10 담음 痰飮

잠을 자고 일어났는데 갑자기 목이 돌아가지 않는다. 아니 정확하게 표현하자면 고개를 한쪽으로 돌리려니 엄청나게 아프다. 이것을 우리는 '담痰' 결렸다고 한다.

기침이 심한 감기 때문에 고생인데 가끔 가래도 섞여 나온다. 지저분해서 뱉어내니 아버지가 보시고 '객담'이라고 담배를 끊으라고 꾸중하신다.

'담다디 담다디 담다디 담~' 그 노래에 맞춰 이상은의 춤을 따라 하면 목에 담 결린다.

도대체 '담'이 뭘까?

'담'이라는 단어가 뭔지 정확하게 아는 사람은 없다. 형태도 없고 맛도 없고 느낌만 있기 때문이다. 전혀 다른 세상의 이야기라고 해도 할 말이 없다. 한의사들에게는 아주 쉽고 평범한 단어지만 누군가에게 설명하자면 얘기가 길어지는 것 중 하나가 바로 담이다.

이제《동의보감》을 통해 담음이란 무엇인가 살펴볼 것이다. 하지만 솔직히 이해는 쉽지 않을 듯하다. 따라서 힌트를 하나 주고자 한다. 뭔가 멀쩡하지 않은 몸 안의 액체, 오버하자면 오염된 꼬질꼬질한 구정물(?)과 같은 이미지를 그려보라. 그런 후에 이어지는 조문과 설명들을 읽어보면 조금 더 내용이 쉽게 풀릴 것이다.

담음이 뭐에요?, 왕은군은 뭐에요?
痰涎飮三者不同 痰飮分淸濁 王隱君痰論

痰涎飮三者不同 담연음삼자부동 (담, 연, 음 세 가지는 다르다)

痰者 津液之異名 人之所持以潤養肢體者也
담자 진액지이명 인지소지이윤양지체자야

●●● 담은 진액의 다른 이름이다. 사람이 평소 가지고 있는 것으로, 사지와 몸에 영양을 공급하고 기르는 것이다.

痰飮分淸濁 담음분청탁 (담과 음은 청탁으로 구분한다)

飮者 因飮水不散而爲病 痰者 因火炎熏灼而成疾 故痰形稠濁 飮色淸痰…
음자 인음수불산이위병 담자 인화염훈작이성질 고담형조탁 음색청담…

●●● 음飮이란 마신 물이 잘 퍼지지 못해서 병이 된 것이고 담이란 것은 불길이 타오르고 쪄서 병이 된 것이다. 그러므로 담의 형태는 빽빽하며 음의 색은 맑다. 옛 처방에서 음이라고 하고 지금 사람들은 담이라고 하지만 실은 한 가지다.

說

담은 진액의 오염된 상태 즉, 우리 몸을 구성하는 액체가 정상적이지 못한 상태를 일컫는다. 그 액체가 정상이면 진액이라고 하지만 열을 받아서 진득하게 졸아들면 담이라고 부른다. 그리고 소화기가 약해서 물이 잘 퍼지지 못하고 구역질이나 토를 할 때 나오는 멀건 물은 음이다. 여기서 중요한 것은 담이 바로 열 받아서 흐려진 물이라는 내용이다.

원문에서는 왕은군王隱君이라는 중국 원나라 의사의 담음에 대한 이론[王隱君痰論왕은군담론]을 계속 인용한다. 참고로 왕은군은 거의 모든 질병이 다 담음 때문에 발생하는 것이라고 시종일관 주장했던 의사다. 내용이 워낙 길어서 부위별로 요점만 정리하자면 아래와 같다.

담음에 의한 부위별 병증

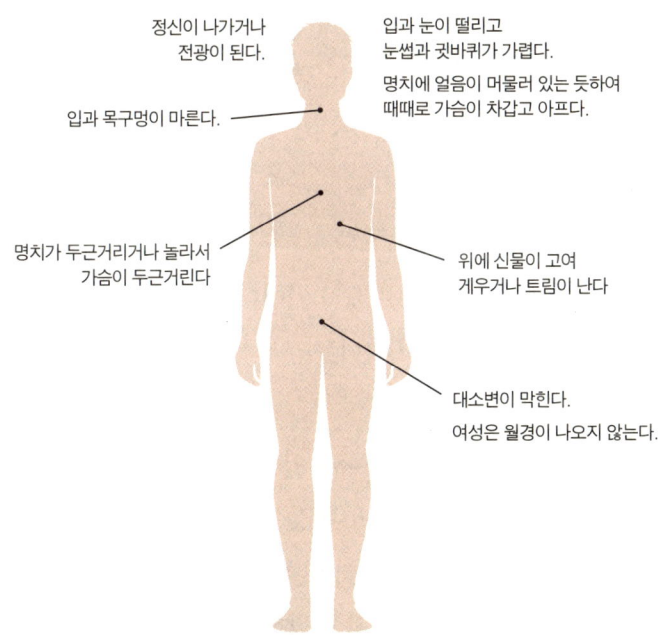

얼굴

얼굴이 마르고 털이 건조해지고 어지럽다. 눈이 아찔하고 귀에서 소리가 나며 눈이나 입술 옆이 실룩거리고 귀에 백태가 낀다. 심하면 목이 쉬고 침을 뱉는다.

목

트림, 신물, 구역감이 있고 목에 뭔가가 걸린 느낌으로 복숭아나 조갯살 같은 것이 느껴져 뱉으려 해도 뱉어지지 않고 삼켜도 삼켜지지 않는 이물감이 있다. 목 주변에 둥그란 결절들이 만져진다.

등

등 한복판에 손바닥 크기 만한 얼음장이 느껴지면서 아프다.

몸통

명치에 차가운 통증이 있고 가슴이 두근거리며 가슴이 답답하다.

사지

반신불수가 되는 경우도 있으며 팔다리가 아프거나 힘이 없고 정해진 부위 없이 돌아다니는 통증이 발생하거나 팔이 쑤시고 이상 감각이 있다.

기타

대소변이 막히고 피부에 벌레가 기어다니는 느낌이 있고 악몽을 꾼다. 부인은 월경이 막히고 아이들은 경기를 앓는다.

가만 보니 각 부위별로 잡다하게 이상한 증상들은 모두 모아놓은 듯하다. 그도 그럴 것이 담음이란 것은 수분대사에 장애가 발생한 것이므로 신경계나 소화기 그리고 순환계 등 우리 몸의 어디든 진액이 있는 곳이라면 다양한 문제를 야기할 수 있기 때문이다.

心

살짝 이해가 될까 말까 헛갈린다. 확실한 것은 담음은 이상한 액체라는 사실이고, 애매한 것은 그래서 뭘 어떻게 하라는 말인지 모르겠다는 점이다. 자연스러운 수액대사에 장애가 생긴 것 정도라면 위의 [진액문]에서 설명하면 되는 것인데 그것이 아니라 별도로 하나의 문(門)을 만들어 설명할 정도라면 조금 다르거나 중요한 개념이라고 봐야 할 것이다.

우리 몸에서 나오는 물은 묽은 소변 이외에는 다들 일정 정도의 끈적거림이 존재한다. 눈물이든 콧물이든 침이든 수돗물이나 강물과는 다른 끈적거림을 갖고 있다는 말이다. 그런데 담음이란 것은 그 끈적거림이 달라진 액체다. '담'은 눈물, 콧물, 침과 같은 액체보다는 더 찐득한 액체를 떠올리고 '음'은 반대로 덜 찐득한 즉, 일반적인 물처럼 출렁거리거나 주룩 쏟아질 수 있는 묽은 상태를 연상해보면 된다. 담음은 이렇듯 정상적이지 못한 내 몸의 변형된 진액(체액)을 말한다. 그리고 이들은 병을 일으킨다. 우리 몸의 물은 계속 돌아야 하는데 물이 너무 진하면 막혀서 잘 돌지 않게 되고 물이 너무 묽으면 그냥 흘러서 쏟아지거나 넘쳐 버리기 때문이다.

8개의 음병과 10개의 담병

飮病有八 留飮 癖飮 痰飮 溢飮 懸飮 支飮 伏飮 痰病有十 風痰 寒痰 濕痰 熱痰 鬱痰 氣痰 食痰 酒痰 驚痰 脈法

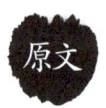

飮病有八 음병유팔 (음병에는 8가지가 있다)

有留飮 癖飮 痰飮 溢飮 流飮 懸飮 支飮 伏飮等證 皆因飮酒冒寒 或飮水過多所致〈仲景〉

유유음 벽음 담음 일음 유음 현음 지음 복음등증 개인음주모한 혹음수과다소치〈중경〉

●●● 음병飮病에는 유음, 벽음, 담음, 일음, 유음, 현음, 지음, 복음이 있는데 모두 술을 마신 다음 한사(차가운 기운)에 감촉되었거나 물을 지나치게 많이 마셔서 발생한다〈중경〉.

痰病有十 담병유십 (담병에는 10가지가 있다)

有風痰 寒痰 濕痰 熱痰 鬱痰 氣痰 食痰 酒痰 驚痰 痰之源不一……

유풍담 한담 습담 열담 울담 기담 식담 주담 경담 담지원불일…

●●● 풍담, 한담, 습담, 열담, 울담, 기담, 식담, 주담, 경담이 있으며 담병의 원인은 하나가 아니다. 열을 받아서 생기는 것, 기의 변화로 인해 생기는 것, 풍으로 인해서 생기는 것, 경기로 인해서 생기는 것, 음료를 마셔서 생기는 것, 음식을 먹어서 생기는 것, 더워서 생기는 것, 차가운 기운에 상해서 생기는 것, 비장이 허약해서 생기는 것, 술을 마셔서 생기는 것, 신장이 허해서 생기는 것이 있다.

説

담음은 수액대사의 문제라고 앞서 설명했다. 그리고 그 담음을 담과 음으로 나눈 후 증상과 원인에 따라 다시 다양한 이름을 붙여서 나눈다. 왜 이런 과정이 필요할까 싶지만 그 미묘한 차이로 인해 처방이 바뀌게 되고, 그래야 환자가 보다 정확하게 치료되기 때문이라는 이유가 있다. 따라서 조금 난해하지만 하나하나의 특징만이라도 살펴볼까 한다.

음병의 8가지 중 첫 번째인 유음留飮은 명치 밑에 물이 머물러서 발생하는 것으로, 등에는 손바닥 크기 정도의 냉기가 있다. 사지의 뼈마디가 오그라들고 붓고 심각하게 아프면서 옆구리가 쑤신다. 두 번째 벽음癖飮은 벽 즉, 뭔가가 만져지는 것으로, 물이 양 옆구리에 덩어리처럼 고여서 움직일 때 물소리가 나기도 하는데 평소에는 만져지지 않다가 아플 때 만져지는 증상이다. 세 번째 담음痰飮의 증상은 살이 찌거나 빠지고 뱃속에서 꼬르륵 소리가 나며 명치 부위에 담음이 있는 경우 가슴과 옆구리가 그득하고 어지럽다. 네 번째 일음溢飮은 물이 땀을 통해 발산되지 않아 팔다리에 머물러 있는 것으로, 몸이 무겁고 아프다. 다섯 번째 현음懸飮은 물이 옆구리에 매달린 느낌으로, 몸을 움직이면 꼬르륵 소리가 나며 기침을 하거나 침을 뱉을 때 당기듯 아프지만 또다시 물을 마시고 싶어 하는 증상으로 류음流飮이라고 부르기도 한다. 여섯 번째 지음支飮은 기침을 하고 숨이 차서 편히 눕지 못하고 몸이 붓는 증상이다. 일곱 번째 복음伏飮은 물이 횡격막 부위에 그득하게 잠복하여 구토를 하고 숨이 찬다. 기침을 하며 열이 나고 오한이 있으며 허리나 등이 아프고 몸이 떨리는 증상이다.

담병의 첫 번째는 풍담風痰이다. 풍은 말 그대로 바람이며 윙윙거리는 바람처럼 증상이 급격하다. 마비와 어지러움이나 두통이 있고 가슴이 답답하며 근육이 파르르 떨린다. 두 번째는 한담寒痰으로 차가운 것이다. 차가우니까 당연히 열은 없지만 뼈가 시리듯 아프고 사지가 무겁다. 세 번째는 습담濕痰으로 습기가 많아 눅눅한 느낌이다. 몸이 무겁고 힘이 없으며 권태롭고 괴롭다. 네 번째는 열담熱痰으로 화담火痰이라고도 한다. 열로 인한 증상들이 있어서 얼굴이 화끈거리고 번열로 답답하다. 눈가가 짓무르고 목이 답답하며 배가 고픈 것 같으면서도 고프지 않고 아픈 것 같으면서도 아프지 않은 이른바 애매한 상황이다. 다섯 번째 울담鬱痰은 노담老痰, 조담燥痰과 같은 것으로 위에서 말한 열담이 오래되어 습기를 말려 버린 것이다. 머리카락이 부서지고 얼굴빛이 창백하며 입이 마르고 몹시 숨찬 증상이다. 여섯 번째 기담氣痰은 정서적으로 스트레스가 심한 상황에서 발생한 것으로, 목에 뭔가가 걸린 느낌이다. 역류성식도염에서 느껴지는 독특한 목 안쪽의 이물감이 이것과 비슷하다. 일곱 번째는 식담食痰인데 바로 식적 즉, 음식으로 인해서 발생한 담이다. 음식이 소화되지 않거나 어혈이 겹치면 뱃속에 뭔가가 만져지거나 명치 아래가 거북하고 막힌 느낌이 드는데 그 증상이 바로 식담이다. 여덟 번째는 주담酒痰, 바로 술 때문에 발생한 담이다. 술만 마시면 다음날 토를 하거나 신물을 토하는 증상으로 음주에 의한 손상에 속한다. 아홉 번째는 경담驚痰으로 말 그대로 놀라서 발생한 담이다. 발작하면 통증이 극심해서 사람이 나뒹구는 정도인데 여성에게 많이 발생한다. 열 번째 노담老痰은 위에 언급한 울담鬱痰과 같은 것이다.

이것도 담, 저것도 담, 모두가 담이에요

痰飮外證 痰飮諸病 辨痰色 痰飮流注證 痰病有似邪祟 痰厥 痰塊 喜唾痰 痰結 痰病不卒死 痰病難治證 痰飮吐法 痰飮治法 痰飮通治藥 單方 鍼灸法

痰飮諸病 담음제병 (담음으로 인한 여러 가지 병)

俗云 十病九痰 誠哉斯言〈入門〉

속운 십병구담 성재사언〈입문〉

●●● 사람들이 말하기를 열 가지 병 중에서 아홉 가지는 담에 의해 생긴다는 말은 바로 이것을 두고 한 말이다〈입문〉.

痰飮吐法 담음토법 (담음을 토하게 하는 방법)

痰在膈上 必用吐法 瀉亦不能去

담재격상 필용토법 사역불능거

●●● 담이 횡격막 위에 있을 경우에는 반드시 구토를 하게 해야지 설사를 시켜서는 역시 제거할 수 없다.

單方 단방
半夏 반하

治寒痰 能勝脾胃之濕 所以化痰〈湯液〉能消痰涎 去胸中痰滿〈本草〉

치한담 능승비위지습 소이화담〈탕액〉능소담연 거흉중담만〈본초〉

●●● 한담을 치료하고, 능히 비위의 습기를 억제해서 담을 삭게 한다

〈탕액〉.

능히 담연을 삭여주고, 가슴에 담이 그득한 것을 없애준다〈본초〉.

說

담음으로 발생하는 여러 가지 증상들이 위에서 쭉 설명되었으나 아직 부족한지 《동의보감》에서는 담음의 다른 증상들을 계속해서 설명한다. 꽤나 전문적인 내용이므로 요점만 정리하는 수준으로 설명하는 일개 어리숙한 한의사의 속 터지는 어려움을 이해해주기 바란다.

다크써클 역시 담음으로 인한 증상이라는 설명이 있다. 실제 다크써클은 눈의 아래쪽 눈꺼풀 주변의 지방을 감싸고 있는 막이 느슨해지면서 튀어나오고 색소 침착이 더해지는 것으로, 유전적인 경우를 제외하면 나이가 들면서 피로도가 높아져 해당 부위의 순환계에 장애가 온 것을 원인으로 본다. 그리고 담음은 수액대사의 문제이므로 다크써클의 원인이 담음이라고 보는 것은 어느 정도 타당하다[痰飮外證담음외증].

또한 몸의 여기저기 돌아다니면서 이상이 발생하는 증상 즉, 담음이 돌아다니면 머리가 아프고 정신이 혼미하고 너무 많이 자거나 입맛이 없거나 목에서 그렁그렁 소리가 날 수 있다. 공연단을 처방한다. 우리 몸 안의 물을 포함한 모든 물질은 기의 작용에 의해 움직이거나 제 위치를 잡기 마련인데 기의 작용이 망가지게 되면 담음이 돌아다니는 증상이 발생하는 것으로, 이때에는 기의 문제를 같이 살펴 치료하는 것이다[痰飮流注證담음류주증].

또한 담병은 일종의 정신병과 같은 증상도 유발하지만 잘 구별해서 담음의 치법을 제시해야 환자를 고칠 수 있으며[痰病有似邪祟담병유사사수], 속이 허한 상태에서 차가운 기운을 받으면 담기가 막혀 손발이 차가워지고 마비되면서 쓰러지게 되는 [痰厥담궐]증이 발생하기도 하는데, 이것은 갑자기 기운이 막혀 졸도하는 상황으로 볼 수 있다. 그리고 [痰塊담괴]증은 몸의 어디든 멍울이 발생해서 쉽게 풀어지지 않는 증상으로 현대에서 말하는 지방종이나 림프종과 비슷하지만 넓은 의미로 봤을 때 어떤 형태로든 발생하는 혹을 의미한다고 볼 수도 있다.

가래침을 뱉기 좋아하는 것은 가슴 속에 찬 기운이 있거나 비장의 기운이 허한 것이며[喜唾痰희타담], 담이 가슴이나 목구멍에 뭉친 듯 불편한 증상은 술을 마시는 사람에게 잘 발생하는 로담老痰의 증상으로 술의 열기가 위로 올라가 폐와 위에 몰려서 발생하는 것이다[痰結담결]. 물론 가래침을 뱉기 좋아한다고 모두 가슴에 찬 기운이 있다고 진단할 수는 없다. 하지만 뭔가 불편한 것이 계속 걸리므로 내뱉어야 속이 편해지는 상황이라면 담음을 의심해봐야 한다.

담음의 원인은 일차적으로 소화기에 있다. 물을 마시든 음식을 삼키든 소화기가 멀쩡하지 못하면 수액대사에도, 기의 흐름에도 문제가 발생한다. 따라서 담음을 치료하는 원칙은 첫 번째가 비장을 튼튼하게 하는 것이다[痰飮治法담음치법]. 그리고 여러 가지 증상들이 겸해서 발생하므로 기의 흐름과 물의 흐름을 고려해서 처방해야 하므로 각각의 원인에 따른 여러 가지 처방들을 나열하고 마지막으로 담음 치료에 사용되는 약재 23가지를 소개한다. 그리고 그 중 가장 공을 들여 설명한 것은 단연코 반하半夏라는 약재다.

반하는 천남성Araceae과에 속한 반하의 뿌리 덩어리를 건조한 것으로, 이름 그대로 여름夏 중간半에 채취하는 한약재다. 성질은 따뜻하고 독이 있으며 맛은 매운데 재미있는 것은 독성이 있음에도 불구하고 꿩은 반하를 먹으면 살이 찐다는 사실이다. 습기를 날리고 담음을 없애며 위장의 기운이 치밀어오르는 구역감 및 구토에 가장 좋은 효능이 있다. 주의할 것은 독성이 강하다는 점으로, 함부로 생것을 먹으면 요단강 가까이 다녀올 수 있다. 따라서 약재로 사용할 때에는 법제 즉, 독성을 없애는 가공을 거쳐 쓴다. 앞의 [혈문]에서 설명한 천남성과 가공 방법은 대동소이하다.

心

 내 이럴 줄 알았다.《동의보감》의 시작에는 일반적으로 우리가 생각하는 의학적인 내용이 너무 부족해서 걱정이더니, 이제는 반대로 너무 지나치게 한의학적인 내용이 나와 버려 딱히 쉽게 설명할 묘안이나 예를 찾지 못하겠다. 하지만 이 책은 단순해야 한다는 애초의 원칙을 지키기 위해 무식할 정도로 단순하게 요점 정리를 해보면 다음과 같다.

 병원에 가서 주사를 맞지 않는 이상, 사람은 모든 수분을 소화기를 통해 공급받는다. 음식물에 포함된 수분이나 물을 마시거나. 그리고 그렇게 공급된 수분들은 소화기를 통해 흡수되어 우리 몸 구석구석을 계속해서 돌고 도는데 혈액(피) 즉, 혈관 안쪽에 있는 액체를 제외한 인체 내 물의 움직임에 문제가 생겼다면 그것이 바로 담음이다. 만약 혈관 안쪽에서 생겼다면 어혈이라는 표현을 썼을 터.

우리 몸의 3분의 2는 수분으로 구성되어 있으므로 물 없이 제대로 돌아갈 수 있는 인체 부속 기관은 없다. 따라서 그 물의 흐름에 문제가 발생할 수 있는 만큼의 너무도 다양한 증상들이 발생할 수 있다. 그래서 담음의 병증은 많고도 다양하다. 하지만 다행히도 담음의 치료방법에는 원칙이 있다. 비위 즉, 소화기를 다스리라는 점이다. 비위에 습이 가득해서 담음이 발생할 여지를 준 것이므로, 담음을 치료하기 위해서는 비위의 습기를 말리고 기를 돌려야 한다는 말이다.

한의사가 아닌 사람들은 이해하기 힘든 내용임에 틀림없다. 하지만 한의사들은 환자를 진단할 때 담음의 증후가 있는가에 대해 비교적 꼼꼼하게 살핀다. 위에 정리한 '왕은군담론'이나 10개로 분류된 담음에 고스란히 적용해보는 정도는 아니더라도 환자의 비위 문제로 인한 수분대사의 문제가 현재의 병증에 얼마만큼 관련 있는가에 대한 고민을 하게 된다. 그리고 담음을 없애는 처방을 하고 그 증상이 어떻게 개선되는지 환자에게 물어본다. 그리고 그 물음은 비교적 평범하다. "몸 좀 개운해지셨어요?" 또는 "입맛은 좀 괜찮아졌나요?", "목에 걸리는 것은 없어졌죠?" 등이다.

역시 한의학은 겉멋이 너무 없다.

202개 원문에서 배우는
우리가 잊었던 건강 습관

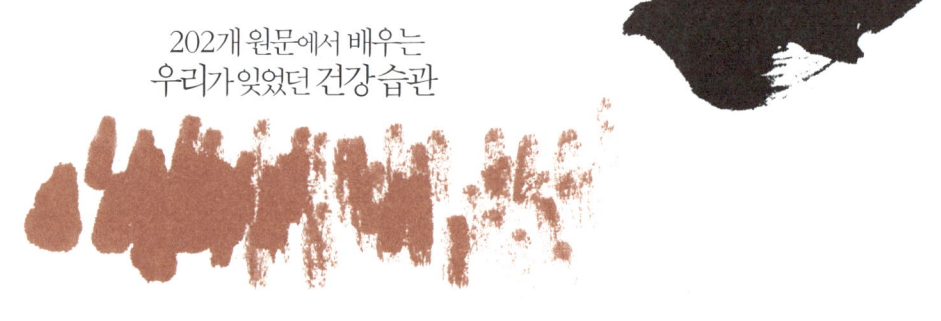

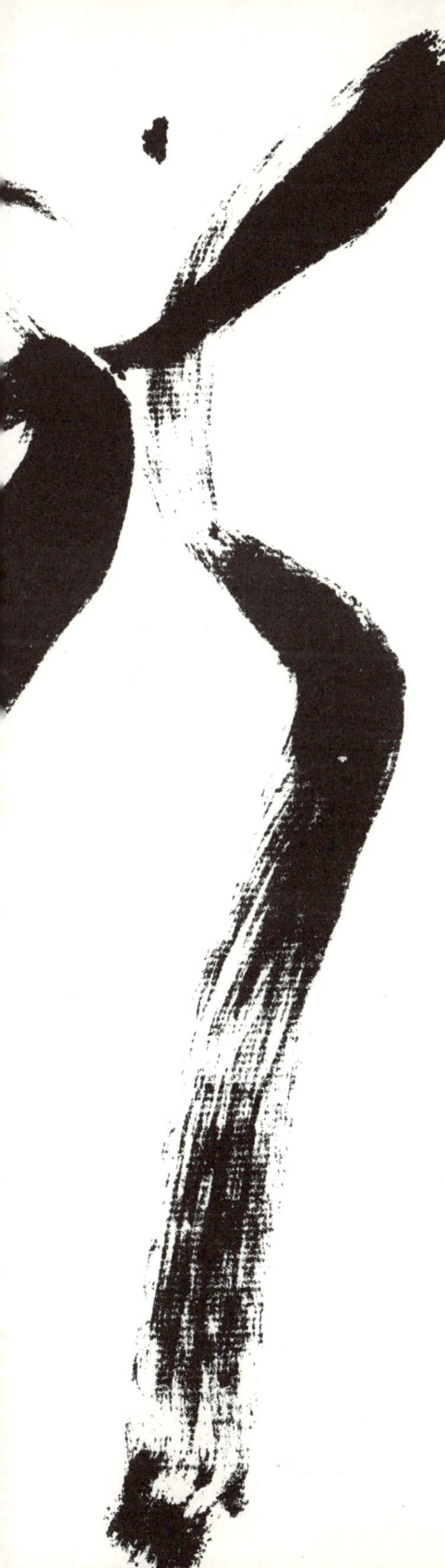

《동의보감》
〈내경편〉 3권

11 오장육부 五臟六腑

본격적으로 오장육부에 대한 내용이 시작된다. 처음에는 개론적인 설명이 있고 이후에는 각각의 장부에 따른 자세한 설명들이 하나하나 이어진다. 해부학 그림(?)이라기보다는 그냥 낙서 같은 그림이 소개되지만 웃지도, 실망도 말고 넘어가주기 바란다. 이미 《동의보감》 첫머리에 그려진 [신형장부도]에서 그 느낌 경험해보지 않았는가.

우리는 오장육부가 정확하게 어떤 것인지는 알지 못해도 그 단어를 낯설게 받아들이지는 않는다. 어딘가 친숙한 단어라고 볼 수 있으며 가까운 예로 판소리 '흥부가'의 시작에도 오장육부가 나온다. 아니 엄밀히 말하자면 오장칠부다.

(놀부 심보) 옛날 놀보와 홍보 형제가 살았는데, 형 놀보는 심술이 사납기로 유명하였다. [아니리] 옛날에 운봉 함양 두 얼품에 홍보 놀보 두 형제가 사는데, 놀보는 형이요, 홍보는 아우였다. 사람마다 오장이 다 육부인데, 놀보만은 오장이 칠보였다. 어찌하여 그러는고 하니, 왼쪽 갈비 밑에 가서 심술보가 생겼으되, 장기 궁짝처럼 똥도 드롬하니 생겨가지고, 밥 곧 먹으면 일이 없이 꼭 심술만 부리고 있는데, 이렇게 하는 것이었다.[31]

《동의보감》《내경편》 3권

애정촌에 짝이 있으니 오장육부라 한다
醫當識五臟六腑 臟腑陰陽 臟腑異用 臟腑有合

臟腑異用 장부이용 (장부의 다른 작용)

靈樞曰 五藏者 所以藏精神血氣魂魄者也 六府者 所以化水穀而行津液者也
영추왈 오장자 소이장정신혈기혼백자야 육부자 소이화수곡이행진액자야

••• 〈영추〉에서 말하기를 오장은 정신, 혈기, 혼백을 저장하고, 육부는 음식물을 소화시키고 진액을 운행시키는 작용을 한다.

內經曰 五藏者 藏精氣而不瀉也 故滿而不實 六府者 傳化物而不藏 故實而不滿 所以然者 水穀入口 則胃實而腸虛 食下則腸實而胃虛
내경왈 오장자 장정기이불사야 고만이불실 육부자 전화물이부장 고실이불만 소이연자 수곡입구 즉위실이장허 식하즉장실이위허

••• 《황제내경》에서 말하기를 오장은 정기를 저장하되, 내보내지는 않으므로 가득하지만 실할 수는 없다. 육부는 음식물을 소화시켜 보내고 저장하지는 않으므로 실해지기는 해도 가득 찰 수는 없다. 육부가 그런 이유는 음식물이 입으로 들어가서 위가 실할 때에는 장이 허하고 음식물이 내려가서 장이 실하면 위가 허해지기 때문이다.[32]

脾胃大腸小腸三焦膀胱者 倉廩之本 營之居也 名曰器 能化糟粕 轉味

而出入者也

비위대장소장삼초방광자 창름지본 영지거야 명왈기 능화조박 전미 이출입자야

비, 위, 대장, 소장, 삼초, 방광은 창름지본倉廩之本 즉, 창고의 근본이고 영기가 머무르는 곳이므로 그릇이라고 말한다. 이들은 능히 음식물의 찌꺼기를 소화시켜 오미五味(영양분)[33]로 바꿔서 출입 즉, 흡수, 배설하는 작용을 한다.

臟腑有合장부유합 (장과 부는 합이 있다)

靈樞曰 肺合大腸 大腸者 傳導之府 心合小腸 小腸者 受盛之府 肝合膽…

영추왈 폐합대장 대장자 전도지부 심합소장 소장자 수성지부 간합담…

●●● 〈영추〉에서 말하기를 폐는 대장과 서로 합이 되며 대장은 찌꺼기를 전해서 내보내는 창고다. 심장은 소장과 합이 되며 소장은 위에서 소화된 음식물을 받아들이는 창고다. 간은 담과 합이 되며 담은 바른 것만을 받아들이는 창고다. 비는 위와 합이 되며 위는 음식물을 받아들이는 창고다. 신장은 방광과 합이 되며 방광은 수액을 저장하는 창고다.

說

오장육부는 그냥 어르신들이 하시는 말씀이며 실제 해부학과 별 상관없다고 생각한다면 이 내용은 그냥 지나치길 바란다. 진정 어려

운 내용들이 본격적으로 나오기 시작하기 때문이다. 물론 어렵다는 것이 '일개 한의사'의 기준이라서 신뢰도는 많이 떨어지지만….

본문에서는 일단 의사라면 모름지기 오장육부를 알아야 한다고 훈계를 한다. 바꿔 말하면 "너희들이 오장육부를 알아?" 정도의 느낌이다[醫當識五臟六腑의당식오장육부]. 그리고 크게 음양으로 나누자면 오장은 음에 속하고 육부는 양에 속한다. 또한 장부는 그 쓰임새가 각기 다르다. 당연하지 않은가? 설마 심장과 방광이 같은 일을 하겠는가[臟腑陰陽장부음양]?

그 다음 내용은 제법 중요하다. 오장은 음식물의 영양분을 받아서 정精이 저장되는 곳이며 육부는 음식물이 통과하는 통로 즉, 잠시 음식물을 담아뒀다가 비워지는 창고라고 설명한 내용으로, 오장육부의 기본 개념을 정리해준 것인데, 풀어 해석해보자면 오장이란 정기를 저장하되 내보내지 않으므로 가득하되 실할 수 없으며, 육부는 음식물을 소화시킬 뿐 저장하지는 않으므로 실하되 가득할 수 없다는 내용으로 볼 수 있다.

'가득하다' 또는 '넉넉하다'는 의미의 만滿과 역시 '가득 차다' 또는 '영글다'는 의미의 실實의 차이가 뭘까에 대해서 고민이 필요하다. 즉, 만滿이란 것은 액체가 가득 넘치는 상황이고 실實이란 건더기가 가득 찬 상황을 의미한다. "고놈 거시기가 실하게 생겼네."라는 어르신의 말씀을 떠올려보면 이해가 쉽다. 앗! 그건 다른 뜻인가?

心

"전문가를 위한 책도 아닌데 이렇게까지 집요하게 들어가면 이 책이 과연 사람들에게 쉽게 읽힐 거라고 생각하는가?"라고 내 안의 내가 나에게 물어본다. 그래서 다시 정신 챙기고 단순함으로 돌아가서 요점을 말하자면 다음과 같다. 오장(陰)은 간, 심, 비, 폐, 신이고 육부(陽)는 담, 소장, 위, 대장, 방광, 삼초다(삼초는 또 뭔가 싶은 의문이 든다면 잠시 그 궁금증은 참아주길 바란다). 오장은 정기가 가득한 곳이며 육부는 음식물의 통로다. 그리고 오장과 육부는 서로 합合 즉, 짝을 이룬다. 여자 1호인 간은 남자 1호인 담과 짝이 되고, 여자 2호인 심은 남자 2호인 소장과 짝이 되고 비는 위와, 폐는 대장과, 신은 방광과 짝을 이룬다. 하지만 불쌍하게도 5:6이라서 육부 중에서 남자 하나는 솔로로 남는다. 다름 아닌 삼초! 이것은 캐스팅 실수일까? 이 어처구니없는 상황에서 이런 개그 욕심을 부려야 하냐고 내 안의 내가 나에게 다시 물어본다.

　부腑라는 것은 우리 몸의 창고. 창고에 곡식을 저장해뒀다가 그때그때 꺼내어 먹듯이 음식물이 들락날락 하는 곳이 바로 부腑다. 그래서 위는 음식물이 처음에 들어가는 창고, 소장은 발효된 음식물을 받아들이고 내보내는 창고이며 대장은 음식물을 전해서 내보내는 창고, 담은 깨끗해서 탁한 것은 들여놓지 않는 창고, 방광은 물이 들락거리는 창고가 된다. 대충 이 정도만 이해하고 넘어가자. 어차피 이후에 각각 아주 자세한 설명들이 기다린다.

내 얼굴에 오장 있다

五臟通七竅 五臟有官 五臟有小大 臟又有九 腑又有六 腸胃之長水穀之數

五臟有官 오장유관 (오장에 속한 기관이 있다)

靈樞曰 鼻者肺之官也 肺病則喘息鼻張 目者肝之官也 肝病者皆靑…
영추왈 비자폐지관야 폐병즉천식비장 목자간지관야 간병자자청…

●●● 〈영추〉에서 말하기를 코는 폐에 속한 기관이므로 폐에 병이 생기면 숨이 가쁘고 코를 벌름거린다. 눈은 간에 속한 기관이므로 간에 병이 생기면 눈초리가 푸르게 된다.

説

오장은 7규竅(구멍) 즉, 눈구멍 2개, 귓구멍 2개, 콧구멍 2개, 입 하나, 이렇게 일곱 개의 구멍과 통해 있다[五臟通七竅 오장통칠규]. 간기는 눈과 통해 있어서 간이 조화로워야 눈이 색깔을 잘 판별할 수 있고 심장은 혀와 통해 있어서 심장의 기운이 조화로워야 혀가 맛을 판별할 수 있다. 비장은 입과 통해 있어서 비장이 조화로워야 입이 곡식의 맛을 느낄 수 있으며 폐는 코와 통해 있어 폐가 조화로워야 코가 냄새를 판별할 수 있다. 마지막으로 신장은 귀와 통해 있어서 신장이 조화로워야 귀가 소리를 들을 수 있다. 따라서 오장에 문제가 생기면 각기 눈, 혀, 입(입술), 코, 귀에 변화가 나타난다. 간략하게

짝을 맞추자면 간:눈, 심:혀, 비:입, 폐:코, 신:귀의 짝이 완성된다[五臟有官오장유관].

또한 오장의 크기와 안정도에 따라 그 사람의 품성이나 행위가 변할 수 있으며[五臟有小大오장유소대], 육부에는 특이한 6개가 추가로 있으니 뇌, 수, 골, 맥, 담, 여자포(자궁)가 그것으로 기항지부(특이한 부)라고 부른다[腑又有六부우유육]. 마구마구 전문적인 내용들이 튀어나오는 만큼 정신없어지고 있는 그대의 마음 나도 이해한다.

이후 조문에서는 우리 몸의 소화기 즉, 장의 길이가 5장 8척 4촌이라고 기록되어 있다. 현대의 셈법으로 1촌을 3.03cm로 환산해보면 1769.52cm 즉, 17미터가 넘는다는 환산 결과가 나오는데, 실제 사람의 소화기 길이는 동양인 성인 기준으로 8m 정도다. 아마도 당시의 1촌을 현대의 3.03cm으로 계산하지 않기 때문에 발생하는 오류라고 생각된다. 《동의보감》을 집필하던 시대는 중국의 명나라가 국운을 다해가던 때였고 그나마 《동의보감》에서 인용한 《황제내경》은 그보다 아주 오래전부터 전해진 의학 서적이기 때문이다. 그리고 중국은 시대마다 촌이라는 단위의 절대 길이가 달랐으니 아쉽게도 지금 나의 지식으로는 정확하게 알 길이 없다[腸胃之長水穀之數장위지장수곡지수].

心
―

눈, 코, 귀, 입, 혀가 오장에 배속된다는 것으로, 표리관계가 되고 서로 합을 이룬다는 의미다. 그리고 우리는 이미 그 내용을 알고 있다. 눈이 맑지 못하고 탁하면 간이 좋지 않다고 말하지 않는가?

사람들은 눈의 흰자가 갑자기 누렇게 변하면 황달을 의심해보며 간의 해독작용에 문제가 있는 것이 아니냐고 물어본다. 맞다. 황달은 우리 몸 안에 담즙색소(빌리루빈)가 너무 많아서 발생하는 증상이다. 보통은 간에서 빌리루빈을 해독해서 담즙을 통해 배설해서 대변으로 나가야 하는데, 간에 문제가 있어서 그 기능을 제대로 수행하지 못하기 때문에 몸 안에 담즙색소가 넘쳐나게 되는 것이다. 그로 인해 소변이 진하게 나오거나 피부가 가렵고 누렇게 변하거나 눈의 흰자가 누렇게 변하면서 탁해지는 것이다. 그리고 너무 피곤하거나 힘을 많이 써서 신腎이 허해지면 귀에서 '띠~' 하는 소리가 난다. 물론 다른 원인도 많지만 특별한 이유 없이 가끔씩 발생하는 이명이라면 신장의 기운이 약해진 것이다.

 물론 이 내용들을 얼굴의 모든 증상에 갖다 붙여 곧이곧대로 해석하는 것은 문제가 될 수 있다. 예를 들어 입술이 두꺼우면 비장이 튼튼한 것으로 보고 밥 욕심이 많을 것이라고 생각하거나, 눈이 크면 간이 클 것이라고 생각하는 이른바 관상과 같은 느낌으로 단순하게 결론 내리는 것은 의학적이지 못하다. 다른 종합적인 진단이 우선되어야 하기 때문이다. 물론 기후와 풍토에 따른 인종간의 차이라면 한번쯤 고민해볼 만한 이야기다.

오장육부의 병

五臟中邪 五臟正經自病 脈辨臟腑 臟腑異證 臟腑病治有難易 臟腑相關 五臟病間甚 五臟死期 臟腑氣絶候 單方

五藏死期 오장사기 (오장이 죽는 시기)

內經曰 五藏受氣於其所生 傳之於其所勝 氣舍於其所生 死於其所不勝…

내경왈 오장수기어기소생 전지어기소승 기사어기소생 사어기소불승…

• • • 《황제내경》에서 말하기를 오장은 병의 기운을 자기가 생하는 장기로부터 받아서 자기가 이기는 곳에 전달하며, 해당 장기를 생한 장기에 머무르고, 해당 장기를 이기는 장기에 전해져서 죽는다. 병이 들어 죽으려 할 때에는 반드시 먼저 해당 장기를 이기는 장기에 이르렀을 때 환자는 죽는다. 이것은 병의 기운이 거꾸로 전해졌기 때문에 죽는 것이다.[34)]

單方 단방

粳米 갱미 (멥쌀)

平和五藏 煮白粥 早晨常服 暢胃氣 生津液〈本草〉

평화오장 자백죽 조신상복 창위기 생진액〈본초〉

• • • 오장을 평화롭게 한다. 흰죽을 쑤어 이른 새벽마다 먹으면 위기가 좋아지고 진액이 생긴다〈본초〉.

說

　오장과 육부의 병에 대한 개론적인 설명이다. 병의 발생으로 구분했을 때 첫 번째는 외부의 나쁜 기운이 오장에 침입해서 발생한 병이 있다. 즉, 너무 많은 걱정과 근심은 심장을 상하고, 추운 곳에서 찬 음식을 먹으면 폐를 상한다. 어혈이 있는데 크게 화를 내면 간을 상하고, 취한 상태로 성행위를 하거나 땀이 난 상태에서 바람을 맞으면 비장을 상한다. 힘들게 일하고 나서 성생활을 지나치게 하거나 땀이 난 상태에서 목욕을 하면 신장을 상한다. 그리고 두 번째는 오장 스스로 병이 드는 과정을 설명하는데, 사실 첫 번째의 내용과 크게 다를 바는 없다[五臟中邪오장중사], [五臟正經自病오장정경자병].

　이후의 조문에서는 오장은 음에 속하고 육부는 양에 속하므로 그 병의 증상을 보고 오장의 병인지 아니면 육부의 병인지 알아낼 수 있다는 내용과 오행의 상생상극 순서에 따라 오장과 육부의 병이 전해지는 것이 다르기 때문에 오장의 병은 치료하기가 어렵고 육부의 병은 치료하기가 쉽다는 설명이 이어진다[臟腑異證장부이증], [臟腑病治有難易장부병치유난이]. 그리고 계속해서 이어지는 내용 역시 오행과 시간 즉, 계절에 따른 병의 발전을 풀어 설명한 것인데 이것은 뭔가 짜깁기한 느낌이 들어서 솔직히 애써 설명할 맛이 떨어진다.

　[오장육부문五臟六腑文]에서는 비교적 우리가 잘 아는 곡식들이 약으로 소개된다. 단방 총 23가지 약재 중에는 멥쌀, 밀가루, 보리, 메밀, 검은콩, 검은깨, 잣과 같은 곡식과 소의 위나 젖, 개고기, 사슴고기, 암탉, 붕어, 우유 등으로 비교적 친숙한 먹거리들이 보인다. 당시에는 먹을 것이 너무 부족해서 이런 곡식들조차 약으로 인식되었던 것일까? 하긴 평소에 밥 잘 먹는 것이 오장을 온전하게 하는 첫 번째

조건이니 어찌 보면 당연한 내용인 것 같기도 하다.

心

큰일이다. 전문적인 내용들이 나오는 만큼 심각하게 재미없어지고 있는 중이다. 오장육부에 대해 하나하나의 설명이 들어가기 전에 오리엔테이션을 해주는 내용임에도 불구하고 상당 부분 전문적이고 추상적인 설명들이 군데군데 섞여 있어서 이해가 쉽지 않다. 그리고 그 이해와 머리 아픔에 앞서, 보다 더 원초적인 의문이 생긴다. 왜 한의학에서는 간Liver, 심Heart, 비spleen이 아닌 pancreas, 폐lung, 신kidney의 다섯 가지 기관을 하필 오장이라는 인체에서 가장 중요한 장臟으로 인식했을까? 다른 장기도 많고 꼭 다섯 개를 채울 필요도 없었을 텐데 말이다.

우리 몸의 생리를 아주 간단하게 풀어보자면 먹고 싸고 숨을 쉬는 것이다. 즉, 소화기(먹고 똥 싸고), 비뇨기(오줌 싸고), 호흡기(숨쉬는)의 주체를 찾아내야 한다. 그리고 한의학에서는 그것을 비장, 신장, 폐에서 찾아냈다. 또한 피를 돌리는 순환기의 주체와 근육을 움직이고 몸의 정서적인 상황을 조절하는 주체를 찾을 필요도 있었다. 바로 심장과 간이다. 그래서 혹자는 간은 자율신경계, 심장은 순환계, 비는 소화기계, 폐는 호흡기계, 신장은 비뇨생식기계로 구분하기도 한다. 물론 정신의 작용은 이 중에서 심장에 해당된다.

물론 다른 관점으로 볼 수도 있다. 인체의 군주는 심장인데 심장火은 불덩어리라서 차가운 물과 항상 서로 견제해야 정상적인 기운의 흐름이 유지된다. 즉, 신장水과 끊임없는 교류가 일어난다. 그렇게 심장과 신장이 인체 생명 활동의 큰 축이 되고 그 축을 중심으로 가운데에는 소화기계인 비장, 호흡기계인 폐, 피로 가득한 간이 상호 작용하고 있는 것이 오장이라고 풀어볼 수도 있다.

무엇이 정답일까? 아직 공부기 부족해서인지 명확한 정답을 제시하지는 못하겠다. 하지만 분명한 것은 오장의 실체는 해부학적으로 존재하지만 한의학에서는 그 고유의 기능과 성질을 더 중요하게 본다는 사실이다. 죽어 있는 해부학이 아니라 살아 있는 기능에 초점이 맞춰진 것으로 오장이란 각각 동떨어진 역할을 하는 생명 유지의 도구가 아니라 서로 얽혀서 인체 생명활동이라는 일을 하는 팀을 구성하고 있는, 캐릭터가 뚜렷한 팀원들이라는 것이다. 이제 하나씩 파헤쳐볼 시간이다.

[한의사 오철의 깨알톡]
고사성어 '와신상담臥薪嘗膽'의 비하인드 스토리

어떤 병이 실제로 계절이나 날짜에 따라 심해지거나 덜해지는 것이 가능할까? 한의학에 몸담은 나조차도 그런 이치에 대해서는 고개가 갸우뚱해진다. 그래서 단순한 음양오행의 변화에 따라 끼워 맞춘 식의 논리가 의학적이지 못하다고 생각해왔는데 흥미롭게도 풍몽룡이 저술한《열국지列國志》에 그와 관련된 일화가 실려 있는 것을 발견하고 그 내용을 소개한다. 참고로 이 자세한 일화는 사마천의《사기史記》에서는 찾아보지 못했다. 큰 틀은 사실이지만 에피소드는 픽션일 수 있다는 말이다.

고사성어 '와신상담臥薪嘗膽'으로 유명한 춘추시대 말기 오나라 왕 부차와 월나라 왕 구천의 이야기다. 참고로 오나라와 월나라는 끊임없이 서로 치고받는 앙숙 관계였으며 오왕 부차의 아버지 합려는 월왕 구천에게 죽임을 당했던 전례가 있다. 이때 부차는 가시장작 위에서 잠을 자면서 원수를 갚을 기회를 기다렸다. 고사성어 '와신상담' 중 '와신臥薪'에 해당되는 내용이다. 그렇게 시간이 흘러 두 나라는 다시 전쟁을 했고 이번에는 오나라가 승리했다.

오나라와 월나라의 전쟁에서 패배한 월왕 구천은 오왕 부차에게 끌려가서 선왕이었던 합려의 무덤 즉, 석실을 돌보는 노복이 되고 구천의 아내는 부차의 첩이 되었다. 제대로 아버지의 원수를 갚은 오왕 부차, 하지만 얼마 지나지 않아 그는 병이 들었고 이 틈을 타서 부차의 노복이었던 구천은 신하 범려가 시킨 대로 일을 꾸몄다. 그런데 그 내용이 조금 꺼림칙하다.

구천은 신하의 도리로 왕을 뵙겠다고 청하고 병이 깊어진 오왕 부차에게 문병을 갔다. 그는 자신이 용한 의원으로부터 의술을 배웠는데 환자의 대변을 보면 그 병세를 알 수 있다고 말했다. 그 말을 듣고 오왕 부차는 대변을 보고 구천에게 내어줬으며 구천은 그 변을 핥았다. 그 후 "신은 감히 두 번 절하고 대왕을 축하하나이다. 대왕의 변황은 기사己巳일에 차도가 있을 것이며 임신壬申일에 완쾌할 것입니다"라고 축하했다. 이에 오왕 부차가 그 이유를 묻자 아래와 같이 설명했다.

"신이 지난날 의원에게서 들은 바로는, 대저 인분(사람의 변)은 곡식이 변한 것이기 때문에 계절에 순응하면 병자가 살아나고 계절에 역행하면 죽는다고 하더이다. 신이 방금 문밖에서 대왕의 대변을 먹어본즉 그 맛이 쓰고 시었습니다. 쓰고 시다는 것은 바로 봄을 응하는 동시에 여름의 기운을 뜻하기 때문에 짐작할 수 있었습니다."[35]

이에 감동한 오왕 부차는 구천에게 석실 노역을 그만두게 했고, 우연인지 필연인지 나중에 정말로 병이 나으니 잔치를 차린 후 구천의 공을 높이 사서 그를 다시 월나라로 돌아가게 해줬다. 그 후 구천은 오왕 부차의 대변을 맛본 치욕을 잊지 않고자 쓸개를 핥아 복수의 마음을 다잡고 결국 나중에는 다시 오나라를 정복했다. 그 유명한 고사성어 '와신상담' 중 '상담嘗膽'에 해당되는 내용이다.

위 대화에서 언급된 날짜 중 기사己巳일이란 오행에서 토화土火에 속하고 임신壬申일이란 오행에서 수금水金에 속한다. 쓰고 신맛이라는 것은 고미와 산미 즉, 오행에서 화목火木에 해당한다. 날짜를 따질 때 기사일과 임신일에서 십이지를 빼고 십간만 본다면 이 병은 토土일에 나아졌다가 수水일에는 완치된다는 이론이 성립된다. 스스로의 날에는 완치가 된다 하니 이 병은 오장 중 신장의 병이라 할 수 있다. 하지만 변을 맛봤을 때 부차는 엉뚱하게 화목火木에 해당하는 얘기를 했다. 즉, 심 또는 간의 병이란 것이다. 복잡한 계산을 끝낸 후 내린 나의 결론은 이렇다.

월왕 구천은 오왕 부차의 변을 맛보지 않고 그냥 뻥쳤다! 물론 그렇지 않을 수도 있다.

12 간장 肝臟

 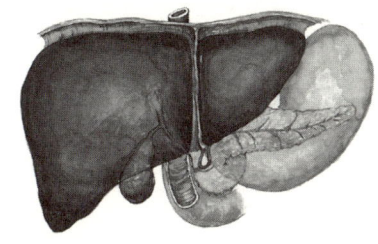

'간 때문이야. 간 때문이야. 피로는 간 때문이야.'
차두리가 노래했다. 피로는 간 때문이라고. 정말 그럴까?
《동의보감》에 실린 간장도_{肝臟圖}라는 그림은 잠시 보는 사람을 멍하게 만든다. 열대지역의 야자수에서 열리는 열매를 그린 것 같기도 하며, 입체감이 없는 평면에 다각도의 시각을 표현하려 했던 화가 피카소가 연상되기도 한다. 그런데 그냥 어쩔 수 없는 결론이 다시 나온다.
"아, 진짜 이게 뭐야?"

간을 간보다
肝形象 肝部位 肝主時日 肝屬物類 肝臟大小

肝形象간형상 (간의 생김새)

肝重四斤四兩 左三葉 右四葉 凡七葉 主藏魂〈難經〉
간중사근사양 좌삼엽 우사엽 범칠엽 주장혼〈난경〉

●●● 간의 무게는 4근 4냥이고, 왼쪽 3개의 잎과 오른쪽 4개의 잎이 있어 모두 7개의 잎으로 구성되며 혼魂을 저장한다〈난경〉.

肝主時日간주시일 (간이 주관하는 계절과 날짜)

肝主春 足厥陰少陽主治 其日甲乙
간주춘 족궐음소양주치 기일갑을

●●● 간은 계절로 보면 봄에 해당되며, 12경맥 중에는 족궐음간경, 족소양담경으로 다스린다. 날짜로는 갑을일에 해당된다.

説

우측 갈비뼈 아래에 반쯤 걸쳐 있는 간의 형태는 정면에서 봤을 때 중간에 있는 인대를 경계로 해서 좌우로 나뉜다. 좌측은 크기가 작고 우측은 좌측보다 4~5배 정도 크다. 몇 개의 엽lobe으로 나뉘지만 의사가 아닌 이상 그것이 몇 개인지는 크게 중요하지 않다고 본다. 그리고 간의 위치에 대해 인용된 조문 즉, [肝生於左간생어좌]를 해석할 때 일반적인 한의학 서적에서 설명하기로는 간은 당연히 우측에 있지만 간의 기운이 좌측에서 생겨서 돌아가기 때문에 [肝生於左간생어좌]라고 기록된 것이라 하지만 내 생각은 조금 다르다. 간의 좌측에는 오장의 군주격인 심장이 있고 간에 연결된 혈관들이 상대적으로 간의 좌측에 있으므로 그쪽으로부터 간이 생겨난 것이라고 단순히 봐도 될 것 같기 때문이다. 눈에 뻔히 보이는 장기인데 어렵게 설명할 필요가 있을까 싶다. 물론 내가 틀릴 확률이 상당히 높지만(ㅆ).

다음은 오행 즉, 목화토금수로 나눠본 만물을 나열한다. 물론 간에 대한 설명이므로 목木에 속하는 것들이다. 계절로는 봄이고, 날짜로 따지면 갑甲, 을乙이다. 동쪽, 바람, 근육, 색깔 중에 청색, 궁상각치우 즉, 음계에서는 각음이고 얼굴에서는 눈이며 맛으로 보면 새콤한 맛 즉, 산酸이다. 손톱에서 그 영양 상태가 드러나며 숫자로 보면 아홉이다. 그 외에도 여러 내용들이 있지만 이 정도만 해도 오행에 맞춰 세상을 설명하는 것은 충분히 어지럽다[肝屬物類간속물류].

心

우리 몸의 모든 장기는 나름 복잡한 기능을 하고 있지만 그 중에서 간은 진정 가장 복잡한 일을 맡고 있다. 탄수화물, 단백질, 지방, 비타민, 무기질 등 거의 모든 영양 대사 과정의 핵심이고 담즙을 만들어서 담낭에 저장해둔다. 이 과정에서 우리가 말하는 해독작용이 이뤄지는데, 거의 쉴 틈 없이 일을 하게 되므로 TV 광고에서조차 간이 피로하다고 말하는 것이다. 글자로 해석해봐도 간은 고기육(肉)+

방패간(干)=간(肝)이다. 즉, 우리 몸에서 방패의 역할을 하는 장기로서 겁없는 사람에게 "저 사람 간이 부었군!"이라는 표현을 쓰는 것으로 봐서는 어느 정도 우리 조상들은 간이란 장기가 내 몸을 보호하거나 방어하는 기관으로 인식해왔던 것으로 볼 수 있다. 반대의 의미는?

"간이 콩알만 해졌다."

이것은 방패가 콩알 만해진거니까 겁먹었다는 뜻이다.

내 몸속의 청년 장군

肝傷證 肝病證 肝病虛實 肝病間甚 肝病治法 肝絶候 肝臟修養法 肝臟導引法 單方

肝臟修養法 간장수양법 (간장을 수양하는 법)

常以正月二月三月朔旦 東面平坐 叩齒三通 吸震宮靑氣入口 九呑之 閉氣九十息〈養生書〉

상이정월이월삼월삭단 동면평좌 고치삼통 흡진궁청기입구 구탄지 폐기구십식〈양생서〉

●●● 늘 음력 정월과 2월, 3월의 초하룻날 아침에 동쪽을 향하여 평좌하고 치아를 상하로 3번 부딪치고, 진궁의 청기(공기)를 입으로 들이마시기를 9회 한 다음 숨을 참았다 내뱉기를 90회 한다〈양생서〉.

肝臟導引法 간장도인법 (간을 다스리는 체조법)

可正坐 以兩手相重 按䏶下 徐緩身左右各三五度 又可正坐 兩手拽相叉…

가정좌 이양수상중 안폐하 서완신좌우각삼오도 우가정좌 양수예상차…

● ● ● 정좌하고 앉아서 두 손을 겹쳐 허벅지 아래 무릎 윗부분을 눌러 서서히 몸을 좌우로 늘어지게 돌리기를 15회 한다. 다시 똑바로 앉아서 두 손을 끌어 배꼽 밑에서 서로 교차시킨 후 손을 뒤집어 가슴으로 올리고 손을 엎어 배꼽 아래로 내리기를 15회 하면 간에 생긴 적취와 풍사, 독기를 없앨 수 있다.

單方 단방
草龍膽 초룡담

益肝膽氣〈本草〉煎服 治肝藏濕熱〈湯液〉

익간담기〈본초〉전복 치간장습열〈탕액〉

● ● ● 간과 담의 기를 더해준다〈본초〉. 달여 먹는다. 간장의 습열을 치료한다〈탕액〉.

說

너무 크게 화를 내서 기가 옆구리에 쌓이거나 치밀어오르면 간을 상하고, 좋지 않은 기운이 간을 침범하면 옆구리가 아프다. 즉, 간의 병은 주로 양 옆구리의 결림이나 당김, 거북한 느낌 등의 불편함을 유발하게 된다. 또한 간은 근육을 주관하기 때문에 간병이 심해져서 근육들이 마르고 군살들이 없어지면 예후가 좋지 않다[肝傷證간상증], [肝病證간병증].

심장이 혈을 주관하지만 그 혈들은 간에 저장된다[肝藏血간장혈]. 따라서 혈이 부족하면 간이 허해지기 때문에 눈은 침침해지고 그 사람은 자주 두려워하게 되며, 반대로 혈이 남아돌면 간이 실해져서 양 옆구리가 아프고 그 사람은 화를 잘 낸다[肝病虛實간병허실].

간은 오행 가운데 목木에 속하기 때문에 계절과 날짜에 해당되는 바에 따라 간병의 호전 및 악화가 일치한다[肝病間甚간병간심]. 계절에 있어서 봄에 속하는 간의 병은 여름에는 증상이 완화되지만 가을에는 악화된다. 가을을 잘 견디면 겨울을 견디게 되고 다음 봄에는 나아진다. 십간十干 즉, 갑을병정무기경신임계 중에서 갑과 을에 속하므로 화에 해당되는 병정일에는 나아지지만 금에 해당하는 경신일에는 병이 심해진다. 즉, 오행의 상생상극을 병세의 과정에도 가져다 붙인 것인데 실제 임상에 얼마나 유효한지는 확실치 않다. 그 산술적인 이치를 간략히 소개하면 다음과 같다.

갑을	병정	무기	경신	임계
봄	여름	한여름	가을	겨울
간	심	비	폐	신

자신이 생하는 날이나 계절에 병이 낫게 되는데 그때 낫지 못하면 자신을 이기는 날이나 계절에 악화된다. 그리고 한 바퀴 돌아 자신의 날이나 계절이 되면 낫는다.

간은 당기는 것, 급한 것을 싫어하므로 만약 이런 증상이 나타나면 급히 단맛을 먹어서 그것을 이완시켜 줘야 한다. 그리고 무엇이든 뭉치는 것, 오그라드는 것은 좋지 않으므로 흩어주는 것이 치료의 기본 원칙이다[肝病治法간병치법]. 그리고 간병이 심해져서 근육이 모두 마르고 입술이 푸르게 되면 위독해져서 결국 죽고 만다[肝絶候간절후].

간이 좋지 않은 분들은 위의 원문에 옮긴 간장을 수양하고 간장의 기운을 기르는 도인법을 따라해 보기 바란다. 기공 스트레칭을 하는 느낌이다. 그리고 본문의 마지막에는 간에 도움이 되는 약초들이 하나하나 소개된다. 간의 습열을 내려주는 초룡담이란 약재 외에도 결명자, 산수유, 사삼(더덕), 모과, 구(부추) 등 총 21가지 약재가 소개되지만 이 역시 간에 좋다며 무턱대고 많이 먹는 것은 금물이다.

心

일반적으로 알려진 간의 병은 간염, 지방간, 알코올성 간질환, 황달, 간경화, 간암 등 아주 다양하다. 물론 잘 알려지지 않은 간의 병명은 수없이 더 많다. 다행히 현대에는 각종 검사(AST, ALT, 알부민, 빌리루빈, PT 등)를 통해 비교적 간의 문제를 손쉽게 찾아내고 그 치료 방법 역시 즉각적으로 제시된다. 그에 비해 《동의보감》에서는 눈이 침침하고 옆구리가 답답하며 소화장애가 발생하고 근육에 경련이 발생하는 등 비교적 완만한 증상들만 나열하는 것 같다. 한의학적 치료가 그만큼 떨어지는 것일까?

한의학에서 보는 간기능의 핵심은 장혈藏血과 소설疏泄이다. 장혈은 혈을 저장하는 기능이고 소설이란 것은 막힌 것을 소통되게 하고 뭉친 것을 흩어주는 기능을 말한다. 다시 말해 간이란 혈을 저장하는 장기이면서 기와 혈, 진액을 돌리고 조절해서, 뭉친 것이나 막힌 것을 풀어주는 기능을 하는 장기란 말이다. 강한 스트레스가 지속되면 우리는 가슴이 꽉 막힌 느낌을 받고 때로는 실제 만져지는 멍울이 발생하기도 하며 자신도 모르게 자주 한숨을 쉬게 되고 피로가 누적되면 눈꺼풀이 파르르 떨리는 것을 경험한다. 그리고 몸에서는 열이 뭉치게 되는데 사타구니의 피부가 가렵고 짓무르기도 한다. 사타구니 백선으로 진단해서 스테로이드를 처방하기도 하지만 한의학에서는 열이 밖으로 배출되지 못해서 발생하는 습기와 열기가 얽혀서 나타나는 증상으로 보고 습열을 없애는 처방을 제시한다. 뭔가 멋있는 표현은 들어 있지 않지만 평소 우리가 다 느낄 수 있는 증상과 불편함이다. 한의학은 이런 방식으로 간의 생리 병리를 풀어놓는다.

《동의보감》에서 말하는 간의 캐릭터는 청년이다. 군대에서 청년 장교라고 봐도 좋다. 파릇파릇 돋아나는 새싹이기도 하며 동쪽에서 불어오는 순풍이기도 하다. 맑고 막힘없이 뻗어나가는 깨끗한 기운과 올바른 사상으로 무장된 청년 장교가 우리 몸을 지키고 있는 셈이다. 따라서 이 청년이 병들면 우리 몸은 탁해진다. 또한 화를 많이 내거나 술을 과하게 마시거나 너무 심한 노동으로 근육을 상하면 병이 심해져서 그 청년 장교가 자칫 노여움으로 가득한 미친 장군으로 변할 수도 있으니 주의해야 한다. 우리 몸의 우측 갈비뼈 아래에는 혈기 왕성하고 순수한, 스스로 맡은 일을 열심히 하는 젊은 장교가 있다. 그대가 군필이든 면제든 그대의 몸에는 그런 장군이 있다는 말이다.

13 심장 心臟

 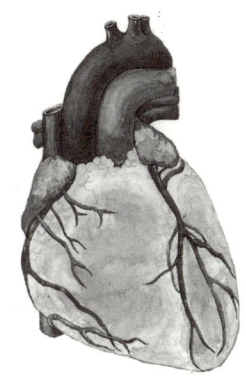

양철 나무꾼이 말했다.

"난 원래 나무꾼의 아들이었어. 아름다운 먼치킨의 소녀를 사랑했고 서로 결혼하기로 했었어. 하지만 그녀의 어머니는 결혼을 반대하다 못해 동쪽의 사악한 마녀에게 부탁해서 내 도끼에 마법을 걸게 했지. 마법에 걸린 내 도끼는 내 몸을 상하게 했고 이후 대장장이가 나에게 양철로 된 새 몸을 만들어줘서 결국 난 전처럼 도끼질을 할 수는 있지만 나에게는 더 이상 심장이 있지 않아. 오즈가 나에게 심장을 준다면 난 다시 사랑하는 먼치킨의 소녀를 찾아갈 거야. 오즈가 내게 심장을 줄 수 있을까?" - 소설 《오즈의 마법사》 中

'하트 뿅뿅!', '심장이 두근두근!' 우리는 심장의 생리학적, 물리적 기능보다는 심장의 심리학적, 감정적 기능을 표현하는 데 익숙하다. 그도 그럴 것이 심장이란 그 해부학적인 모양새가 가장 굵은 혈관들이 심장을 중심으로 이리로 저리로 교차로를 낸 상태라서 이리 봐도 복잡하고 저리 봐도 복잡하기 때문이다. 그리고《동의보감》에 수록된 심장도心臟圖에는 떡하니 몇 개의 주름진 후광 앞에 하트가 그려져 있다. 그냥 해부학적인 심장의 형상보다는 '뽕뽕 하트'에 어울린다고 해도 할 말이 없다. 이런 식으로 그림을 그려놓고 허준 선생께서는 심장을 어떻게 설명했을까?

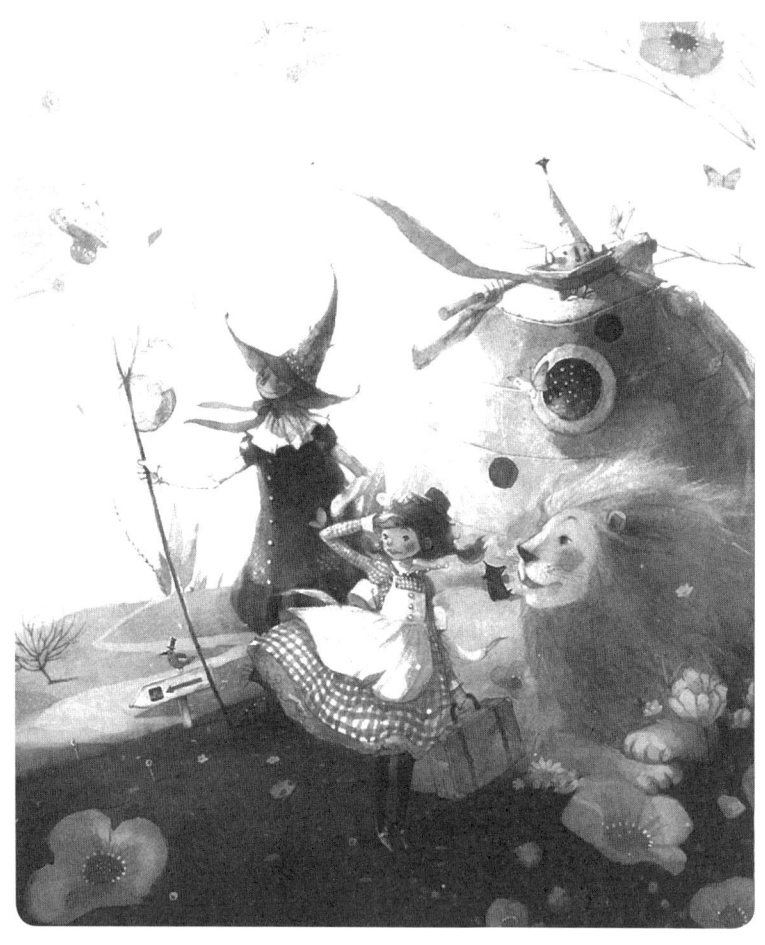

심장에 털이 난다고?

心形象 心部位 心主時日 心屬物類 心臟大小

心形象 심형상 (심장의 생김새)

心有七孔三毛 七孔以應北斗七星 三毛以應三台 故心至誠則天無不應也〈入門〉

심유칠공삼모 칠공이응북두칠성 삼모이응삼태 고심지성즉천무불응야〈입문〉

●●● 심장에는 일곱 개의 구멍과 세 개의 털이 있는데, 일곱 개의 구멍은 북두칠성과 상응하고, 세 개의 털은 삼태성(큰곰자리의 상태, 중태, 하태성)과 상응하기 때문에 지극히 정성스러우면 하늘이 감응하지 않음이 없다〈입문〉.

說

해부학적으로 심장은 주먹보다 조금 큰 크기로 가슴의 정중앙에서 약간 좌측에 위치한다. 우심방, 우심실, 좌심방, 좌심실이라는 4개의 공간이 있으며, 전신을 돌고 온 피가 우심방으로 들어오면 우심실에서 폐로 그 피를 펌프질해서 내보내고, 폐를 돌면서 이산화탄소가 제거되고 산소가 공급된 신선한 피는 다시 심장의 좌심방으로 들어와서 좌심실을 통해 다시 전신으로 나가게 된다. 즉, 심방과 심실 중에서 심실은 피를 쥐어짜내는 펌프질을 하는 근육 덩어리라고 볼 수 있다. 《동의보감》에서 인용한 심장에 있다는 구멍과 털은 아마도 심장과 연결된 혈관들과 심장 자체를 둘러싸고 있는 혈관들을 말하는 것으로 단순 추측된다. 진짜 털을 말한 것은 아니겠지. 설마??

그리고 앞서 설명된 간에 대한 내용과 같은 순서대로 심장의 오행에 따른 귀속이 설명된다. 즉, 오행 중에서 화火에 속하며 방위로 보면 남쪽에 속하고 계절 중에서는 여름의 기운과 통하며 날짜로 치면 병정丙丁일이 되며[心主時日심주시일] 색깔로는 붉은색, 오음에서는 치음이고 숫자는 7에 해당된다[心屬物類심속물류].

心
一

양심에 털이 났다고 하는 것은 좋지 않은 표현이다. 선량하고 순수한 심장에 털과 같은 이물질이 있다는 의미로, 뭔가 비양심적인 사람을 비꼬는 말이다. 그런데 《동의보감》에서 인용한 글을 보면 가장 지혜로운 사람은 심장에 구멍이 일곱 개, 털이 세 개, 지혜가 보통인 사람은 심장에 구멍이 다섯 개, 털이 두 개, 지혜가 적은 사람은 구멍이 세 개, 털이 한 개, 그리고 일반인은 구멍이 두 개이고 털은 없다고 기록되어 있다. 왜 이런 말도 되지 않는 내용이 들어 있는지는 알 수 없다. 다만 고대에는 동서양을 막론하고 심장에 신비스런 힘이나 신령한 무엇이 깃들여 있다고 믿었고, 심장에 털이 났다는 것은 뭔가 일반인과는 다른 능력의 표시라고 인정되어 온 것 같다. 다만 세월이 흐르다가 어느새 갑자기 뜻이 바뀌어서 심장(양심)에 털이 난 것을 좋지 않은 것으로 하자고 그냥 결정한 것 같다. 과연 그대의 심장에는 털이 있을까?, 없을까?

내 가슴속 마라토너

心傷證 心病證 心病虛實 心病間甚 手少陰無輸 心病治法 心絶候 心臟修養法 心臟導引法 單方

心臟修養法 심장수양법 (심장을 수양하는 법)

常以四月五月朔望淸旦 面南端坐 叩金梁九 漱玄泉三 靜思注想…
상이사월오월삭망청단 면남단좌 고금량구 수현천삼 정사주상…

● ● ● 항상 음력 4월, 5월 초하룻날, 보름날 아침에 남쪽을 향하여 단정히 앉아 치아를 9번 부딪치고, 타액으로 입을 3회 헹궈 삼킨 다음 마음을 고요하게 하고, 생각을 하나로 모아서 이궁적색기(공기)를 세 번 들이마시고 숨을 참았다 내뱉기를 30회 한다.

心臟導引法 심장도인법 (심장을 다스리는 체조법)

可正坐 以兩手作拳 用力左右互相築 各六度 又可正坐 以一手按腕上…
가정좌 이양수작권 용력좌우호상축 각육도 우가정좌 이일수안완상…

● ● ● 정좌한 상태로 한 손을 주먹 쥐고 다른 손으로 포개어 쥐고 나서 힘을 줘서 단단히 다지듯 하되 좌우의 손을 번갈아 6회씩 한다. 그 다음 똑바로 앉아서 한 손으로 다른 팔목을 누르되 그 다른 손이 아래를 향해 공중에 뻗어서 버티기를 무거운 돌과 같이 한다. 다음 양손을 교차하여 발로 손바닥을 각각 30회 밟는다. 이렇게 하면 가슴에 있는

풍사와 여러 질병이 없어진다. 오랫동안 숨을 머금고 눈을 감은 상태로 침을 3회 삼킨 후 치아를 위아래로 3번 부딪치고 마친다.

單方단방

蓮子연자 (연밥)

助心安心 能通心氣 末服煎服皆佳 一方 蓮子一斤 帶黑皮炒極爛…〈居家必用〉

조심안심 능통심기 말복전복개가 일방 연자일근 대흑피초극란…〈거가필용〉

••• 연꽃의 씨는 심장의 기를 도와주고, 심장을 편하게 하고, 심장의 기를 잘 통하게 한다. 가루 내어 먹거나 달여 먹어도 좋다. 다른 처방에서는 연자 한 근을 껍질이 새까맣게 되도록 볶은 다음 잘 찧어서 곱게 가루 내는데, 찧어지지 않는 검은 껍질은 버린다. 여기에 살짝 볶은 감초 한 냥을 가루 내어 한 번에 두 돈씩 소금 달인 물에 타서 먹는다. 심장이 허한 것을 보하고 기를 북돋는 효과가 크다〈거가필용〉.

說

우수사려 즉, 근심 걱정하고 생각에 빠지면 마음을 상한다[心傷證심상증]. 심장은 온몸을 주관하고 신神과 혈血을 주관한다. 반복해서 강조하지만 심장은 우리 몸의 군주다. 그 군주가 병이 들면 몸의 혈기가 줄어들어 혼백이 불안해지므로 피곤할 때 얼굴이 붉어지고 가슴이 아프면서 답답하다. 열이 나며 헛구역질이 나거나 배꼽 위에 혈관의 박동이 느껴지는 증상이 나타난다[心病證심병증].

심병心病 역시 간병肝病과 마찬가지로 계절과 시일에 따라 병이 덜 해지거나 심해지는 경과를 밟는다. 앞서 [간문肝門]에서 설명한 이치대로 짜 맞추기만 하면 되는 다소 단순한 배합이다. 독특한 점은 심장은 군주라서 직접적인 침입을 받지 않고 심포락이라는 방어막을 가지고 있다는 논리인데 다소 작위적인 논리이지만 그만큼 심장을 중요하게 생각했다는 개념을 엿볼 수 있다[手少陰無輸수소음무수].

심장은 느슨해지는 것을 싫어한다. 그래서 심장이 허해서 느슨해지면 빨리 신맛을 먹어서 심장의 기운을 쫀득하게 수렴시켜야 한다[心病治法심병치법]. 그리고 심장의 기운이 끊어지면 혈이 상한 것이므로 얼굴빛이 시커멓게 변하고 눈을 치켜뜨고 머리를 흔들거린다. 이것은 죽을 징후다[心絶候심절후]. 마지막으로 소개되는 심장에 관련된 약물 22종은 전반적으로 심장의 열을 내리고 안정시키는 약재들이다.

心
—

심장의 역할은 자나 깨나 엄마 뱃속부터 죽기 전까지 쉬지 않고 지속되는 혈액의 펌프질이다. 그런 중요한 역할을 하는 심장에 병이 생겼다는 것은 혈액의 펌프질에 직접적인 장애가 발생했다는 것이니 여간 큰일이 아니다. 그리고 일반적으로 알려진 심장에 관련된 대표적인 질병은 협심증, 심근경색, 부정맥 등이 있으며 그 중 심근경색도 아찔한 두려움을 주지만 협심증 역시 사람의 피를 말리는 질환이라고 볼 수 있다. 심장 자체도 살아 있는 근육덩어리이므로 계속해서 영양을 공급받아야 하는데 그 영양 공급 과정에 장애가 발생해서 심장이 허혈 상태에 빠지는 위험한 상황으로, 그렇게 영양 공급이 끊긴 심장은 운동을 하고 싶어도 할 수가 없다. 즉, 심장이 멎을 수도 있다는 말이다. 이 무서운 협심증의 원인으로는 고혈압과 비만, 고지혈증, 당뇨, 흡연 등이 거론되며, 특징적인 증상으로는 가슴이나 턱 끝이 아프고 좌측 어깨나 겨드랑이 쪽의 통증이 있다. 정작 '가슴앓이'와는 다른 증상들이 나타나는 것이 함정인 셈이다.

죽기 전까지 한순간도 쉬지 못하고 일을 하는 심장은 어떻게 보면 우리 몸에서 가장 부지런한 기관이라고 볼 수 있다. 한의학에서 말하는 심장의 캐릭터가 우리 몸의 지배자 즉, 왕이라고 하는 것에 비하면 가장 힘든 일을 도맡아 하는 현실은 아이러니하다고 할 수 있겠지만 원래 왕, 요즘으로 치자면 회사의 대표란 그런 자리인 것이다. 우리 몸속의 왕은 평소 웃기를 좋아하고 붉은 색 옷을 입고 있으며 자칫 화를 내면 불덩어리가 된다. 그리고 묵묵히 쉬지 않고 자신의 일에 최선을 다하고 있다. 너무 버거운 삶과 힘든 인생으로 인해 스스로의 삶을 비아냥거리는 사람들에게 이렇게 말할 수 있겠다. 당신의 심장은 그런 당신의 삶을 위해 오늘도 열심히 뛰고 있다고. 부끄러운 줄 알아야지!

14 비장 脾臟

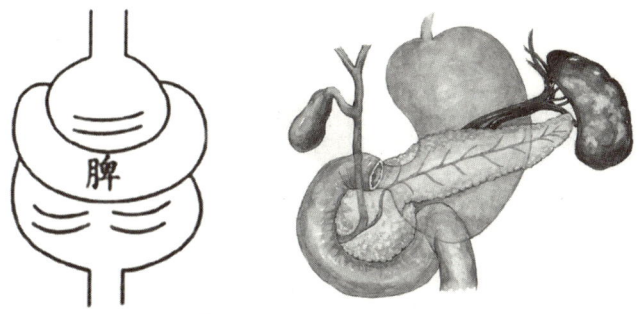

　《동의보감》의 비장도脾臟圖와 현대 해부학에서 말하는 비장spleen이다.《동의보감》에서는 비장의 생김새를 위를 둘러싸고 있는 도너츠와 같이 묘사했으나 우측의 그림을 보자면 현대 임상에서 말하는 비장은 좌측 갈비뼈 쪽에 위치하고 있다. 오히려 췌장pancreas이 위장의 뒤에서 위장을 감싸고 있는 모양이다. 비장·지라는 인체에서 가장 큰 림프기관으로 혈액을 청소하고 면역기능을 유지하는 역할을 하며 췌장·이자는 혈당을 조절하는 호르몬 즉, 인슐린과 글루카곤을 분비하는 내분비 기관으로 당뇨병 치료의 키워드가 된다. 이렇게 두 개는 기능이나 형태가 상당히 다름에도 '비장'이라는 명칭 때문에 걔가 걔인지, 걔가 걔가 아닌지 혼동을 가져다주는 운명이 되어버렸다. 과연《동의보감》의 비장은 비장·지라일까? 아니면 췌장·이자일까?

영양을 지배하는 자
脾形象 脾部位 脾主時日 脾屬物類 脾臟大小

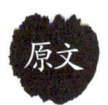

脾形象비형상 (비장의 생김새)

脾形扁似馬蹄 又如刀鎌〈入門〉

비형편사마제 우여도겸〈입문〉

●●● 비장의 형태는 말발굽처럼 넓적하고 또한 낫 같기도 하다〈입문〉.

脾部位비부위 (비장의 위치)

脾長一尺掩太倉 太倉者 胃之上口 卽中脘穴也〈東垣〉

비장일척엄태창 태창자 위지상구 즉중완혈야〈동원〉

●●● 비장은 길이가 한 자이며, 태창(큰 창고)을 감싸고 있다. 태창은 위장의 상부 구멍으로 중완혈(명치와 배꼽의 중간에 위치한 혈자리)을 의미한다〈동원〉.

説
―

시작부터 답이 나온 것 같다.《동의보감》에서 말하는 비장은 현대에서 말하는 비장 즉, 지라가 아니고 현대의 췌장 즉, 이자가 맞다. 말발굽이나 낫의 모양과 같으며 주변에 기름이 흩어져 있다고 한 것이나 태창 즉, 위를 감싸고 있으며 중완혈 부위 1촌 2푼에 위치한다고 하는 것들이 모두 이자의 위치나 생김새와 일치한다. 그럼 도대체 현대에는 왜 자라를 비장이라고 할까? 서양의 해부학이 한자로 번역되는 과정에서 오류가 발생한 것은 아닐까 추측할 뿐이다.[36]

비장이 주관하는 시기는 계절 중에는 늦여름 즉, 한여름에 속하고 날짜로 보면 십간에서 무기戊己일이다[脾主時日비주시일]. 그리고 오행에 배속했을 때 목화토금수 중에서 토土에 속하며 습한 공기에 해당한다. 방위로 보면 동서남북이 아닌 중앙이며, 맛으로는 달콤한 맛, 색깔은 황토색, 그리고 숫자로는 5에 해당된다[脾屬物類비속물류]. 비장의 상태는 입술을 보고 판단할 수 있으며 비장이 약하면 소갈증이 발생하고 비장이 단정하면 조화롭고 안정되어 병이 들지 않는다. 소갈증은 바로 당뇨병을 의미한다. 인슐린과 글루카곤 등 내분비에 대한 개념이 없던 시대에 비장과 당뇨병과의 상관관계를 밝힌 내용이 흥미롭다[脾臟大小비장대소].

心

"저 친구는 비위가 좋아."라는 표현은 소화기가 건강해서 무엇이든 잘 먹거나 남들은 꺼릴 만한 일을 개의치 않고 척척 해내는 사람에게 쓰는 말이다. 이렇게 '비위'는 한 세트가 되어 사용되는 단어인데 위장은 음식물의 첫 번째 창고이면서 기계적인 소화를 담당하는 기관인 반면 비장(췌장)은 소화에 관련된 액체를 분비하는 기관이라는 차이가 있다. 하지만 의사가 아닌 이상 하나하나 그렇게 구분해서 이해하고 단어를 고를 필요는 없을 것 같다.

한의학에서는 [脾主運化비주운화] 즉, 비장은 '운화'를 주관한다고 말한다. 운화라는 것은 움직이고 변화시킨다는 의미로, 섭취한 음식물로부터 영양분을 흡수해서 오장육부의 각 기관에 퍼뜨린다는 말이다. 그리고 몸 안의 수액대사 중에서 정미로운 것 즉, 깨끗한 영양분을 심장이나 폐로 올려주는 역할, [脾主升淸비주승청]을 한다. 한의학에서는 이렇게 비장을 중요한 기관으로 인정하고 인체 내에서 발생하는 모든 소화 흡수 기능의 주체로 본다.

비장은 공무원이에요

脾傷證 脾病證 脾病虛實 脾病間甚 脾病治法 脾絶候 脾臟修養法 脾臟導引法 單方

脾臟修養法 비장수양법 (비장을 수양하는 법)

常以季夏之月朔旦 幷四季之末十八日旭旦 正坐中宮 禁氣五息…
상이계하지월삭단 병사계지말십팔일욱단 정좌중궁 금기오식…

●●● 늘 음력 6월 초하룻날 아침과 사계절의 마지막 18일 이른 아침에 방 한가운데 정좌하여 다섯 번 숨 쉴 동안 숨을 멈추고 천고(귀를 막고 두드리기)를 12회 울리고, 곤궁황기(공기)를 입으로 들이마시고 12번 삼킨 후 숨을 참았다 내뱉기를 50회 한다.

脾臟導引法 비장도인법 (비장을 다스리는 체조법)

可大坐 伸一脚屈一脚 以兩手向後反掣各三五度 亦可跪坐 以兩手拒地…

가대좌 신일각굴일각 이양수향후반체각삼오도 역가궤좌 이양수거지…

••• 편안하게 앉아서 한쪽 다리를 펴고 한쪽 다리는 구부린 후 양손을 뒤로 젖혔다가 끌어당기기를 15회 한다. 또한 꿇어앉아서 양손으로 땅을 짚고 돌아보는데, 힘을 줘서 호랑이처럼 눈에 힘을 주고 보기를 각각 15회 해도 괜찮다. 이렇게 하면 비장의 적취와 풍사가 없어지고 음식을 잘 먹게 된다.

單方 단방
蒼朮 창출

健脾燥濕 米泔浸一宿 剉乾末服煎服皆佳〈本草〉

건비조습 미감침일숙 좌건말복전복개가〈본초〉

••• 비장을 건강하게 하고 습기를 말린다. 쌀뜨물에 하룻밤 담갔다가 썰어서 말린 후 가루 내거나 달여 먹는다〈본초〉.

説
—

과도한 식탐으로 아무리 먹고 싶어도 비장이 소화를 시키지 못하면 그만이다. 그 사람은 토를 하거나 배탈이 난다. 즉, 정신과 욕심을 주관하는 심장이라는 군주가 멋대로 정책을 펼치려고 해도 항상 비장의 간언을 참고해야 한다는 말이다. 그래서 비장을 諫議大夫간의대부(임금에게 간언하고 권위를 견제하면서 정치를 논하는 벼슬)라고 한다. 조선시대로 치자면 사간원 정도 되는 위치다. 하지만 심장의 욕심이 비장의 간언을 무시하고 음식 조절을 망각하게 되면? 결국 비장은 병이 든다. 얼굴빛은 누렇게 뜨고 트림이 잘 난다. 생각이 많아지며 배꼽 부위가 단단하게 부르고 음식은 소화되지 않고 몸은 무겁다. 관절이 늘어지고 아파서 눕고 싶고 팔다리에 힘이 빠진다. 또한 비장이 실하면 몸이 무겁고 쉽게 배가 고프다. 살이 마르게 되며 비장이 허하면 배가 그득하고 음식물이 그대로 나오는 설사를 한다[脾傷證비상증], [脾病證비병증].

이번에도 역시 오행의 이치에 따라 비장의 병이 심해지거나 낫는 것을 맞춰서 설명한 후에 비장병의 치료법을 소개한다. 비장은 습한 것을 싫어하므로 쓴 것을 먹어서 말려 버려야 한다. 그리고 비장은 느슨하게 이완된 것을 좋아하니 단맛으로 이완시켜 줘야 한다. 속이 좋지 않을 때 미음이나 죽을 먹는 것은 달달한 탄수화물로 비장을 이완시키고자 함이다[脾病治法비병치법]. 그리고 몇 개의 처방이 소개된 후 비장을 수양하는 법과 체조법이 이어진다. 마지막 비장에 관련된 약재의 소개 [단방]에서는 비장의 습을 날리는 창출을 포함해서 비장을 따뜻하게 하거나 기운을 돌리거나 달달하게 비장을 이완시켜서 보해주는 약재들 24가지가 소개된다.

心

현대 의학에서 췌장이라고 하는 기관이 《동의보감》에서 비장이라는 것을 알았다. 이 기관에서 분비되는 대표적인 호르몬은 인슐린과 글루카곤이다. 췌장에 있는 세포에서 합성, 분비되어 우리 몸의 혈당을 조절하는 역할을 맡게 된다. 사람이 먹은 음식물이 분해되어 혈액 속에 포도당이 많아지면, 다시 말해 혈당량이 높아지면 인슐린은 혈관 안에 떠다니는 과도한 포도당을 잡아다가 글리코겐의 형태로 저장시킨다. 즉, 혈중의 혈당 농도가 넘치지 않게끔 일정하게 유지시켜주는 역할을 하는 것이고 반대로 혈당이 너무 떨어지면 글루카곤이 분비되어 인슐린이 저장해둔 글리코겐을 다시 포도당으로 분해해서 혈액에 뿌려준다. 결과적으로 한의학에서 말하는 비장에서 분비되는 인슐린과 글루카곤은 혈액 내의 혈당 농도를 안정적으로 유지시키는 역할을 하는 것이다. 인슐린, 글루카곤, 혈당, 글리코겐…. 아!, 뭔 소리야? 복잡하고 짜증나도 용서해주시길.

비장이란 녀석은 습기 차고 눅눅한 것을 싫어하고 끈적이는 것을 싫어하며 긴장하는 것 역시 싫어한다. 항상 적당히 건조하고 느슨하게 이완되는 것을 좋아하고 규칙적인 것을 좋아한다. 이 캐릭터는 야심찬 모험가 스타일이 아니라 큰 욕심 부리지 않고 느긋하게 만족하면서 사는 친구에 가깝다. 전쟁에 나가는 장군보다는 임금의 옆에서 조언하는 신하와 같고 야심찬 사업가보다는 묵묵히 맡은 바 일을 하는 공무원에 가깝다. 한 탕으로 큰돈을 버는 것이 아니라 규칙적으로 일정한 수입이 들어오는 안정적인 삶을 추구한다. 과식, 폭식하지 말고 규칙적으로 정해진 시기에 적당한 식사를 해야 비장이 건강하게 장수할 수 있다는 말이다.

15 폐장 肺臟

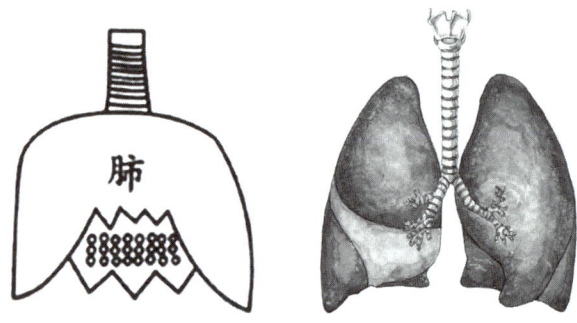

 기원전 5천년 경 고대 이집트의 미이라에서 폐결핵의 흔적이 발견되었다고 한다. 밝혀진 전염병 중 가장 오래된 것으로 알려진 폐결핵은 환자가 점점 살이 마르고 피부가 창백해지므로 이런저런 창작물에서 여성 주인공의 병으로 많이 악용(?)되었던 질환이다. 베르디의 오페라 '라 트라비아타'(원작 '춘희'. 알렉상드르 뒤마Alexandre Dumas fils 지음)에서는 여주인공인 비올레타가 폐결핵으로 죽고, 2001년 니콜 키드먼과 이완 맥그리거가 주연을 맡은 뮤지컬 영화 '물랑 루즈'에서도 역시 여주인공 샤틴(니콜 키드먼 역)은 폐결핵으로 죽는다. 물론 결핵은 아직도 무서운 질환임이 틀림없고, 우리나라에서 폐결핵이 없어지지는 않았지만, 이제는 충분히 치료가 가능한 질환이다. 더 이상 미인들이 죽지 않는다니, 이 또한 다행 아닌가!

허파에 바람이 들어야 살지

肺形象 肺部位 肺主時日 肺屬物類 肺臟大小

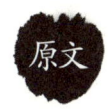

肺形象폐형상 (폐의 생김새)

肺形似人肩 又如磬懸於五藏之上而爲華蓋〈入門〉

폐형사인견 우여경현어오장지상이위화개〈입문〉

●●● 폐의 모양은 사람의 어깨와 비슷하며 또한 경쇠(놋쇠조각 따위를 매달아 놓은 악기)처럼 오장의 위에 매달려 있어 덮개가 된다〈입문〉.

説

《동의보감》에서 말하는 폐의 형상은 사람의 어깨와 비슷하며 두 개의 넓게 퍼진 잎과 여러 개의 작은 잎으로 구성되어 있다. 안에는 스물네 개의 구멍이 있다고 설명하는데 그것이 어떤 구멍인지는 알 수 없으나 아마도 수많은 기관지를 의미하는 것으로 단순하게 추측해본다. 또한 폐는 가슴 전체에 있는 것이 아니라 우측에 저장된다고 [폐부위肺部位]에서 설명한다. 이것은 앞서 다룬 간肝의 위치에 대한 설명에서와 마찬가지로 이에 대해서는 좀 다른 해석이 필요하다 싶은데, 폐의 기운이 우측이라고 설명하는 것이라면 좀 더 쉬운 다른 표현을 썼을 것 같다는 의심이 들기 때문이다. 우측 폐가 더 커서 그런가?

폐는 계절 중 가을에 속한다. 방위로 보면 서쪽이고 날짜로 치면 경신庚申일이다. 오행 중에서는 금金에 속하고 공기로 보자면 건조함이다. 몸에서는 피부와 털이며 색으로는 흰색이다[肺主時日폐주시일], [肺屬物類폐속물류]. 그리고 폐가 작으면 공기를 적게 마시므로 가래와 기침이 심한 병에 걸리지 않으며, 폐가 크면 공기를 많이 마시게 되어 흉비, 후비, 역기 등의 호흡기 질환과 인후염 같은 증상이 잘 발생하게 된다[肺臟大小폐장대소].

心

폐는 상부지관相傅之官으로 치절治節이 여기서 나온다고 한다. 이것은 또 무슨 소린가 싶지만 사실《동의보감》시작 즈음에 나온 [人身猶一國인신유일국]이란 조문에서 언급한《황제내경》인용 문구다. 그 뜻을 풀어보자면 폐는 군주인 심장을 보좌하는 장기로서, 폐와 심장의 기능이 상호 협조해야 정상적인 생리 상태를 유지할 수 있다는 의미다. 어렵다면 미안하다.

"폐가 멀쩡해야 숨을 잘 쉬고 사람이 살 수 있다." 정도의 아주 단순한 말을 어렵게 표현한 것이다. 인체의 가장 중요한 오장 중의 하나인데 그래도 어떤 관직 정도는 줘야 하는 것이 예의라서 그렇게 표현한 것이라고 이해해주자.

우리의 입과 코를 통해 들이마신 공기는 기관을 통해 폐로 들어간다. 그리고 폐의 구석구석으로 들어가서 산소를 내어주고 그 산소를 받은 혈액은 폐정맥을 통해 심장으로 돌아간다. 그 정교한 작업은 작고 미세한 혈관들이 그물처럼 얽혀 있는 허파꽈리 즉, 물건 포장할 때 쓰는 포장용 뽁뽁이 같은 것들이 미세하게 가득 차 있는 곳에서 일어나며 사람이 숨을 쉬고 살아가는 한 그 안에서는 신비하고도 복잡한 가스의 교환이 끊임없이 반복된다. 이 녀석 역시 느긋하게 놀고먹을 팔자는 아닌 것이다.

"허파에 바람 들었다."는 말은 웃음을 참지 못하고 종일 희죽거리는 사람 또는 자신의 분수를 모르고 쓸데없는 기대에 차서 오만해진 사람을 비꼬는 표현으로, 그만큼 기운이 들뜨고 가슴(폐)에 기가 가득해서 분수를 모르고 정신이 두둥실 떠있는 상태를 표현한 말이다. 그런데 사실 요즘에는 사람들의 허파에 바람이 좀 들었으면 좋겠다 싶은 적이 많다. 워낙 다들 어렵다고 하고, 다들 힘들다고 위축되니 차라리 종일 실실 웃거나 재미난 꿈이라도 꾸면서, 기대 가득한 상태를 맛보며 사는 것이 행복하지 않을까 싶기 때문이다.

콜록콜록? 닥치고 한약!

肺傷證 肺病證 肺病虛實 肺病間甚 肺病治法 肺絶候 肺臟修養法 肺臟導引法 單方

肺臟修養法 폐장수양법 (폐장을 수양하는 법)

常以七月八月九月朔望旭旦 西面坐 鳴天鼓七 飮玉漿三 然後瞑目正心…

상이칠월팔월구월삭망욱단 서면좌 명천고칠 음옥장삼 연후명목

정심…

●●● 늘 음력 7, 8, 9월 초하룻날과 보름날 해 뜰 무렵에 서쪽으로 향해 앉아 천고를 7회 울리고(귀막고 두드리기), 침을 3회 삼킨 후 눈을 감고 마음을 단정히 한다. 태궁백기(공기)를 입으로 들이마셔 7회 삼키고 70회 숨 쉴 동안만큼 숨을 참는다.

肺臟導引法 폐장도인법 (폐장을 수양하는 체조법)

可正坐 以兩手據地 縮身曲脊 向上五擧 去肺家風邪積勞 亦可反拳搥脊上…

가정좌 이양수거지 축신곡척 향상오거 거폐가풍사적노 역가반권추척상…

●●● 정좌하고 앉아서 양손으로 땅을 짚고 몸을 웅크린 후 위로 향해서 5회 들어 올리면 폐에 들어왔던 풍사와 쌓인 피로가 없어진다. 또한 손등으로 척추 좌우를 15회 두드리는데, 이렇게 하면 가슴 사이에 있던 풍독이 없어진다. 숨을 참고 눈을 감고 한참 있다가 침을 삼킨 후 치아를 위아래로 세 번 부딪치고 마친다.

單方 단방
麥門冬 맥문동

治肺熱 麥門冬人參五味子爲生脉散 治肺中伏火 氣欲絶〈湯液〉

치폐열 맥문동인삼오미자위생맥산 치폐중복화 기욕절〈탕액〉

●●● 폐열을 치료한다. 맥문동, 인삼, 오미자는 생맥산生脉散이라는 처방으로, 폐 속의 숨은 불로 인해 기가 끊어지려는 것을 치료한다〈탕액〉.

說

날이 추워 몸을 덜덜 떨면서도 갈증이 난다고 차가운 것을 마시면 폐를 상한다. 그리고 폐에 병이 들어 열을 받게 되면 피부가 건조해지고 창백해지면서 오한발열이 난다. 숨이 차고 기침을 하며 심하면 살이 마르다가 죽게 된다. 폐가 허하면 숨이 약하고 폐가 실하면 숨이 차고 답답해지며, 다른 장과 마찬가지로 폐의 병도 오행의 상생상극에 따라 심해지거나 덜해질 수 있다[肺傷證폐상증], [肺病證폐병증], [肺病虛實폐병허실], [肺病間甚폐병간심].

폐는 기가 치밀어오르는 것을 싫어하므로 쓴맛을 먹어서 그 치밀어오르는 기운을 내려줘야 한다. 폐를 보하고 싶으면 신맛을 먹고, 폐의 기운을 빼 버리려면 매운 맛을 먹어라[肺病治法폐병치법]. 또한 폐의 기운이 끊어지면 피부가 마르고 건조해지며 털이 부서지는데, 이것은 그 사람의 진액이 이미 다 말라 버렸다는 신호다[肺絶候폐절후].

역시 이번에도 폐를 보하는 수양법과 체조법이 이어진 후 폐병에 쓰는 약재 22가지가 소개된다. 그 약재 중에는 인삼도 있고, 맥문동, 천문동과 같이 폐의 열을 내리면서 건조해진 것을 촉촉하게 해주는 약재도 있다. 참고로 맥문동, 인삼, 오미자로 구성된 처방은 생맥산生脈散이라는 약으로 비교적 많이 사용되는 여름철 보약이다. 맛도 괜찮기 때문에 한의원에서 처방받아 아주 묽게 달여서 여름철 음료수 대용으로 마시는 것도 좋다.

心
一

 일반적으로 알려진 폐의 질환은 천식, 폐렴, 결핵, 폐종양, 기흉 등이다. 물론 범위를 넓히면 감기부터 시작해서 수많은 질환이 더해질 수 있으며, 이런 전반적인 호흡기계의 문제를 치료할 때, 한의학의 기본 원칙은 약간 서늘하면서도 습하게 유지하는 것 즉, 열을 받거나 건조하지 않게 하는 것에 중점을 둔다. 여기에서 열을 내린다는 것은 모든 염증성 질환을 치료할 때 기본이 되는 치료법이지만 폐의 염증 치료에서는 촉촉함이 꼭 더해진다. 습한 게 독이 되는 비장과 반대로 폐는 건조하면 나쁘기 때문이다.

 감기에 걸렸다. 이상하게 나는 감기에 걸리면 항상 코부터 증상이 시작된다. 콧물이 많아지면서 목이 살짝 아프고 열이 오르는 것 같다. 빨리 한약을 처방해서 먹고 집에 가서 일찍 잠을 청한다. 이불을 덮고 방의 온도를 올리고 빨래를 최대한 축축하게 널어서 방 안의 습도를 올린다. 그렇게 딱 하루가 관건이다. 그 첫날 땀을 살짝 내고 나서 몸이 개운해졌다고 해도 바로 찬바람을 맞거나 목욕을 하는 것은 좋지 않다. 자칫 감기가 더 심해질 수 있기 때문이다.

 한의학은 이런 감기 치료에 상당히 특화되어 있다. 우리 대부분은 감기에 걸리면 일단 약국에서 약을 사먹고 그러다가 증상이 호전되지 않으면 병원에 가서 주사를 맞고 푹 자고나면 된다는 상식을 갖고 있다. 한의학적인 치료를 통해 보다 빨리 덜 고생하고 치료가 될 수 있다는 사실은 알지 못한다. 안타까운 일이다. 내 환자 중 몇몇 분들은 감기에 걸리면 무조건 한의원으로 와서 약부터 받아 가고 더러는 가장 빨리 감기가 떨어진다고 지인들에게 그 약을 선물까지 하고 싶어 한다. 여러분들도 혹시 감기에 걸리면 바로 가까운 한의원에 가서 치료를 받아보기 바란다. 생각보다 빠른 치료 효과에 깜짝 놀랄 것이다.

[한의사 오철의 깨알톡]
감기 걸리면 소주에 콩나물국을 얼큰하게 팍!

친구들과 모임에서 한 놈이 감기에 걸려서 콧물을 훌쩍거렸다. 어젯밤에 좀 춥게 잤는지 아침부터 감기 기운이 있다는 것이다. 주방 아주머니에게 콩나물국에 파의 뿌리 즉, 흰 부분을 촘촘하게 썰어서 왕창 넣고 한 번 더 끓여 달라고 주문했다. 그리고 감기 걸린 친구에게 소주 안주로 그 콩나물국을 권했다. 그렇게 한 시간 정도 있었을까? 땀이 나면서 좀 괜찮아졌다고 했지만 술을 더 권하지는 않고 바로 택시를 불러 집에 보냈다.
"오늘은 찝찝해도 샤워하지 말고 그냥 세수만 하고 이불 덮고 자라."
다음날 문자로 그 친구는 감기가 그냥 지나갔다고 했다.
술 취한 내게 이 친구는 어떤 처방을 받은 것일까?

한의학 서적 중 가장 중요한 책이라 인정되는《상한론傷寒論》은 마황탕과 계지탕이라는 두 개의 처방을 설명하면서 시작된다. 그 두 처방은 대표적인 초기 감기약으로 마황탕의 경우 기침을 하고 머리가 아프며 오한발열과 몸살 기운이 있지만 땀이 나지 않는 상황에 처방한다. 계지탕은 머리가 아프고 열이 나면서 으슬으슬 추위를 타지만 땀이 나는 경우에 처방한다. 일단 둘 다 체표를 풀어주지만 땀이 나고 나지 않는 차이에 근거하여 처방이 변하는 것이다.

위에서 소주에 파의 뿌리를 가득하게 달여 먹고 땀을 낸 내 친구는 당연히 땀이 나지 않는 초기 감기 증상을 앓고 있었고 난 체표를 풀어 땀을 유도한 약을 처방한 셈이다. 한약재 총백葱白(파뿌리)은 땀을 내서 열을 떨어뜨리는 작용을 한다. 당연히 마황탕과 비슷한 효과를 봤을 것이다. 여기서 문제가 있었다면 내가 소주를 좀 많이 권했다는 것 정도?

16 신장 腎臟

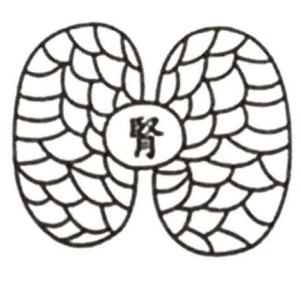 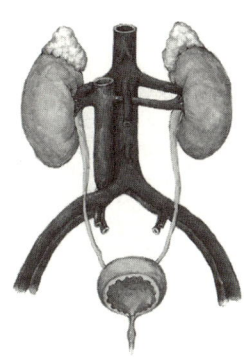

지라, 이자, 허파, 염통, 쓸개 등 다른 장기의 명칭에 비해 콩팥이라는 이름은 참으로 그럴싸하다. 누가 봐도 딱 그렇게 생긴 녀석이 몸 안에 있기 때문이다. 하지만 정작 이 녀석의 역할이 무엇인가에 대해서는 사람들이 잘 알지 못한다. 심장은 혈액을 계속 돌리는 펌프 역할을 하고, 폐는 숨을 쉬며 간은 몸의 피로와 관련이 있다고 CF에서 말해준다. 비위는 소화기 즉, "비위가 좋네, 나쁘네." 말을 하니 소화와 상관있다고 생각되지만 콩팥은 잘 모르겠다. 소변을 만들어주는 곳이라고는 하지만 뾰족하게 드러나거나 뭔가 그럴싸한 키워드가 없다는 말이다. 몸에서 가장 중요한 오장 중의 하나라고 하니 이 녀석이 뭔가 중요한 것 같은데 도대체 그것이 뭘까 콩팥의 정체를 알아보자.

불을 품은 물, 신장

腎形象 腎臟有二 腎部位 腎主時日 腎屬物類 腎臟大小

腎臟有二 신장유이 (신장은 두 개가 있다)

…然腎兩者 非皆腎也 其左爲腎 其右爲命門 命門者 精神之所舍…

…연신양자 비개신야 기좌위신 기우위명문 명문자 정신지소사…

●●● 신장은 두 개지만 두 개 모두 신장이 아니라 좌측의 것이 신장이고 우측의 것은 명문命門이다. 명문이란 정精과 신神이 머무르는 곳이고, 원기와 연관되는 곳이다. 남자는 이것으로 정을 간직하고, 여자는 이것으로 포(자궁)를 얽고 있으므로 신장은 하나라는 것을 알 수 있다.

説

누구나 알고 있듯 신장은 두 개다. 척추를 중심으로 붉은 팥이 서로 마주보는 형태로 등에 딱 붙어 있다. 그리고 두 개의 신장은 분명 같은 역할을 하는 장기일 텐데 한의학에서는 그 역할이 다르다고 설명한다. 바로 좌측은 물, 우측은 불의 역할이다. 그래서 불의 역할을 맡은 우측 신장에는 또 이름을 붙인다. 바로 명문이라는 별명으로, 신神이 담겨 있고 원기와 연결되어 있는 중요한 기관이란 의미를 가진다[腎形象신형상], [腎臟有二신장유이], [腎部位신부위].

신장은 겨울철의 차가움을 간직하고 오행으로 따지면 물水에 해당한다. 해당되는 날짜는 십간 중 임계壬癸일에 해당되고 맛으로는 짠맛, 색은 검은색이다. 그 형태가 귀와 닮아 있어서인지 아니면 다른 이유가 있는 것인지 귀를 통해 신장을 살필 수 있다는 내용이 설명된다. 예를 들어 귀가 잘 안 들리면 신장에 문제가 있다는 내용이 그런 것인데, "그런가?" 정도로 넘어가도 괜찮다[腎主時日신주시일], [腎屬物類신속물류], [腎臟大小신장대소].

心

신장의 가장 큰 역할은 거름종이의 임무다. 다만 거름종이는 불순물을 종이에 남게 하고 맑은 물만 빠져나가게 하지만 신장은 그와 반대다. 즉, 몸에 필요한 성분들은 몸 안에 남게 하고 몸에 필요 없는 불순물이나 찌꺼기를 밖으로 내보내는 역할을 한다. 성인 기준 하루 소변 배설량은 1~2리터 정도로 보지만 신장을 통과하는 혈액량은 180리터에 가깝다고 하니 심장이나 폐처럼 이 녀석도 그리 쉽게 살 팔자는 아닌 것 같다.

본문에서 특이한 점은 신장은 쌍둥이처럼 좌, 우 두 개가 있는데, 그 중 우측 신장에 명문이라는 다른 이름과 의미를 부여한 점이다. 이 내용은 진秦나라의 편작扁鵲이 저술한 《난경》이라는 의학서에서 인용한 것으로서, 자칫 좌우의 신장을 별도로 보고 우측은 신장이 아니라는 의미로 오해할 수 있다. 하지만 《난경》에 실린 원문을 살펴보자면 신장이란 불을 기본으로 하여 물을 다스리는 장부로서, 신장이 무작정 인체의 수액대사에만 관련된 장기가 아니라, 정을 저장함과 동시에 생명의 근본적인 불을 품고 있는 장기라는 의미를 설명한 것임을 알 수 있다. 명문이란 말 그대로 명命 즉, 생명의 문門이라는 의미로, 한의학에서 말하는 생명 활동의 큰 축인 불과 물의 화합과 제어에서 신장이 한쪽을 담당하는, 중요한 역할을 한다는 뜻을 담은 별명인 셈이다.

쌍둥이 형제의 임무

腎傷證 腎病證 腎病虛實 腎病間甚 腎病治法 兩臟同一腑 腎絶候 腎臟修養法 腎臟導引法 單方

腎臟修養法 신장수양법 (신장을 수양하는 법)

常以十月十一月十二月朔望旭旦 北面平坐 鳴金梁七 飮玉漿三⋯
상이십월십일월십이월삭망욱단 북면평좌 명금양칠 음옥장삼⋯

●●● 늘 음력 10, 11, 12월 초하룻날과 보름날 해 뜰 무렵에 북쪽을 향하고 편하게 앉아서 치아를 7번 부딪치고 침을 세 번 삼킨 후 현궁흑색기(공기)를 입으로 들이마셔 다섯 번 삼킨 후 60회 숨을 쉴 동안만큼 숨을 참는다.

腎臟導引法 신장도인법 (신장을 수양하는 체조법)

可正坐 以兩手上從耳左右引脇三五度 亦可以手着胸抛射⋯
가정좌 이양수상종이좌우인협 삼오도 역가이수착흉포사⋯

●●● 정좌하고 앉아서 양손을 위로 들어 좌우 귀로부터 옆구리가 당기도록 좌우로 15회 이완시킨다. 그리고 손을 가슴에 댔다가 좌우로 팔을 펴주고 몸을 15회 풀어준다. 전후, 좌우로 각각 십여 차례 뛰면 능히 허리와 신, 방광 사이에 있던 풍사와 적취를 없앨 수 있다.

單方 단방
鹽 염 (소금)
接藥入腎 和鹽炒 入鹽服之 皆此意也〈本草〉
접약입신 화염초 입염복지 개차의야〈본초〉

●●● 소금은 다른 약을 붙들어서 신장으로 데리고 들어간다. 소금으로 약을 볶거나 소금을 넣어 먹는 것은 모두 이런 의미다〈본초〉.

鹿茸 록용 (녹용)
補腎虛 治腰腎虛冷 酥灸爲末 入丸藥或作末服〈本草〉
보신허 치요신허냉 소구위말 입환약혹작말복〈본초〉

●●● 신장과 허리를 보한다. 허리와 신장이 허하고 차가운 것을 치료한다. 젖을 발라 구운 후 가루 내어 환약에 넣거나 가루를 먹는다〈본초〉.

説

너무 힘을 쓰거나 섹스를 과도하게 하거나 습한 곳에 오래 있으면 신장을 상한다. 나쁜 기운이 침입해서 신장에 병이 들면 요통이 발생하고 아랫배가 아프면서 열이 몰려 성기에서 흰 분비물이 나올 수도 있다. 그리고 신장에 열이 있으면 얼굴빛이 검게 변한다. 투명하고 단단한 느낌을 주는 검은 색의 피부는 정精이 충만한 상태를 말하지만 푸석푸석하면서 얼굴이 검게 변하면 신장에 열이 있다는 것이다.

신장이 허하면 배가 아프고 손발가락 끝이 싸늘해지며 신장이 실하면 배가 빵빵해지고 숨이 차며 기침이 나면서 몸이 무겁고 잠잘 때 땀이 난다. 신병 역시 사계절의 변화에 따라 병이 덜해졌다가 심해지며 자신의 계절 즉, 겨울이 되면 낫는다는 설명 역시 빠지지 않고 이어진다[腎傷證신상증], [腎病證신병증], [腎病虛實신병허실], [腎病間甚신병간심].

신장은 건조한 것을 싫어하므로 빨리 매운 것을 먹어서 촉촉하게 해줘야 하며 쓴맛으로 보하고 짠맛으로 사한다[腎病治法신병치법]. 그 후 소개되는 처방에는 육미지황환, 자음강화탕, 팔미환 등 현대에도 다용되는 유명한 처방들이 포함되어 있다. 현대인들은 젊어서부터 신경을 많이 쓰고 다양한 스트레스를 받는 반면 운동량은 떨어지기 때문에 신장이 허해지기 쉽고 얼굴 쪽으로 열이 올라오고 아래는 차가운 증상들이 잘 발생하므로 이 처방들로 제법 괜찮은 효과를 볼 수 있다. 또한 몸속에는 두 개의 신장이 있지만 짝이 되는 부腑는 방광 하나로 연결되며 병이 심해져서 신장의 기운이 끊기면 살이 빠지고 치아의 뿌리가 드러나며 미리카락에 윤기가 없어진다고 설명한다[兩臟同一腑양장동일부], [腎絶候신절후].

이번에도 역시 신장 수양법과 도인법이 나온다. 앞서 다룬 간, 심, 비, 폐의 도인법은 그냥 무시한다고 해도 앞에 소개한 신장의 도인법은 꼭 해보길 권한다. 현대인들에게도 좋은 맨손체조(?)법이기 때문이다. 이후 신장에 관련된 약물 23종이 소개되며, 그 중 녹용은 신장이 허하고 냉한 것을 치료하는 약재로 설명된다. 실제 한의원에서 약을 처방할 때 녹용이 들어갔다면 해당 환자의 몸을 두루뭉술하게 보하는 것이 아니라 신장의 정精을 더해서 몸의 근본을 채워주고자 하는 의도가 섞인 것이다.

心

급만성 신부전, 단백뇨, 신우신염, 신장 결석, 사구체신염 등 신장의 질병명은 그리 익숙하지 않은 단어들 투성이다. 하지만 운이 없게 그 중 하나라도 걸리게 되면 말 그대로 제대로 골치 아픈 일들이 시작된다. 신장은 우리 몸에 떠도는 노폐물을 배설하고 체액의 정상적인 농도를 맞춰주는 역할을 한다. 그것이 망가지니 노폐물 배설이 되지 않아 몸의 여기저기에 문제를 일으키고 전해질 균형이 망가져서 생명의 기초대사부터 말썽이 생기기 때문이다. 물론《동의보감》집필 당시에 나트륨이나 칼륨, 인, 마그네슘 등 무기질의 불균형에 대한 정보가 있었을 리 없다. 하지만 신장에 관련된 약물로 소금을 소개한 것은 주의 깊게 볼만 하다.

이곳저곳 다 피곤하고 허리 또는 무릎이 시리다. 추위를 잘 타고 얼굴에 혈기가 줄어들고 소변이 잦아진다. 그나마 소변양도 줄어들었으며, 몸이 잘 붓고 귀에서 가끔씩 띠~하는 소리가 들린다. 뭔가 남 얘기 같지 않은 느낌이 드는가? 바로 신양허腎陽虛 라는 상황이다. 신장은 물을 다스리므로 무조건 차갑고 냉정해야 정상일 것 같은데 그렇지 않고 날이 조금만 서늘해도 추위를 잘 타고 소변을 자주 보러 가는 등 추운 환경에 취약해진 상황이다. 한의학에서는 이런 증상에 신장의 양陽을 더해주고 따뜻하게 불을 지펴주는 약과 신장의 정精을 보하는 처방을 한다. 바로 팔미환八味丸같은 처방이 그것이다. 그 약을 복용하면 당연히 환자는 다시 추위를 덜 타고 몸이 가벼워지고 이른바 건강해졌다는 느낌을 받게 된다.

신장이란 종일 물을 돌리는 쌍둥이 수문지기 형제다. 이 녀석들은 피부가 검고 윤기 나며 다부진 느낌을 갖고 있으며 겉으로는 차가워 보이지만 속에는 은근한 불을 갖고 있다. 밖으로 드러나는 화려한 직책은 아니지만 우리 몸 안에 있는 모든 물들은 그 녀석들을 거쳐야 하기 때문에 모두들 그들에게 생명을 의존하고 있으며 애들의 판단 하에 쓰레기로 분류되는 것들은 한 치의 망설임도 없이 몸 밖으로 버려진다. 은근 재미있는 캐릭터라 할 수 있다.

17 담부 膽腑

담낭gallbladder(쓸개)에 대한 설명이다. 간에서 생성된 담즙은 이 담낭에 모여 있다가 담관을 통해 십이지장으로 배출되는데, 그 담즙을 농축, 저장하는 부위가 바로 담낭이다. 참고로 담즙은 음식물 중 섭취된 지방을 분해, 흡수하는 역할을 한다. 그리고 그 과정에서 문제가 생기거나 담낭의 문제가 심각한 경우, 담낭절제술을 받기도 한다. 이른바 병원의 미필적 고의 수술로 인해 쓸개 빠지신 분이 되는 것이다(ㅆ). 하지만 정작 '쓸개 빠진 녀석'이라는 말은 진지함과 사리분별을 못하는 사람에게 적용되던 표현이다. 어쩌면 예로부터 담낭은 그만큼 진지한 캐릭터로 인정되었다는 말이다. 그 내용을 살펴보자.

담력과 담은 무슨 관계일까요?

膽形象 膽部位 膽主決斷 膽外候 膽傷證 膽病證 膽病虛實 膽病治法 膽絶候 膽腑導引法 單方

膽主決斷 담주결단 (담은 결단을 주관한다)

膽生於金 金主武 故爲中正之官 決斷出焉 人禀剛正果斷 直而無疑無私者 膽之氣正也〈入門〉

담생어금 금주무 고위중정지관 결단출언 인품강정과단 직이무의무사자 담지기정야〈입문〉

••• 담은 금金에서 생긴다. 금은 무예 즉, 용맹함을 주관하므로 중정지관中正之官이 되어 결단을 내린다. 타고난 바가 강하고 바르며 결단을 잘 내리고 행동이 바르다. 의심과 사사로움이 없는 사람은 담의 기가 바른 것이다〈입문〉.

膽病虛實 담병허실 (담병의 허실)

膽虛則恐畏不能獨臥 膽實則怒

담허즉공외불능독와 담실즉노

••• 담이 허하면 두렵고 무서워서 혼자 잠을 자지 못하고, 담이 실하면 화를 잘 낸다.

膽腑導引法 담부도인법 (담을 수양하는 체조법)

可平坐 合兩脚掌仰頭 以兩手挽脚腕起搖動 爲之三五度 亦可大坐…

가평좌 합양각장앙두 이양수만각완기요동 위지삼오도 역가대좌…

●●● 편안하게 앉아서 양 발바닥을 맞대고 머리를 든다. 그 다음 두 손으로 발목을 당겨서 다리를 아래위로 흔들기를 15회 한다. 또 책상다리로 앉아서 두 손으로 땅을 짚고 몸을 든 후 허리와 등에 15회 힘을 준다. 이렇게 하면 담부에 있던 풍독과 나쁜 기운을 없앨 수 있다.

單方단방

柴胡시호

治膽病寒熱 足少陽經主藥也 又曰 膽痺非此不能除 剉水煎澄淸飮
〈湯液〉

치담병한열 족소양경주약야 우왈 담비비차불능제 좌수전징청음
〈탕액〉

●●● 담병으로 한열 즉, 열이 나고 추위를 타는 증상을 치료하며, 12경맥 중 족소양담경을 다스리는 약이다. 또한 담비膽痺증은 시호가 아니면 없앨 수 없다. 썰어서 물에 달여 찌꺼기를 가라앉힌 다음 마신다.

說
―

담즙을 담고 있는 담낭의 해부학적 설명은 비교적 정확하다. 다만 담즙에 대해《동의보감》에서는 다른 기능을 추가한다. 간의 남은 기가 담즙이 되며 담즙이 배설되고 끝나는 것이 아니라 담즙이 담낭 안에 차 있어서 우리의 눈이 사물을 볼 수 있다는 내용이다. 즉, 소화기 부속물로서의 역할에 더해 시력과 관련짓는다. 실제 담즙과 눈의 시력은 어떤 관계가 있을까?

본문에서 담의 속성을 표현한 내용 중 가장 중요한 것은 바로 결단을 주관하는 중정지관中正之官이라는 비유다. 마치 판관 포청천처럼 의심과 사사로움 없이 올바른 결단을 내리는 기관이 바로 우리 몸의 담낭이라는 것이다. 포청천의 서슬 퍼런 눈빛이 기억나는가? 솔직히 나는 이것만 기억난다.

"개작두를 대령하라!"

손톱이 단단하면 담이 단단하고 손톱이 얇으면 담이 얇다. 손톱에 금이 많은 것은 담이 맺힌 것이다. 담은 원래 용감한 것인데 사람이 잘 놀라고 얼굴이 퍼렇게 변한 것은 담이 두려움을 받아 상한 것이다. 담이 병들면 한숨을 쉬고 입이 쓰다. 쓴 즙을 토하고 가슴이 두근거리며 누가 잡으러 올까봐 두려워한다. 담이 허할 때는 인숙산을 처방하고 담이 실할 때는 반하탕을 처방하지만 정작 대표적인 담병의 처방은 바로 소시호탕이다. 그리고 담부에 소개되는 다섯 가지 약재 중 가장 중요한 것 역시 바로 시호다. 참고로 시호는 현대 처방에도 다용되는 한약재로, 추웠다 더웠다 하는 증상(전형적으로 폐경기 전후로 발생하는 불쾌한 자율신경 실조의 증상)을 다스리는 효능이 있다.

心

담은 오장 중 간장肝臟과 짝을 이룬다. 간은 장군으로 전략 전술이 나오고[肝者 將軍之官 謀慮出焉간자 장군지관 모려출언] 담은 중정지관으로 결단이 나온다[膽者 中正之官 決斷出焉담자 중정지관 결단출언]라는 내용 역시 그 둘이 한 세트라는 것을 말해준다. 이 내용이 조금 어렵다면 "자네는 진정 간이 부었군."이란 표현과 "자네는 진정 담대하도다."라는 표현을 떠올리면 이해가 쉬울 수 있다. 간이 부었다는 것은 겁이 없어지고 용기가 커졌다는 의미이고 담대하다는 단어는 말 그대로 담이 크다는 것으로, 쉽지 않은 결정을 내렸다는 뜻이기 때문이다. 그래도 어렵다면 다음의 사건을 통해 간과 담의 관계를 알아보자.

갑돌이는 갑순이를 좋아했지만 워낙 소심해서 고백도 못하고 끙끙 가슴앓이만 하고 있었다. 그러던 어느 날 갑돌이는 술을 먹고 잔뜩 취한 상태로 갑순이에게 사랑을 고백하게 된다. 이 사건에서 술은 갑돌이에게 어떤 영향을 준 것일까? 옳은 것을 고르시오.

① 일시적으로 술은 갑돌이의 간을 붓게 한 것으로 볼 수 있다. 콩알만 하던 간이 커져서 고백할 용기가 생긴 것 아닌가. 당연히 술은 좋은 것이다.
② 술은 갑돌이의 담을 망가뜨렸다. 담의 결단 및 제어력이 상실되었으니 평소 내리지 못하던 결단에서의 갈등 과정이 사라진 것 아닌가? 술은 나쁜 것이다.
③ 간이고 담이고 상관없이 다음날 술이 깨고 맨정신으로 돌아와 담의 기능이 멀쩡해졌을 때 갑돌이는 무지하게 쪽팔렸을 것이다.

참고로 이와 비슷한 내용은 《동의보감》 〈잡병편〉 [변증문][37]에 기록되어 있다.

《동의보감》 〈내경편〉 3권

18 위부 胃腑

위stomach는 식도로 들어온 음식물이 처음으로 분해되는 첫 번째 본격 소화기관이다. 이른바 우리가 윗배라고 부르는 명치와 배꼽 사이에 위치하며 성인 기준으로 대략 2~3리터의 음식물을 담을 수 있다. 아마도 그것보다 더 많은 용적이 가능한 사람들이 점점 늘어나는 중이리라. 위는 근육으로 구성되어 있으므로 당연히 수축과 이완이 가능하다. 그래서 우리가 먹은 음식들이 위 안에서 오물조물 반죽되며 이 과정에서 분비되는 위산은 음식물과 함께 들어온 각종 세균을 죽인다. 한의학에서는 위를 태창太倉 즉, 큰 창고라고 부른다.

청결한 음식 창고

胃形象 胃部位 胃爲水穀之海 胃腑大小 胃外候 胃傷證 胃病證 胃病虛實 胃病治法 胃絶候 單方

胃爲水穀之海 위위수곡지해 (위는 음식물의 바다)

胃者五藏六府之海也 水穀皆入於胃 藏府皆稟氣於胃 五味各走其所喜…

위자오장육부지해야 수곡개입어위 장부개품기어위 오미각주기소희…

• • • 위는 오장육부의 바다이다. 수곡은 모두 위로 들어가고 장부는 모두 위에서 기를 받는다. 오미(五味)는 각각 좋아하는 곳으로 간다. 신맛은 먼저 간으로 가고, 쓴맛은 심장으로 간다. 단맛은 비장으로 가고, 매운맛은 폐로 가며 짠맛은 신장으로 간다.

胃病治法 위병치법 (위병의 치료법)

胃病治法 調其飮食 適其寒溫 澄心息慮從容 以待眞氣之復常也〈東垣〉

위병치법 조기음식 적기한온 징심식려종용 이대진기지복상야〈동원〉

• • • 위의 병을 다스리는 법은 음식을 알맞게 조절하고, 뜨겁고 찬 것을 적당히 하고, 마음을 깨끗하게 해서 걱정을 없애고 편안하게 해서 진기가 평소의 상태로 회복되기를 기다리는 것이다〈동원〉.

單方단방

大麥대맥(보리)

平胃氣開胃 作飯作粥 皆可常食 ○大麥芽 開胃消食〈本草〉
평위기개위 작반작죽 개가상식 ○대맥아 개위소식〈본초〉

●●● 위의 기를 고르게 하고 입맛을 돌게 한다. 밥을 짓거나 죽으로 해서 늘 먹는다. 대맥아는 위의 기를 통하게 해서 소화를 시켜준다〈본초〉.

説

한의학에서 설명하는 위胃에 대한 내용은 딱 이 단어 하나로 정리가 가능하다. 수곡지해水穀之海 즉, 위는 음식물의 바다라는 것. 세상의 모든 물들이 흘러서 결국 모이는 곳이 바다이듯, 우리 입에 들어온 모든 음식물들이 위에서 모인다는 말이다. 그리고 위 부위는 배꼽과 명치의 중간 정도이며 위가 가득 찰 때는 장이 비어 있고 장이 가득 찰 때는 위가 비어 있는 이치다.

과식을 하면 위가 상하고, 위가 상하면 음식 생각이 없다. 가슴과 배가 그득하고 아프며 구역질이나 딸꾹질을 한다. 속이 메스껍고 트림, 신물이 나며 얼굴이 누렇게 뜬다. 살이 마르며 힘이 없이 자꾸 누워서 쉬려고 하며 자주 설사를 한다. 또한 위에 병이 들면 명치끝이 그득하게 아프고 가슴이 막혀 통하지 않는다. 위의 기가 왕성하면 밥을 잘 먹고 설령 밥을 먹을 시기가 지나도 쉽게 배고파하지 않고 살이 오른다. 반대로 비위의 기가 허하면 잘 먹지 못하고 살이 마르며 간혹 적게 먹어도 살이 찌지만 움직임에 기운이 없다.

다음으로 위병의 치료법과 위기가 끊긴 증후에 대한 설명이 이어진다. 자극적인 음식을 먹지 않고 담백하게 식사를 하고 먹고 마시는 것이 사람의 명命 즉, 목숨이 되니 적절함을 유지해야 한다고 충고한다.

心
―

위는 비장과 짝을 이룬다. 위는 음식물의 바다 또는 큰 창고라고 할 수 있으며 비장은 그 음식물에 대한 소화를 다스리는 창고의 주인이 된단다. "그래요? 네, 알겠습니다."라고 넘긴 다음 위장의 질환을 살펴보자.

살면서 위장병 한 번 앓아보지 않은 사람 있을까? 체한 것도, 속이 쓰린 것도, 토를 하는 것도 모두 위장병으로서 그 중 대부분은 음식물의 양 및 성분 조절의 실패와 정신적인 문제에 기인한 것들이다. 현대 우리에게 못 먹어서 생기는 병은 없다. 너무 먹거나 잘못 먹어서 병이 생길 뿐, 알면 뭐하고 백날 떠들면 뭐하나? 이미 우리는 맛있는 음식의 노예이며 고칼로리와 자극적인 음식에 충분히 중독되어 있는 것이 현실인데 말이다.

이런저런 원인에 의해 속이 그득한 거북함이 지속되거나 속이 쓰리는 상황에서 내시경 검사를 했을 때 위벽의 충혈이 보이면 위염이라는 진단을 받게 된다. 염증이란 것은 손상된 조직이 복구되는 과정이므로 위염이란 쉽게 말해 위의 벽이 보수 공사 중이라는 말이다. 그리고 공사판에서는 의례히 (붉은) 불빛이 돌고 열기가 난다. 당연히 위염 환자의 내시경 소견에는 위점막에 붉은 충혈이 보이게 된다. 그런데 이런 염증이 제대로 발생하면 그때는 궤양이라는 진단을 받게 된다. 만약 궤양 또는 출혈이 발생했다고 하면 일단 문제는 커졌다고 봐야 한다. 위궤양은 얼굴에 나는 트러블이나 뾰루지와는 차원이 다른 염증이기 때문이다. 이제 묻지도 따지지도 말고 술, 담배, 짠 음식, 매운 음식, 튀김 등 맛있는 먹거리 모두에게 이별을 통보하고 이른바 바른 생활 아저씨(아가씨)가 되어야 한다.

위장병은 가장 흔한 병이면서 가장 어려운 병이다. 누구든 언제든지 걸릴 수 있는 소화장애의 하나지만, 반대로 누구든 그 쉬운 병을 치료할 수 있는 가장 단순한 예방법을 지키기는 힘들어하기 때문이다. '너무'라는 단어가 붙는 음식을 주의하자. 너무 맵고 너무 짜고 너무 자극적인 음식 말이다. 또한 위장이란 친구에게는 시간 약속을 잘 지켜줘야 한다. 예를 들어 아침은 8시, 점심은 1시, 저녁은 6시라는 시간 약속이 규칙적으로 지켜져야 이 친구는 병이 나지 않고 오래오래 건강하게 자신의 명을 누릴 수 있기 때문이다.

기아에 굶주리던 조선시대의 백성들은 평소 너무 굶고 살다가 갑자기 먹을 것이 생겼을 때 급하게 과식을 해서 말 그대로 위장병으로 죽는 일이 적잖았다고 하고 선비들은 수일 동안 굶어도 밥을 구걸하지 않는 것이 도리였다는 기록이 전해진다. 얼마나 먹을 것이 없었으면 그랬을까? 그런데 그와 정반대 상황의 시대 즉, 요란하고 섹시한 음식물 풍년 시대를 살고 있는 우리들은 아직 현명함을 갖추지 못한 듯하다.《논어》〈선진편先進篇〉에 실린 자공과 공자의 대화 중 '과유불급過猶不及,'[38]에 대한 내용을 바꿔 표현하자면 아래와 같다.

자공 질문 "치킨 한 조각과 치킨 한 마리는 어느 쪽이 어진 것입니까?"

공자 대답 "치킨 한 마리는 지나치고 치킨 한 조각은 부족하다."

자공 또 질문 "그럼 치킨 한 마리가 낫다는 말씀입니까?"

공자 또 대답 "지나친 것은 부족한 것과 같다."

적당히 먹으라는 말이다.

19 소장부 小腸腑

소장small intestine(작은 창자)은 위장에서 대장까지 연결된 길고(6~7m) 얇은(2.5~3cm) 창자를 의미한다. 편의상 세 부위로 나누는데 첫 번째는 십이지장十二指腸, 그 다음은 공장空腸 그 다음은 회장回腸이다. 십이지장은 그 길이가 손가락 12개의 길이와 비슷해서 십이지장이라는 이름이 붙었고 공장은 주로 비워져 있으므로 공장이라고 이름 붙였으며 회장은 돌고 돌아 꼬여 있어서 회장이라는 이름이 붙었다. 우리 몸에서 대부분의 음식물이 실제로 소화, 흡수되는 부위이며 꿈틀꿈틀 오물조물 움직이는 혼합 및 연동운동을 통해 음식물로부터 영양분을 뽑아내고 남은 찌꺼기는 대장으로 내보낸다.

내 안에 곱창 있다
小腸形象 小腸部位 小腸傳受 小腸外候 小腸病證 小腸病治法
小腸絶候 單方

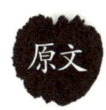

小腸傳受 소장전수 (소장의 전하고 받음)

凡胃中腐熟水穀 其滓穢 自胃之下口 傳入於小腸上口 自小腸下口 泌
別淸濁…

범위중부숙수곡 기재예 자위지하구 전입어소장상구 자소장하구 비
별청탁…

●●● 무릇 위에서 음식물을 소화시키는데 그 찌꺼기는 위장의 아래
출구로부터 소장의 위쪽 입구로 전해 들어간다. 소장 아래쪽 출구에서
맑은 것과 탁한 것을 나눠 걸러서 수액은 방광의 위쪽 입구로 들어가
고 찌꺼기는 대장 위쪽 입구로 들어간다.

小腸病證 소장병증 (소장의 병증)

中氣不足 腸爲之苦鳴

중기부족 장위지고명

●●● 중기가 부족하면 장에서 고약한 소리가 난다.

單方 단방
澤瀉 택사

通小腸 利小便 水煎服之〈本草〉

통소장 리소변 수전복지〈본초〉

• • • 소장을 통하게 하고 소변을 매끄럽게 한다. 물로 달여 먹는다 〈본초〉.

説
—

실제 소장은 음식물의 소화 흡수에 가장 큰 역할을 하는 통로임에도 불구하고《동의보감》에서는 수분대사에 치중해서 설명하거나 대변과 소변을 나눠주는 역할을 하는 정도로 설명한다. 아무래도 대장과 직접 연결되고 방광과 인접해 있어서 그렇게 이해한 것 같다. 그리고 혈관과 피부가 두꺼우면 소장도 두껍고 인중의 길이가 짧으면 소장 역시 짧다고 한 내용[小腸外候소장외후]도 소개되지만 실제 임상에서 큰 의미는 없다고 본다.

소장에 병이 있으면 배에서 꾸룩꾸룩 소리가 난다. 당연하다. 다만 비뇨기계 질환을 소장과 연결지어 해석하는 점은 특이하다. 본문에서 다룬 도적산導赤散이라는 처방은 소장에 열이 있어 소변이 매끄럽지 못한 경우에 사용된다. 현대에도 비교적 많이 쓰는 처방 중 하나로 가슴이 답답하고 번열이 나며 소변 시 통증이 생기고 얼굴이 잘 붉어질 때 쓰는 처방이다. 참고로 도적산은 열을 내리고 심신을 안정시켜주는 약재로 구성된다. 그리고 이후에 소개되는 처방들 역시 소변과 관련이 있다. 소장은 심장의 영향을 받으므로 열 받기 쉽고 열을 받으면 소변이 잘 나오지 않기 때문에 차가운 약과 물을 잘 소통시켜주는 약을 처방해서 막힌 것을 풀어줘야 한다는 내용이다. 소장에 관련된 하나하나의 약재를 소개함에도 역시 대부분은 그런 의도가 포함된 것을 볼 수 있다. 즉, 소화가 아니라 소변에 이상이 발생했을 때 소장의 문제를 결부시킨 것이다. 왜 그랬을까? 왜?

心

소장 질환은 일반적인 증상으로 감별해내기가 쉽지 않다. 따라서 증상의 정도에 따라 CT 촬영을 통해 소장의 긴 통로 중 염증이나 종양으로 통로가 막힌 것이 있는지 확인해봐야 하는 경우가 발생한다. 소장의 통증은 여간해서는 잘 나타나지 않는다. 제법 큰 염증이 번져야 통증이 발생하며 대표적인 소장의 염증성 질환으로는 크론병(Crohn's disease)이 있다.

사실 크론병은 소장에서만 발생하는 것이 아니라 기다란 소화기 통로 중 어디에서든 발생할 수 있는 만성 염증성 질환이다. 원인이 정확하지 않으므로 아토피와 같은 면역 질환이라고 의심할 뿐이다. 따라서 만성적인 크론병 환자는 병원에서 치료를 지속해도 다시금 재발하는 문제로 한의원에 찾아오기도 하며 한의원에서도 당연히 1차적으로 소화기 점막의 염증을 제어하는 한약을 처방한다. 물론 완치가 어렵기는 한의학에서도 마찬가지지만 죽어라 염증만 진정시키는 것이 아니라 다른 연관된 증상들을 다스리는 처방을 통해 일상생활에서 불편함을 줄이게끔 유도하는 치료 방식은 주목할 만하다.

20 대장부 大腸腑

대장은 약 1.0~1.5m 정도의 길이를 가진 우리 몸의 가장 마지막 소화기 통로다. 맹장, 충수, 결장, 직장을 통해 항문으로 연결되며, 소장을 거쳐 거의 소화 흡수가 마무리된 후 남아 있는 찌꺼기와 소화 과정에서 발생한 가스들로 차있다. 우측 하복부에서 소장과 만나는 부위에 맹장이 있고 그 위로는 상행결장 즉, 아래에서 위로 올라가는 대장, 그리고 우측에서 좌측으로 향하는 횡행결장과 좌측 위에서 아래로 내려가는 하행결장을 거쳐 S상결장을 통해 하복부로 연결되어 직장으로 가면 바로 항문과 연결된다. 대장의 역할은 소장을 통과한 음식물의 찌꺼기에서 남은 영양소와 수분을 흡수하는 것이며 장내 세균에 의한 발효와 분해 과정 역시 대장에서 지속된다.

은근 예민한 애가 대장이래요

大腸形象 大腸部位 大小腸連系 大腸外候 大腸病證 大腸病治法 大腸絶候 單方

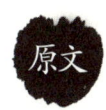

大小腸連系 대소장연계 (대장과 소장의 연결)

大小腸之系 自膈下與脊膂連心腎膀胱相系 脂膜筋絡散布包裹 然各分紋理…

대소장지계 자격하여척려연심신방광상계 지막근락산포포척 연각분문리…

●●● 대장·소장의 계系는 횡격막 아래와 척추에서부터 심장, 신장, 방광과 연결되어 있고, 기름막과 근락이 넓게 싸고 있어서 서로 이어지며, 막膜과 락絡은 각각 구분이 되어 대소장과 방광에 얽혀 있는데, 그 속은 기혈과 진액이 흐르는 길이다.

大腸病治法 대장병치법 (대장병의 치료법)

…調此者 飲食衣服亦欲適寒溫 寒無淒滄 暑無出汗 飲食熱無灼灼 寒無滄滄…

…조차자 음식의복역욕적한온 한무처창 서무출한 음식열무작작 한무창창…

●●● …이것을 조화시키는 방법은 음식과 옷의 온도를 적절히 맞추는 데 있다. (날씨가 더워도) 너무 차갑게 하지 말고, (날씨가 춥다고 해서) 땀이 날 정도로 덥게 해서는 안 된다. 음식도 따뜻하게 먹되 너무 뜨겁

게 먹지는 말고, 시원하게 먹되 너무 차갑게 먹지 말아야 한다. 온도가 적절하면 정기가 정상적으로 유지되어 나쁜 기운이 체내로 침입하는 지경에 이르지 않을 것이다.

單方단방
大黃대황

利大小腸 煎服丸服皆佳〈本草〉
리대소장 전복환복개가〈본초〉

●●● 대장, 소장을 잘 통하게 한다. 달이거나 환으로 먹거나 모두 좋다〈본초〉.

説

[대장문大腸門] 역시 대장의 해부학적인 위치와 용적, 길이 등에 대한 설명으로 시작된다[大腸形象대장형상], [大腸部位대장부위]. 다만 약간의 독특한 내용이 보인다. 바로 대장과 소장에 심장, 신장, 방광, 지방막, 근육막이 복잡하게 얽혀 있다는 설명인데, 여기에서 말하는 지방막, 근육막은 아마도 현대에서 말하는 복막peritoneum이나 장간막mesentery을 의미하는 것이 아닌가 추측된다. 우리 뱃속에 있는 이 막들은 길고 구불구불한 소화기관들이 자신의 위치에서 이탈하지 않고 잘 매달릴 수 있도록 잡아주는 역할을 한다. 커튼과 같은 막이 장을 잡아주고 있다고 보면 이해가 쉽다. 그리고 복막과 장간막뿐 아니라 문맥에 대한 설명도 같이 한 것으로 보인다. 문맥portal vein이란 복잡한 소화기관에서 흡수된 영양 물질을 포함한 혈액이 간으

로 직접 전달되게 하는 혈관 계통을 말한다[大小腸連系대소장연계]. 솔직히 이런 내용들을 볼 때마다 머리가 혼란스럽다. 당시 한의사들이 무작정 해부를 하지 않았다고 단정 내리는 것이 곤란해지기 때문이다. 당시의 의학이 더욱 궁금해진다.

어쨌든 이번에도 역시 외형과 연관시키는 내용 즉, 코의 길이가 대장의 상태를 표현하며 피부가 두꺼우면 대장도 두껍고 피부가 얇으면 대장도 얇다는 내용이 있지만[大腸外候대장외후] 이 역시 실제 그런지에 대해서는 의문이 든다. 대장에 병이 생기면 장이 끊어지듯 아프고 소리가 나며, 차가운 데 노출되면 바로 설사를 하고 오래 서 있기 힘들다. 설사병이 났는데 오래 서 있기 힘든 것은 당연한 것 아닌가? 그리고 대장이 차가운 기운에 의해 손상을 받으면 소화되지 않은 음식이 나오는 설사를 하고 장에 열이 있으면 누런 죽과 같은 변이 나온다[大腸病證대장병증].

心

평소에는 괜찮지만 시험 기간에는 밥만 먹으면 갑자기 아랫배가 아파서 화장실에 가야 하고 변을 본 후에는 금방 괜찮아진다. 또는 중요한 회의나 발표 전에는 화장실을 들락거리는 일이 잦아진다. 충분히 변을 보는 것도 아닌 것 같고, 괜히 아랫배가 불편하고 거북하다. 회사 점심시간에 직장 상사와 밥을 먹으면 꼭 화장실을 가게 되며 어떨 때는 화장실에 가도 가도 좀처럼 개운해지지 않는다. 며칠간 설사만 계속 하다가 갑자기 변비가 발생하기도 하고 전날 특별한 음식을 먹은 것도 없는데 아침부터 화장실을 몇 번 들락거리면서 하루를 시작해야 한다. 그런데 병원에 가서 아무리 설명해도 별다른 방법이 없다고 하니 이 일을 어찌하면 좋단 말인가. 그게 바로 과민성 대장증후군irritable bowel syndrome이다.

방학 때는 괜찮은데 개학만 하면 아침부터 화장실을 들락거리는 어린 자녀를 둔 엄마 아빠는 혹시 아이가 꾀병을 부리는 것은 아닌가 의심하기도 한다. 하지만 장기간 반복되는 증상으로 인해 병원에 가서 진찰을 받은 후, 내 아이가 과민성 대장증후군을 앓고 있다는 것을 알게 되면 그때부터 부모님들의 인터넷 검색은 말 그대로 이 잡듯이 지속된다. 잠을 충분히 자라. 음식을 담백하게 먹어라. 가벼운 운동을 규칙적으로 해라. 충분한 휴식을 취하라. 누구는 유산균을 먹으라 하고 누구는 유산균이 의미 없다고 하기도 한다. 어떤 사람은 치료법이 없다고 하고 어떤 사람은 채식만 먹으니 좋아졌다고 하며 어떤 사람은 육식을 끊어도 여전하다고 한다. 도대체 뭘 어떻게 해야 할까?

안타깝지만 결국 답은 스스로 찾아내야 한다. 과민성 대장증후군은 약으로 치료할 수 있는 질병이 아니라, 스트레스나 걱정거리에 의해 반응하는 내 몸의 조금 이상한 대응이기 때문이다. 물론 장점막을 자극할 수 있는 음식을 줄이고 흰 쌀밥보다는 잡곡밥을 선택하고 육류나 지방 섭취를 줄이고 식이섬유를 많이 먹는 것이 당연히 도움이 될 수는 있다고 본다. 하지만 그런 노력은 약간의 증상 완화에 도움을 줄지는 몰라도 원인을 제거해주지는 못한다. 그 근본은 마음에 있기 때문이다. 만약 그 어린아이에게 학교가 편안하고 즐거운 곳이라면 당연히 증상은 없어지지 않을까?

21 방광부 膀胱腑

방광urinary bladder은 치골 결합 위쪽 즉, 아랫배의 아래 안쪽에 위치하는 소변을 담아두는 근육 주머니다. 양쪽 신장에서 요관을 통해 소변이 내려와 방광에 고이면 방광을 수축해서 요도를 통해 소변을 배출시키는 비교적 단순한 시스템인데 요도와 연결되는 부위에 요도를 둘러싸고 있는 독특한 기관이 있다. 바로 전립선. 2~30대 청년들은 그 전립선의 존재에 대해 잘 알지 못한다. 하지만 나이 오십이 넘어가는 남성이라면 전립선에 대해 모르는 사람이 없을 정도로 유명한 생식선이다. 이유는? 그 나이가 되면 스스로 알게 되리라. 참고로 전립선 비대증에 대한 내용은 이후 [소변문小便門]에 조금 더 자세한 설명이 이어진다.

물탱크가 튼실해야 건강해요

膀胱形象 膀胱部位 膀胱傳受 膀胱外候 膀胱病證 膀胱病治法
膀胱絶候 單方

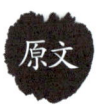

膀胱形象 방광형상 (방광의 생김새)

膀胱以虛受水 爲津液之府 有上口而無下口 得氣海之氣施化 則溲便注瀉…

방광이허수수 위진액지부 유상구이무하구 득기해지기시화 즉수변주사…

●●● 방광은 비어 있어서 물을 받아들이므로 진액의 창고가 되며 윗구멍은 있으나 아랫구멍은 없다. 기해(단전)의 기가 기화작용을 잘해야 소변이 잘 나온다. 기해의 기가 부족하면 통하지 않는다.

膀胱傳受 방광전수 (방광이 받아들이고 내보내는 것)

水液自小腸泌別 汁滲入膀胱之中 胞氣化之 而爲尿以泄出也〈內經〉

수액자소장비별 즙삼입방광지중 포기화지 이위뇨이설출야〈내경〉

●●● 수액은 소장으로부터 찌꺼기를 거르고 구분하게 되어, 즙이 방광 안으로 스며들어 가고 포(방광 안의 주머니)가 이것을 기화시켜 소변이 되어 나간다〈내경〉.

膀胱病治法 방광병치법 (방광병의 치료법)

膀胱虛 則小便不禁 宜旣濟丸 加減八味湯 倍山茱萸加烏藥益智仁破

故紙…

방광허 즉소변불금 의기제환 가감팔미탕 배산수유가오약익지인파고지…

● ● ● 방광이 허하면 소변을 참지 못한다. 기제환, 가감팔미탕(산수유를 두 배로 하고 오약, 익지인, 파고지를 더한다)을 처방한다. 방광이 실하면 소변이 시원하게 나오지 않는다. 익원산, 규자탕을 처방한다.

單方 단방

猪腎 저신 (돼지콩팥)

通利膀胱 又補膀胱水 煮幷汁服 猪胞尤佳〈本草〉

통리방광 우보방광수 자병즙복 저포우가〈본초〉

● ● ● 방광의 기를 잘 통하게 하고 방광의 수水를 보한다. 삶아서 즙을 먹는다. 돼지방광이 더 좋다〈본초〉.

説

방광은 진액지부 즉, 몸 안에 있는 물의 저장소라는 설명이 첫 문장부터 나온다. 다만 소변이 만들어지는 과정에 대해서는 현대 의학과 조금 다른 설명을 한다. 신장만 연결된 것이 아니라 소장과의 관계가 엮인 것인데 이후에 나올 [소변문]에서 보다 상세하게 다룰 예정이다. 밖으로 드러나는 증후에서는 콧구멍이 밖으로 보이면 방광이 새는 증후며 살결이 치밀하고 피부가 두꺼우면 방광도 두껍고 살결이 거칠고 피부가 얇으면 방광도 얇다고 기록되어 있으나 이번에도 이 내용에 대해서 나는 아직 동의를 못하겠다.

방광의 병은 당연히 소변에서의 문제로 나타난다. 소변이 잘 나오거나 잘 나오지 않거나 모두 방광을 살펴야 하며, 뜨거운 기운이 아랫배에 몰리면 아랫배가 그득하고 소변이 잘 나오지 않아 발광하게 된다. 반대로 찬 기운이 아랫배에 몰리면 습담濕痰이 상부로 넘쳐서 침을 자주 뱉고 소변이 제어가 되지 않는다. 마지막에 소개된 방광과 관련된 약재 17종 중 돼지콩팥(저신)이나 다시마(곤포), 물고기회(어회) 등이 포함된 내용이 재미있다. 참고로 생선회는 방광의 수기를 없애는 작용이 있으며 생강, 식초, 마늘을 넣어 버무려 먹으라고 권한다. 날회 말고 비빔회를 먹으라는 말인가? 아, 배고프다!

心
—

방광은 다른 장기에 비해 사실 특이할 것이 없다. 따라서 방광의 질환 역시 그리 다양하지 않다. 그리고 대부분의 방광에 관련된 염증성 질환들은 비뇨기과 치료로 비교적 쉽게 개선되는 편이다. 물론 아주 심각한 증상도 있지만 다른 장부에 비하자면 그렇다는 말이다.

요실금urinary incontinence은 자신의 의지와는 상관없이 소변이 새어 나가는 증상을 의미한다. 임상에서는 그 원인에 따라 몇 가지로 요실금을 분류하지만 사실 치료 원칙은 하나다. 바로 이완된 요도괄약근의 재활. 그리고 한의학에서는 관련 혈자리의 침 치료와 한약 처방으로 비교적 쉽게 증상을 개선시킨다. 나이가 들면서 기침을 하거나 계단을 오르내릴 때 소변이 새어 나오는 요실금으로 아예 기저귀나 패드를 착용하는 어르신들이 있는데, 골반저근 운동만 고집할 것이 아니라 가까운 한의원에서 적극적인 치료를 받아보기를 권한다.

의외로 치료 효과가 빠르다는 것을 몸소 체험할 것이다.

내가 모 한의원에서 부원장으로 근무하던 시절, 그 한의원의 원장님은 요실금을 꽤 쉽게 잘 치료하셨다. 그래서 광고 업체(요즘은 병원도 많은 광고를 한다)에게 의뢰해서 요실금 치료를 잘하는 한의원으로 광고를 진행했고 조만간 환자가 많이 올 것이라는 기대에 부풀어 치료 프로그램을 하나하나 세팅했다. 그런데 막상 뚜껑을 열어보니 생각보다 환자는 많이 오지 않았다. 답답한 마음에 원인을 파악해보니 수많은 요실금 증상을 겪고 있는 환자들이 그냥 그러려니 하고 적극적으로 치료를 받고자 하는 의지를 보이지 않는다는 것이다. 패드나 기저귀로 사는 데 문제가 없다는 의미일까? 아니면 어르신들의 부끄러움 때문일까? 아니면 자식들에게 이런 일로 치료비를 부담하게 하는 것이 걸리는 걸까? 물론 나는 60~70대의 여성이 아니라 그 마음을 정확하게 이해하지는 못한다. 하지만 한약과 침 치료가 그렇게 빠르게 반응하고 치료율이 높음에도 정작 환자가 오지 않으니 그 원장님은 얼마나 답답했을지 그 안타까움에는 공감이 간다(ㅆ).

22 삼초부 三焦腑

이동원李東垣이라는 중국 금나라의 명의는 이렇게 말했다.
"상중하 삼초는 모두 하나의 기가 되어 신체를 지킨다. 삼초는 온전히 갖춰진 장부가 아니다. 형태는 없고 작용만 있다."

삼초는 눈으로 확인할 수 있는 장부가 아니다. 인체 내 대사의 기능 또는 장부의 위치에 따른 경계를 나눈 것이며 서양 의학에는 전혀 없는 개념이다. 하지만 한의학에서는 엄연히 오랫동안 삼초라는 개념을 통해 체내 영양 대사의 흐름을 설명해왔다. 그래서인지 한의사들이 삼초라는 표현을 쓸 때에 사람들이 전혀 이해하지 못하는 상황이 발생하곤 한다. 그런데 정작 삼초의 설명을 들여다보면 그리 어려운 개념이 아니라는 것을 알 수 있을 것이다. 한글이 아닌 한자라서 괜히 더 난해해 보일 뿐. 뜬금없이 세종대왕께 땡큐!

누구냐? 넌!

三焦形象 三焦部位 三焦傳受 三焦外候 三焦病證 三焦病治法 單方

三焦形象 삼초형상 (삼초의 생김새)

上焦如霧 中焦如漚 下焦如瀆〈靈樞〉

상초여무 중초여구 하초여독〈영추〉

●●● 상초는 안개와 같고, 중초는 물거품과 같으며, 하초는 도랑과 같다〈영추〉.

説

이것은 음식물의 통로에 대한 이야기다. 삼초三焦는 상, 중, 하 이렇게 세 개의 초焦를 아우르는 표현으로, 물을 예로 들어 설명하자면 상초上焦는 수증기, 중초中焦는 물거품, 하초下焦는 흐르는 물이다. 잠시 고민해보자면 단순히 위치를 나눈 것이 아니라 그 비중 즉, 무게감도 염두에 둔 설명이라는 것을 알아차릴 수 있다. 그리고 그 역할을 나눠보자면 상초는 피부와 근육에 틈틈이 양기를 퍼지게 해서 따뜻하게 만들어주는 역할이며, 중초는 음식물의 소화를 통해 영양분을 전신으로 퍼뜨리는 역할이고, 하초는 대소변을 통하게 하여 찌꺼기를 내보내는 도랑과 같은 역할이다. 그리고 한의사들이 몸통을 구분하는 표현으로 삼초를 얘기할 때, 상초는 횡격막 위쪽의 심장과 폐가 있는 가슴 부위, 중초는 횡격막 아래에서 배꼽 위까지의 소화기관, 하초는 배꼽 아래에서 비뇨 생식기까지의 부위를 의미한다. 대표적인 혈자리는 각각 전중혈, 중완혈, 음교혈이다[三焦形象삼초형상], [三焦部位삼초부위], [三焦傳受삼초전수].

삼초에 병이 들면 상, 중, 하초에 따라 각각의 증상이 발생한다. 상초의 경우 숨이 가쁘고 답답한 증상이 생기고, 중초에 병이 들면 배가 빵빵하게 부풀어 오르고, 하초에 병이 들면 아랫배가 붓고 그득해진다. 하초의 경우 소변이 배설되지 못해서 방광에 소변이 가득하게 되면 소변이 역류하여 신장을 손상시키는 심각한 증상이 발생할 수도 있는데, 아마도 그런 내용까지 아우르는 설명인 듯하다. 이렇게 삼초의 병은 모두 막혀서 발생하는 것이므로 치료의 원칙은 기를 돌리든 대소변을 내보내든 어떻게든 통하게 하는 것이다[三焦病證삼초병증], [三焦病治法삼초병치법].

心

삼초의 구분을 현대적인 용어로 바꿔보자면 상초는 심폐의 호흡 및 순환기계, 중초는 비위의 소화기계, 하초는 간, 신, 대장, 방광의 수액 대사 및 배설 기능 정도로 맞춤이 가능하다. 물론 간肝은 중초에 포함시키는 것이 낫지 않을까 싶지만 어디까지나 그것은 나의 개인적인 견해일 뿐 간은 소설疏泄(소통시켜 내보내는) 기능이 있으므로 하초에 포함시킨다는 것이 한의학의 이론이다. 왜 머리 아프게 이런 상상(?)을 만들어냈을까?

한의학의 치료법의 근간이 되는 것은 한토하 삼법汗吐下 三法이다.

풀어 설명하자면 땀을 내서 발산시키거나 구토를 통해 배출시키거나 설사를 시켜 배설하는 것이다. 감기에 걸려 열이 펄펄 날 때에는 땀을 내게 해서 열을 떨어뜨려 치료汗(한법)하고, 음식을 잘못 먹거나 소화기에 문제가 생겨 속이 그득하게 문제가 발생하면 구토를 시켜 위장을 비워서 치료吐(토법)하고, 열이 심하거나 몸에 독소가 쌓여 문제가 될 때에는 설사를 시켜서 기氣를 쑥 내려버려 치료下(하법)한 것이다. 그렇다면 어떤 부위에 어떤 문제가 있을 때 세 가지 방법 중 어떤 치료법을 선택해야 할까? 당연히 병의 증상과 위치에 따라 선택해야 할 것이다. 이런 연결고리로 보자면 삼초의 개념은 한토하 삼법의 치료 중 어떤 방법을 선택해야 하는지에 대한 이론적 가이드를 제시한 것이라고 볼 수 있다.

23 포胞(자궁)

자궁uterus과 생리menstruation와 분비물에 대한 이야기다. 참고로 자궁은 방광의 뒤에서 방광에 기대듯이 앞으로 구부러져 있으며 안쪽부터 자궁내막, 자궁근막, 자궁외막으로 구분된다. 정자와 난자의 소개팅에 성공한 수정란이 착상하는 곳은 자궁의 안쪽이므로 당연히 자궁내막이다. 그리고 자궁내막의 탈락이 바로 생리 즉, 월경이다. 생리라는 단어가 의미 전달에서의 혼동을 줄 수 있으므로 본문에서는 월경이라는 단어로 통일하는 점 양해 부탁한다. 그리고 자궁의 몸통에는 양 옆으로 난관이 연결되어 그 끝에는 나팔관이 있고 그 바로 옆에는 난소ovary가 있다. 그리고 이 난소에서 난자가 나오는 과정을 배란이라 한다.

남자로 태어난 이상 죽을 때까지 알 수 없는 여성의 월경, 그리고 견고한 남성 지배적 사유로 유지되어온 조선의 역사, 그 시대에는 여성의 자궁과 월경을 어떻게 설명했을까?

자궁과 월경

胞形象 胞部位 胞爲血室 脈法 經行有異 月候形色 和血治法
月候不調 調血治法 血閉 通血治法 室女月經不行 血結成瘕 血
枯 血崩血漏 崩漏治法

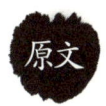

胞爲血室 포위혈실 (자궁은 혈실이 된다)

衝脉爲血海 諸經朝會 男子則運而行之 女子則停而止之 男旣運行…
충맥위혈해 제경조회 남자즉운이행지 여자즉정이지지 남기운행…

● ● ● 충맥(기경팔맥중 하나)은 혈의 바다로서 모든 경맥이 모여 만나는 곳이며 남자는 운행하고, 여자는 머물러 있게 되어 있다. 남자는 계속 운행하기 때문에 쌓이지 않아서 가득차지 않지만 여자는 머물러 있기 때문에 쌓이고 가득 찰 수 있다. 가득 차게 되면 때에 맞춰 넘치게 되는데, 이는 확실한 규칙이 있어서 월수(月水)라고 하며 달이 차면 기우는 것을 본뜬 것이다.

月候形色 월후형색 (월경의 형태와 색에 따른 변증)

…往往見有成塊者 氣之凝也 將行而痛者 氣之滯也 行後作痛者 氣血
俱虛也…
…왕왕견유성괴자 기지응야 장행이통자 기지체야 행후작통자 기혈
구허야…

● ● ● 종종 덩어리가 보이는 것은 기가 뭉친 것이다. 월경을 하려고 할 때 즉, 월경 직전에 통증이 있는 것은 기가 막힌 것이며, 월경을 한

후에 아픈 것은 기혈이 모두 허한 것이다. 월경의 색이 연한 것도 허약한 것으로 물이 섞인 것이다. 월경을 할 때 입이나 코로 피가 나오는 것은 기가 어지러운 것이며, 월경의 색이 자주색인 것은 기가 뜨거운 것이며, 검은 것은 열이 심한 것이다.

崩漏治法 붕루치법 (부정출혈의 치료법)

血崩乃經血錯亂 淖溢妄行 遽止則便有積瘀凝成窠臼 不止 則又恐昏暈…

혈붕내경혈착란 뇨일망행 거지즉변유적어응성과구 부지 즉우공 혼훈…

●●● 혈붕이란 월경의 피가 혼란해져서 제멋대로 넘쳐흐르는 것이다. 빠르게 혈붕을 막으면 어혈이 쌓이고 뭉쳐서 덩어리가 생긴다. 그러나 월경이 그치지 않으면 눈앞이 캄캄해지면서 어지러운 증상이 생길 수 있다. 반드시 먼저 오령지가루(독행산이라고도 한다) 한 돈을 따뜻한 술에 타서 먹는데, 오령지가루는 혈을 잘 돌게 하고 출혈을 그치게 한다.

說

자궁은 일명 적궁赤宮(Red Room)이다. 혈의 바다血海 즉, 혈이 모이는 곳으로서 기가 잘 돌아가는 남자와는 달리 여자는 기가 잘 돌지 않아서 혈의 운행 역시 정체되므로 자궁에 혈이 고여 결국 넘치게 된다. 그리고 그것이 바로 월경이다[胞形象포형상]. [胞爲血室포위혈실].

여자의 생리는 7세 단위로 변하며 월경은 대략 14세부터 시작하여 49세 정도에 그치게 된다. 일반적인 월경 주기는 28일 정도지만 모든 사람이 매달마다 월경을 하는 것은 아니므로 계절마다 하는 것과 일 년에 몇 번 정도 하는 것을 병이라고 할 수는 없다. 다른 특별한 증상 없이 단지 월경만 띄엄띄엄 한다고 병이라고 진단할 수 없다는 말이다[經行有異경행유이].

월경의 통증에 대한 분류도 필요하다. 월경 직전에 아픈 것은 기가 막힌 것이고 월경 후에 아픈 것은 기혈이 모두 허한 것이다. 월경 주기가 어긋나더라도 월경의 색깔만 홍색이라면 치료가 어렵지 않다. 또한 월경의 형태나 색을 통해서도 진단이 가능하다. 월경의 색이 검으면 열이 심한 것이고 덩어리가 있고 자주색이면 혈에 열이 있는 것이다. 월경의 색이 연한 것은 허한 것이고 썩은 물이나 검은 콩의 즙과 같은 것은 습담濕痰으로 인한 것이다. 이것은 단지 월경에만 해당되는 것이 아니라 대부분의 출혈을 판단할 때 적용되는 진단 기준이기도 하다.

월경의 주기가 왔다 갔다 하는 증상에 쓰는 처방과 생리통에 쓰는 처방, 생리가 빨라지거나 늦어지는 증상과 그에 따른 다양한 처방들이 소개된다. 그 중 현대까지 가장 많이 쓰는 부인과 처방 중 하나인 조경산調經散이나 칠제향부환七製香附丸 역시 자세하게 설명되며 월경이상 즉, 월경이 갑자기 나오지 않는 증상이나 월경이 과도하게 나오거나 예정일이 아닌데 갑작스럽게 하혈하는 증상의 원인으로 몇 가지 예를 들어 설명한다. 그 원인 중에는 지나친 스트레스로 인해 심, 간, 폐에 열이 몰려서 월경 이상이 발생한 경우와 너무 못 먹거나 너무 먹지 않아서 월경이 끊긴다는 내용이 있다. 당시나 지금이나 스트레스와 과도한 다이어트는 여성의 월경에 문제를 일으킬 수 있다는 것이다. 물론 조선시대 백성들에게 다이어트라는 단어는 전혀 어울리지 않지만 말이다.

[血結成瘕혈결성가]에서 말하는 가瘕('하'라고 발음하기도 함)는 요즘으로 치자면 물혹 같은 것일 수 있다. 다만 당시에는 종양이라는 단어가 없었으므로 기와 혈의 뭉침, 어혈로 이해했던 것으로 추측되며, 제시된 치료 처방을 보자면 기와 혈을 강하게 돌리면서 어혈을 깨뜨리는 약재로 구성되어 있다. 당시의 자궁 및 난소 부위 종양에 대한 치료율이 상당히 궁금해지는 부분이다. 그 후에 언급된 [血枯혈고]는 말 그대로 혈이 말라비틀어져서 월경이 끊긴 것이다. 그만큼 영양 상태가 심각한 지경일 수도 있고 다른 질환으로 인해 혈이 극도로 허약해진 상태를 의미한다.

[血崩血漏혈붕혈루]는 부정출혈을 말한다. 붕崩이란 산사태로 산이 무너지는 것과 같은 갑작스런 대량 하혈을 의미하며, 루漏란 조금씩 계속해서 혈이 비치는 것을 말한다. 한의학에서는 그 원인을 비위가 손상된 것과 갑작스런 스트레스로 인한 화, 그리고 지나친 슬픔으로 인해 포락(자궁과 연결된 경락)이 끊어진 것으로 설명한다. 실제 이런 부정출혈 때문에 산부인과를 갔음에도 초음파상 아무런 문제가 없는 경우에 한의학적인 치료를 받으시는 분들이 적지 않다. 물론 효과는 괜찮은 편이다.

心
—

월경이란 그 여성의 자궁이 임신 가능한 상태 즉, 난자의 배란과 수정과 착상을 통해 태아가 만들어 질 수 있는 상태임을 알려주는 신호다. 물론 FSH, LH, GnRH, 에스트로겐, 프로게스테론 등의 호르몬 상호작용으로 반복되는 기계적인 자궁내막의 충혈과 탈락이라고 설명할 수도 있지만 그것은 너무 정 없는 표현 같다. 생명의 탄생이라는 아름다운 사건이 무슨 공장에서 제품 생산과 같아지는 느낌이라고나 할까?

하지만 그 임신 가능한 상태를 알려주는 생리적 신호(월경) 때문에 고생하는 여성들이 너무 많다. 아니 엄밀히 말하자면 월경 때문이 아니라 월경의 변화 때문에 고생하는 것으로 한의원에 오신 분들의 말씀을 대략 정리해보자면 아래와 같다.

"생리통이 너무 심해서 응급실에 다녀왔어요. 다음 달 생리가 너무 무서워서 미리 왔어요."

"예정일도 아닌데 갑자기 하혈을 해서 검사를 해봤는데 산부인과에서는 별 문제가 없다고 해서 한의원에 왔어요."

"얼마 전부터 생리를 하지 않는데 별 다른 불편함은 없거든요. 그래도 뭔가 불안해서요."

"생리 때만 되면 입과 턱에만 유독 피부 트러블이 심해요. 자궁에 무슨 문제가 있는 건가요?"

무슨 문제가 있는 것일까? 초음파 및 호르몬 검사 등을 통해 어지간한 기질적인 문제들은 거의 다 잡아내는 시대다. 하지만 그런 검사들을 모두 무사히(?) 통과했음에도 불구하고 월경 때만 되면 불편함이 반복되어 한의원에 오는 여성분들에게 한의사들은 온전히 한의학적인 접근을 통해 진단을 하게 된다. 기의 흐름, 혈의 영양 상태,

피로와 수면 등을 체크하고 문제가 될 만한 것들을 교정한다. 그리고 적어도 내가 한의원에서 만난 환자분들의 생리불순 원인 중 으뜸은 바로 스트레스와 음식이다. 도대체 스트레스가 왜 하필이면 월경에 영향을 주는 것일까?

단순하게 설명하자면 여성의 몸은 혈로 이뤄지고 혈로 표현된다. 자궁은 그런 생리학적 특징을 가진 여자의 혈실[胞爲血室포위혈실]이며, 당연히 혈의 표현은 혈이 가득한 혈실에서 대표적으로 발생할 수 있다. 월경에서의 변화가 발생하는 것이다. 더 갖다 붙여 볼까? 피로와 스트레스는 간이 받아내어 풀어낸다. 만약 피로와 스트레스가 커진다면 간 역시 그만큼의 피로와 손상을 받기 마련이다. 그리고 간은 혈을 저장하는 기관이다[肝藏血간장혈]. 따라서 간의 피로는 혈의 변화를 초래한다. 당연히 월경에서 변화가 발생할 수 있다. 그 외에도 여러 가지 가져다 붙일 설명은 남아돈다. 하지만 치료에 있어서는 조금 주의해야 한다. 혈의 문제라고 하더라도 혈만 바라보고 치료를 하는 것은 아니기 때문이다. 즉, 혈만 다스리는 것이 아니라 여성의 기가 뭉친 것을 함께 흩어줘야 한다. 혈이란 것은 스스로 움직일 수 없고 기의 작용이 있어야만 움직일 수 있기 때문이다. 참고로 생리통은 증상이 심각하지만 않다면 간단히 침과 뜸 치료만으로도 그 자리에서 어느 정도 호전이 가능하다. 막힌 기운을 그 자리에서 바로 소통시켜주는 침의 뛰어난 효과 때문인데, 만약 진통제를 먹고 종일 멍한 기분을 느끼는 것이 싫다면 가까운 한의원에 가보기를 바란다. 조금 더 개운한 하루를 보낼 수 있을 것이다.

이슬?, 냉?, 대하?

赤白帶下 帶下治法 吐下療白帶 五色帶下 寒入血室 熱入血室
經斷復行 單方 針灸法

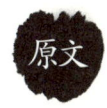

赤白帶下 적백대하 (여성 생식기 분비물, 냉)

任脉爲病 女子帶下瘕聚 註曰 任脉自胞上過帶脉 貫於臍上…
임맥위병 여자대하가취 주왈 임맥자포상과대맥 관어제상…

• • • 임맥任脉(우리 몸의 앞면 정중선에 흐르는 경맥의 하나로 인체의 음陰을 담당)에 병이 있으면 여자는 대하(냉)나 가취(종양)가 생긴다. 주석에서 설명하기를 임맥은 자궁에서 나와 대맥(허리띠 위치에 있는 경맥의 하나)을 거쳐 배꼽 위를 뚫고 간다. 그래서 대하라고 한다. 대맥은 갈비뼈 밑의 장문혈에서 시작하는데, 마치 허리띠(혁대)를 묶은 모습과 같다. 습열이 원결(뭉치는 것)되어 병이 되는 것으로 원寃(원통하다)이란 글자는 맺힌다는 뜻이다. 억눌리고 맺혀서 병이 되면 열이 흩어지지 않는다.

帶下治法 대하치법 (대하의 치료법)

帶下是濕熱爲病 赤屬血白屬氣 主治燥濕爲先〈丹心〉
대하시습열위병 적속혈백속기 주치조습위선〈단심〉

• • • 대하는 습열 때문에 생긴 병으로 붉은 색이면 혈에 속하고, 하얀 색이면 기에 속한다. 치료할 때는 우선 습을 말려야 한다〈단심〉.

單方단방
白芷백지

治崩漏及赤白帶下 煎服末服皆佳〈本草〉
치붕루급적백대하 전복말복개가〈본초〉

●●● 붕루(부정출혈), 적백대하(냉)를 치료한다. 달이거나 가루 내어 먹어도 좋다〈본초〉.

説

비장의 병이 신장으로 전해진 것을 산가疝瘕라고 하며, 그 증상은 아랫배에 열이 뭉쳐 아프고, 분비물이 나오는 것이다. 임맥에 병이 들면 대하가 발생한다. 대하의 이름은 혁대 즉, 허리띠의 아래下에 생기는 이상 증상이란 의미다. 분비물이 붉은 색이면 열이 소장에 들어간 것이고 분비물이 흰색이면 열이 대장에 들어간 것으로 보지만 결국 그 근본적인 원인은 습열濕熱이다. 원인이 습열이니 치료 방법은 당연히 습열을 없애는 처방이 기본이 되며 그 외의 증상을 감별하여 처방의 원칙을 다시 세운다. 이후 소개되는 처방 중에서 백지환白芷丸은 만성적으로 재발하는 질염과 분비물을 치료할 때 요즘에도 다용되는 처방이다. 나름 효과가 괜찮다.

心

대하냉(leukorrhea)는 질 분비물을 말한다. 별다른 특이 증상이 없다면 정상적인 분비물 중 하나지만 호르몬의 변화나 감염에 의해 문제를 일으키면 여성들에게 말 못할 고민거리가 되는 것이 바로 대하다. 그 중 가장 많은 증상은 냉의 색이 진해지거나 노랗게 되는 것이고, 때로는 분비물이 많아지며 가려움증이나 냄새가 날 수 있으며 심한 경우 따가운 통증을 유발하기도 한다. 산부인과에서 검사를 하면 세균성 질염, 칸디다 질염, 트리코모나스 질염 등의 진단이 내려지며 병원에서는 세균을 죽이고 염증을 제어하는 치료를 진행한다.

정상적인 여성의 질 내 산도는 pH 4.0~4.5 정도의 약산성이다. 이는 외부의 이물질이나 감염원이 들어왔을 때를 대비한 방어기전의 하나다. 자칫 자궁 안쪽으로 감염을 발생시킬 수 있는 해로운 물질이 질 내로 침입했을 때, 그 힘을 약화시켜야 하는 이른바 통로에서의 방어 장치인 셈이다. 그리고 기침을 할 때 조금 나오거나 성적인 흥분에 의해 분비물이 많아지는 증상은 정상으로 봐야 한다. 한의학적인 방법으로 냉을 치료하는 것은 나름 효과가 좋은 편이다. 만약 산부인과 치료를 반복해도 질염의 증상 재발이 지속된다면 가까운 한의원에서 적극적인 치료를 받아보길 권한다.

유몽인(1559~1623, 조선 중기의 문장가)의 책 《어우야담於于野譚》에 실린 차식車軾의 일화에는 그의 모친이 대하증이 심해서 고생하던 중, 꿈에서 임금에게 약을 하사받은 내용이 실려 있다. 모친이 계신 송도의 집으로 향하는데 커다란 수리가 나타나 물고기 한 마리를 그의 앞에 던져준 것이다. 그 물고기는 다름 아닌 뱀장어였으며 집에 가서 모친께 올리니, 병이 즉시 나았다고 한다. 《동의보감》 본문에서는 뱀장어鰻鱺魚(만려어)를 이렇게 소개한다.

'부인의 모든 대하병을 치료한다. 국을 끓이거나 구워서 먹는다.'

아, 장어 먹고 싶다.

202개 원문에서 배우는
우리가 잊었던 건강 습관

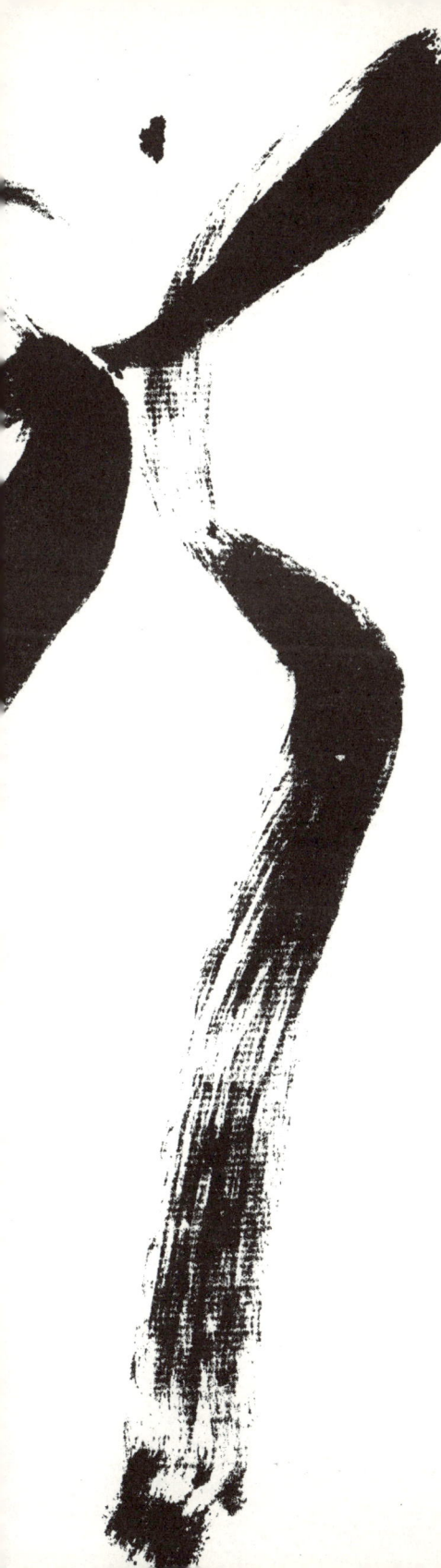

《동의보감》

〈내경편〉 4권

24 소변 小便

2011년 유튜브에 황당한 동영상이 올라왔다. 그 제목은 당당하게도 '50+ years old Urinating 15feet. Champion!!' 해석하자면 '50대의 15피트 오줌발 챔피언!!'이다. 친구들과 장난삼아 누구의 오줌발이 가장 멀리 가는가를 겨룬 것을 찍은 동영상인데 참고로 이 양반의 나이가 50대란다. '에잇, 지저분해!'라는 생각은 금방 사라지고 판소리 열두 마당 중 하나인 '가루지기타령(변강쇠타령)'의 한 대목이 떠올랐다. 예나 지금이나 동양이나 서양이나 사람들은 오줌발이 건강과 정력의 상징이라고 믿는 것 같다.

한의학에서는 방광에 채워진 수액을 소변으로 내보내는 것을 기화氣化작용이라 하고, 양기가 충분해야 소변이 막힘없이 잘 돌 수 있다고 설명함으로써 위와 같은 사람들의 믿음에 힘을 더해주고 있다. 반면 서양 의학에서는 오줌발이란 방광 근육의 수축력과 전립선의 문제로 볼 수 있는 것이지 정력과는 상관없다고 설명한다. 과연 무엇이 정답일까?

당신의 소변이 시원하지 않다면?

小便原委 脬爲尿器 辨尿色 脈法 小便難外候 小便不利 小便不通 老虛人癃閉 癃閉宜吐 癃閉宜瀉 轉脬證 關格證 關格宜吐瀉 洗熨法 掩臍法 難治不治證 小便不禁

小便原委소변원위 (소변의 근원과 귀속, 소변의 생성 과정)

內經曰 膀胱者 津液藏焉 氣化則能出矣 且水者氣之子 氣者水之母…
내경왈 방광자 진액장언 기화즉능출의 차수자기지자 기자수지모…

••• 《황제내경》에서 말하길 방광은 진액을 저장하고 기화하게 되면 배출할 수 있다고 하였다. 물은 기의 자식에 해당하며 기는 물의 어머니에 해당하니, 기가 움직이면 물이 움직이고 기가 막히면 물도 막힌다. 어떤 사람은 소변이 오로지 여과를 거쳐서 생기지 운화(성질이 변화하는 과정)는 거치지 않는다고 하였는데, 이는 이런 이치를 알지 못해서 하는 말이다.

小便不通소변불통 (소변이 나오지 않는 것, 배뇨 곤란, 배뇨 지연)

閉癃 合而言之 一病也 分而言之 有暴久之殊 盖閉者暴病 爲尿點滴不出…
폐륭 합이언지 일병야 분이언지 유폭구지수 개폐자폭병 위뇨점적불출…

••• 폐와 융은 합해서 보면 같은 병이라고 말할 수 있지만, 나눠보면 급성, 만성의 차이가 있다. 대개 폐라는 것은 급성으로 소변이 방울

방울 떨어지고 매끄럽게 나오지 않는 것으로, 일반인들이 소변불통이라 하는 것이 이것이다. 융은 만성적인 것으로, 소변이 시원하지 않고 방울방울 나오면서 소변을 하루에 수십 번 혹은 백 번을 보게 되는데, 임병이라고 하는 것이 이것이다.

洗熨法세울법 (씻고 찜질하는 법)

陰陽熨法 又名冷熱熨法 治脬轉及二便不通 先以冷物熨小腹幾次…
음양울법 우명냉열울법 치포전급이변불통 선이냉물울소복기차…

●●● 음양울법 또는 냉열울법이라고도 하는데, 전포증과 대소변이 나오지 않는 것을 치료한다. 먼저 차가운 것으로 아랫배를 몇 차례 찜질한 다음 뜨거운 것으로 앞의 횟수만큼 찜질한다. 그리고 다시 차가운 것으로 찜질하면 저절로 나온다.

掩臍法엄제법 (약으로 배꼽을 싸매는 방법)

小便閉 大田螺生擣細 封臍上 卽通〈綱目〉
소변폐 대전라생도세 봉제상 즉통〈강목〉

●●● 소변이 막힌 경우에는 큰 우렁이를 날것으로 짓찧어 배꼽을 봉하면 곧 통한다〈강목〉.

小便不禁소변불금 (소변을 참지 못하는 증상)

腎與膀胱俱虛 內氣不充 故脬中自滑 所出多而色白焉 是以遇夜而陰盛愈多〈直指〉
신여방광구허 내기불충 고포중자활 소출다이색백언 시이우야이음성유다〈직지〉

●●● 유뇨는 신, 방광이 모두 허해서 몸 안의 기가 충만하지 않기 때문에 포(방광) 속에서 저절로 미끄러져 나오는 것이며, 양이 많고 색이 맑다. 그러므로 밤이 되면 음이 왕성해져 더욱 소변이 많아진다(낮에는 양기가 성하고 밤에는 음기가 성하므로 몸이 허하고 기가 부족한 상태에서 밤이 되면 음기가 우세하게 되어 소변량이 많아진다는 의미)〈직지〉.

說

말 그대로 오줌을 싸는 과정에서 문제가 발생한 것을 다룬다. 즉, [소변문]의 내용은 소변이 매끄럽지 않거나, 소변이 잘 나오지 않거나, 소변을 참을 수 없는 증상들에 대한 이야기다. 참고로《동의보감》에서는 소변의 배출 기전을 방광에 저장된 진액을 기화氣化시켜 내보내는 것이라고 설명한다. 즉, 방광의 내부에 포脬라는 얇은 막이 있어서 그 안에 물이 가득 차면 기화작용을 통해 포의 외부로 물이 스며들어 밑에 고여서 결과적으로 소변이 배출되는 것이라고 본다. 왜 이런 식의 설명이 필요했는지 의문이지만 개인적으로는 아직 속시원한 답을 찾지 못했다. 아마도 신장 방광의 연결고리에 대한 해부 생리학적인 내용이 완전히 밝혀지지 않았기 때문에 발생한 당시의 문제가 아니었을까 추측할 뿐이다[脬爲尿器포위뇨기].

그 후에 나오는 각종 증상에 대한 변증과 치료법들은 제법 분량이 많지만 비교적 이해가 쉽고 간단하다. 소변의 색이 혼탁하면 열이 있는 것이고 소변이 너무 맑은 것은 허하거나 차가운 것이다. 소변이 매끄럽지 못한 것은 하초에 열이 있는 것이며 신腎이 허해도 그렇게 소변이 찔끔찔끔 나온다. 포脬의 열이 방광으로 옮아가면 소변이 막히거나 소변에서 피가 보인다. 소변이 꽉 막힌 듯 나오지 않는 증상이 있어도 갈증의 유무에 따라 열이 몸의 위쪽에 있는지 아니면 아래쪽에 있는지 알 수 있다는 이동원(금나라 한의사, 금원사대가 중 한 명)의 글도 인용되어 있다. 노인의 소변이 잘 나오지 않는 것은 기혈이 허한 것이므로 기혈을 보하는 처방에 소변을 잘 나오게 하는 약을 더해야 하고, 때로는 소변이 잘 나오지 않는 증상을 치료할 때 병증에 따라 구토를 유발하거나 설사를 시켜야 하는 경우도 있으니 참고해야 한다. 물길이 막혀서 나오지 않는 것이니 물꼬를 터주라는 의미다.

전포轉脬증은 임신부에게 많이 보이는 것으로 소변이 자주 마렵고 찔끔찔끔 나오면서 통증이 유발되기도 하는 증상이다. 대개 선천적으로 약한 사람이나 너무 걱정이 많은 사람, 성격이 급한 사람, 기름진 음식을 많이 먹는 사람에게 발생한다. 이것은 위아래가 모두 막힌 것으로 난치증이다. 먹은 것을 소화시키지 못하고 모두 토하게 되며 소변은 나가지 않는다. 증상이 심해 대소변이 모두 나가지 않는 것은 음양관격陰陽關格이라고 하며 구토를 통해 기가 막힌 것을 통하게 하거나 강하게 기운을 내려 설사하는 약을 처방한다. 역시 치료는 어렵다.

心

나이가 들면서 소변이 잘 나오지 않으면 '이제 나도 한 물 갔구나.'라는 생각을 하게 된다. 왕성하게 오줌발이 나오지 않는다는 것 하나만으로도 이른바 '느낌'이 오는 것이다. 다만 그 소변이 잘 나오지 않는 증상 외에 찝찝한 통증까지 더해진다면 바야흐로 병원에 갈 일이 생긴다. 바로 전립선 비대증prostatic hyperplasia이다.

전립선은 방광의 바로 아래에서 요도를 감싸고 있는 밤알 크기의 내분비기관이다. 전립선 비대증이란 바로 얘가 비대해진 것이니 당연히 요도를 압박하게 되어 요도의 통로가 좁아지게 된다. 결과적으로 소변의 시작이 오래 걸리거나, 소변이 중간에 끊기거나, 힘을 과도하게 줘야 소변이 나오는 증상이 생기며, 툭하면 소변이 마렵고 잠을 자다가도 수시로 소변 때문에 깨게 되며, 소변을 참기가 힘든 불편함(절박뇨)을 주기도 한다. 중년 이후 남성들의 소변장애는 대부분 전립선 비대증 때문이며 비뇨기과에서는 이에 대한 치료로 다양한 약물을 처방한다. 그 약물 중 안드로겐(남성호르몬) 억제제는 전립선 비대증을 치료하는 약물로 처방되었다가 환자들의 머리카락이 다시 나는 의외의 효과가 보고되어 현재는 '프로페시아'라는 유전적 남성 탈모 치료제의 히트 상품으로 처방되고 있다.

한의학에서는 전립선비대증이라는 말이 당연히 없다. 그냥 소변불리 또는 폐閉, 융癃이라고 한다. 그리고 그에 따른 치료법을 비교적 자세하게 다뤘는데, 대략적으로 보면 허虛 또는 하초의 열熱 정도로 나눌 수 있다. 허하다는 것은 기 또는 혈 또는 기와 혈 모두 허한 것이고 하초의 열이란 인체의 열 순환에서 신장 또는 방광에 열이 뭉친 것을 말한다. 그렇게 진단된 후에는 기나 혈을 보하거나 돌리는 약 또는 하초의 열을 내려주는 처방에 소변을 잘 통하게 해주는 약재를 더해 처방한다.

임병?, 임질?

諸淋證 淋病有五 勞淋 血淋 熱淋 氣淋 石淋 淋病有八 膏淋 沙淋 冷淋 諸淋通治 小兒藥毒成淋 赤白濁 蠱病白淫 痺證 莖中痒痛 交腸證 小便多寡 飮後卽小便 單方 鍼灸法

諸淋證 제림증 (모든 임병증)

諸淋所發 皆腎虛而膀胱有熱也 心腎氣鬱 蓄在下焦 故膀胱裏急…
제림소발 개신허이방광유열야 심신기울 축재하초 고방광리급…

●●● 대부분의 임병은 신장이 허하고 방광에 열이 있기 때문이다. 심장과 신장의 기가 막혀서 하초(아랫배)에 쌓이면 방광 속이 당기고 피고름이나 모래, 돌 같은 것이 소변을 따라 나온다. 이때는 소변을 보려해도 나오지 않고 계속 방울져서 나온다. 심한 경우에는 요도를 막게 되어 사람이 답답하여 까무러치게 된다.

諸淋通治 제림통치 (다양한 임병의 치료)

淋證所感不一 或因房勞 或因忿怒 或因醇酒 或因厚味 盖房勞者 陰虛火動也…
임증소감불일 혹인방노 혹인분노 혹인순주 혹인후미 개방노자 음허화동야…

●●● 임증의 원인은 하나가 아니다. 지나친 성생활, 혹은 분노, 혹은 진한 술, 혹은 맛이 진한 음식 때문이다. 만약 성생활이 지나치면 음이 허해져서 화가 움직이게 되고, 분노하면 기가 움직여서 화가 생기며,

진한 술과 맛이 진한 음식은 습열을 발생시킨다.

脬痺證 포비증

內經曰 脬痺者 小腹膀胱按之內痛 若沃以湯 澁于小便 上爲淸涕
내경왈 포비자 소복방광안지내통 약옥이탕 삽우소변 상위청체

●●● 《황제내경》에서 말하기를 포비란 아랫배와 방광을 누르면 안쪽이 아프고, 끓는 물을 퍼붓는 듯 작열감이 나타나며 소변이 껄끄럽고 위로는 묽은 콧물이 나오는 것이다.

單方 단방
車前草 차전초

利小便 通五淋及癃閉不通 採根葉 搗取汁一盞 入蜜一匙調服
리소변 통오림급륭폐불통 채근엽 도취즙일잔 입밀일시조복

●●● 소변을 잘 나오게 하고 다섯 가지 임병과 융폐癃閉로 소변이 나오지 않는 것을 통하게 한다. 뿌리와 잎을 짓찧어 한 잔의 즙을 낸 후 꿀 한 숟가락을 타서 먹는다.

說

임병에 대한 설명이다. 현대에서 말하는 임질 등 요도와 관련된 모든 감염증부터 방광결석 및 요도 협착, 요도 폐색까지 이른바 소변이 나오는 통로에서의 전반적인 문제를 다룬다. 일반적인 요도염의 경우, 염증에 의해 요도가 좁아져서 소변 배출 시 소변이 찔끔찔끔 나오거나 잘 나오지 않고 염증 물질이 섞여서 나오거나 통증이

유발된다.《동의보감》에서는 총 여덟 가지로 임병을 분류하는데 먼저 다섯 가지를 소개한 후 추가로 세 가지를 더 소개한다. 자세한 분류는 아래와 같다[淋病有五임병유오], [淋病有八임병유팔].

첫 번째는 노림勞淋으로 과도한 노동 이후 발생하는 임증이다. 섹스나 음주가 과했을 때 나타나는 증상이지만 오히려 성욕을 너무 참았을 때 발생하기도 한다. 두 번째는 혈림血淋이다. 소변에서 때때로 출혈이 동반되는 것으로 통증을 유발한다. 세 번째는 열림熱淋이다. 소변이 찔끔찔끔 나오면서 작열감이 있고 배꼽 아래가 아프다. 전형적인 요도염의 증상과 같다. 네 번째는 기림氣淋으로 잔뇨감과 소변의 통로가 꽉 막힌 듯한 느낌, 그득한 느낌이 특징이다. 다섯 번째는 석림石淋으로 다름 아닌 방광결석을 의미한다. 사람을 졸도하게 만드는 통증이 있다. 익원산, 석연환, 활석산, 붕사산 등의 처방을 제시했다. 여섯 번째는 고림膏淋으로 소변에 부유물이 기름처럼 엉겨 있는 증상이다. 이후 설명되는 백음과 유사한 증상이며 아랫배에 열이 있어서 발생한 것이다. 일곱 번째 사림沙淋이며 앞서 나온 석림과 같은 것이다. 여덟 번째는 냉림冷淋으로 먼저 오한이 생긴 후에 소변이 나오는 증상이다.

이후에는 소변이 뿌옇게 나오는 증상 즉, 적백탁赤白濁에 대한 설명이 이어진다. 요즘은 소변 검사를 통해 비교적 쉽게 원인을 찾아내지만, 당시에는 기본적으로 습열을 원인으로 보고 기타 추가된 증상들을 감별하여 치료법을 선택한다. 그 후에 설명되는 [脬痺證포비증]과 음경이 가려우면서 아픈 증상[莖中痒痛경중양통] 역시 요도의 감염으로 인한 염증의 하나로 볼 수 있다.

재미있는 내용은 [飮後卽小便음후즉소변]에 소개된 것으로 사람이 술을 마시면 소화가 되기도 전에 소변이 마려운 이유에 대한 설명이다. 현대 의학에서 설명하기로는 술에 취하면 알코올에 의해 신장에서 소변을 걸러서 재활용하는 기능이 떨어지기 때문에 배출되는 양이 늘어나고 그만큼 체액은 부족해지는 것이라고 설명하지만 《동의보감》에서는 이렇게 풀이한다. 술은 이미 숙성된 곡식의 액체이므로 그 기가 빠르고 맑기 때문에 곡식보다 나중에 들어가도 곡식보다 먼저 그 액이 나온다. 어떤가? 나름 괜찮은 상상력 아닌가(ㅆ)?

心

매독syphilis이나 임질gonococcal infection은 모두 세균 감염에 의한 성병이다. 두 질환 모두 다행히 항생제 치료에 잘 반응하기 때문에 위험은 적다. 다만 그건 두 질병의 초기일 때 얘기고 점점 악화되는 증상을 무시하고 병이 더 진행된 후에는 치료가 그만큼 힘들어지기 때문에 병원에서는 부끄러워 말고 조금이라도 이상하면 바로 와서 검사하라고 권한다. 체면을 차릴 때가 아니란 말이다. 사실 매독은 성병이기는 하지만 《동의보감》에서는 비뇨생식기계에서 다루지 않고 〈잡병편〉[제창문諸瘡門]에서 다룬다. 바로 천포창天疱瘡이 그것으로 피부로 드러나는 증상이 양매楊梅와 같으며 성생활을 통해 전염되고 화끈거리며 붉고 진물이 나면서 가렵고 아프다고 설명한다.

참고로 매독에 대한 내용을 조금 더 찾아보자면 유럽인들은 콜럼버스 배의 선원들이 신대륙의 원주민들로부터 매독을 옮겨왔다고 주장한다. 하지만 매독은 성행위를 통한 감염이므로 그들이 멀쩡한 원주민들을 건드리지만 않았으면 그런 병이 왜 발생했겠느냐는 생각이 든다. 그리고 그 주장조차 당시 유럽의 일방적인 외침일 뿐 이렇다 할 근거도 없다. 역사상 최초의 매독에 대한 기록은 프랑스와 이탈리아의 전쟁(1494년)에서 보인다. 프랑스가 이탈리아의 나폴리를 침공해서 승리했을 때 프랑스 군사들에게서 매독이 창궐하여 퇴각을 해야 했고 그래서 당시 프랑스인들은 그 병을 '나폴리병'이라 하고, 이탈리아인들은 그 병을 '프랑스병'이라고 했다고 한다. 군인들이 매춘부를 함께 이용(?)하지만 않았다면 별 문제가 없었을 것을 말이다. 그렇다면 조선에는 언제, 어떻게 전해졌을까? 중국을 통해 들어왔다고 하지만 그렇게 깊이 있게 알아보고 싶은 생각은 들지 않는다. 어쨌든《동의보감》〈소변문〉에서는 임병에 대한 내용을 이 정도로 마무리하고 있으니 말이다.

25 대변 大便

　대변은 누구나 잘 알고 있듯 섭취된 음식물에서 영양분이 쪽 빠진 다음 남은 찌꺼기와 장내 세균, 장에서 탈락한 세포들, 장 점막에서 분비된 유기물 등이 섞인 말 그대로 똥이다. 그 특유의 냄새는 대사과정 중 발생한 가스에 의한 것이며 대변의 색깔은 십이지장에 있는 작은 구멍을 통해 분비된 담즙이 분해되어 변화한 것이다. 그리고 실제 대변의 구성성분 중 대부분은 물이다. 그것이 설사든 된똥이든 말이다. 그리고 우리가 대변 때문에 고생하는 것은 딱 두 가지로 요약 가능하다. 설사와 변비. 둘 다 정상은 아니지만 한쪽이 차라리 다른 한쪽이라도 되면 좋겠다고 말하는 이 가슴 아프고 어딘가 쫀득해지는 뒷간 이야기를 동의보감에서는 어떻게 풀어놓았을까?

똥과 설사 이야기

大便原委 大便病因 辨便色 脈法 泄證有五 泄瀉諸證 濕泄 風泄 寒泄 暑泄 火泄 虛泄 滑泄 殰泄 痰泄 食積泄 酒泄 脾泄 腎泄 暴泄 久泄 泄瀉宜用升陽之藥

大便原委대변원위 (대변의 근원과 귀속)

內經曰 大腸者 傳導之官 化物出焉 註曰 化物謂大便也
내경왈 대장자 전도지관 화물출언 주왈 화물위대변야

●●● 《황제내경》에서 말하길 대장은 전도지관 즉, 이끌어서 전달하는 기관으로, 소화된 물질이 나온다고 했는데 주석에서 설명하기를 소화된 물질이란 대변을 말한다고 했다.

大便病因대변병인 (대변병의 원인)

犯賊風虛邪者 陽受之 食飮不節起居不時者 陰受之 陽受之則入六府…
범적풍허사자 양수지 식음부절기거불시자 음수지 양수지즉입육부…

●●● 적풍허사(몸이 약할 때 침입하는 외부의 나쁜 기운)가 침범하면 인체의 양陽이 그것을 받고, 음식에 절도가 없거나 생활이 때에 맞지 않으면 인체의 음陰이 그것을 받게 된다. 양이 받게 되면 육부로 들어가고, 음이 받게 되면 오장으로 들어간다. 나쁜 기운이 육부로 들어가면 몸에서 열이 나고 시도 때도 없이 눕기를 좋아하고, 잔기침이 나와 숨

이 차게 된다. 나쁜 기운이 오장으로 들어가면 배가 그득하고 막히게 되어 아래로 삭지 않은 설사를 하는데, 오래되면 장벽(이질)이 된다.

泄瀉宜用升陽之藥 설사의용승양지약 (설사에는 양을 끌어올리는 약을 써라)

內經曰 在下者 引而竭之 又曰 治濕不利小便 非其治也 法當以淡滲之劑利之…

내경왈 재하자 인이갈지 우왈 치습불리소변 비기치야 법당이담삼지제리지…

●●● 《황제내경》에서 말하길 아래에 있는 것은 끌어올려 말려야 한다. 또한 습을 치료하는 데 소변을 잘 나오게 하지 못하면 치료가 아니라고 하였다. 따라서 올바른 치료 방법은 담담하게 스며들게 하는 약으로 소변을 잘 나가게 하는 것이다. 그러나 한습(차갑고 습한)의 왕성한 나쁜 기운이 침입하여 밖에서 안으로 들어와서 갑자기 설사가 심하게 날 때 소변을 잘 나가게 하는 약을 쓴다면 이것은 내려가는 것을 더욱 내려 보내고 음陰을 다시 더해서 양陽을 더욱 마르게 하는 것이다. 이런 경우에는 양陽을 끌어올리는 약을 쓰는 것이 마땅하다.

説

본격 대변에 대한 내용, 그 중에서 설사에 대한 설명이다. 소장의 아래쪽 구멍에서 맑은 것과 탁한 것을 구별하는데, 그 중 맑은 것은 방광으로 보내 소변이 되고, 탁한 것은 대장으로 보내 대변이 된다고 중국 명나라 의서 《의학강목》의 글을 인용하여 설명한다. 소장의 기능에 의해 대변이 만들어진다고 보는 것이다. 대변 병의 원인에서 나온 적풍허사[賊風虛邪]란 내 몸이 허할 때 외부로부터 좋지 않은 기운이 들어와서 감염되거나 몸이 상하는 것을 의미한다. 앞뒤를 바꿔 허사적풍이라고도 하는데, 그런 나쁜 기운이 오장으로 들어가면 설사를 유발한다. 그 다음에 설명된 변의 색을 보고 원인을 찾아보는 방법[辨便色변변색]은 예로부터 많이 응용된 진단법이다. 말을 못하는 소아의 병을 진단할 때 변을 살피는 것을 떠올리면 이해가 쉽다.

설사의 증상에 따라 다섯 가지로 분류한 조문인 [泄證有五설증유오]를 살펴보자면 위설胃泄은 음식이 소화되지 않고 색이 황색인 설사이며, 비설脾泄은 배가 빵빵하고 설사를 하는데 구토까지 겸한 증상이다. 대장설大腸泄은 음식을 먹고 나면 바로 대변을 보고 싶어 하고 색이 백색이면서 배에서 소리가 나고 통증이 심한 것이며, 소장설小腸泄은 소변이 껄끄럽게 나오고 대변에 피고름이 섞이고 아랫배가 아픈 증상이다. 마지막으로 대가설大瘕泄은 뱃속이 당기듯 아프면서 뒤가 묵직해서 화장실에 자주 들락거리지만 정작 대변은 잘 나오지 않고 오히려 음경이 아픈 증상이다.

[泄瀉諸證설사제증]에는 바야흐로 모든 설사에 관한 분류가 이어진다. 첫 번째 습설濕泄은 유설濡泄, 또는 통설洞泄이라고도 불리며 배에서 소리가 나면서 물이 쏟아지듯 설사를 하나 통증은 없는 증상이다. 장마철에 음식물에 상하고 몸이 서늘해지면서 쫙 물을 쏘는 설사를 떠올리게 된다. 두 번째는 풍설風泄로서 장위에 풍이 든 것으로 가끔 대변에서 묽은 피가 보이는 급작스런 설사를 하는데, 환자는 바람을 싫어하고 땀이 나게 된다. 세 번째는 한설寒泄로 감기에 걸린 듯, 오한을 끼고 설사를 하는 증상이다. 그 설사가 오리똥과 같아서

일명 목당鶩溏이라고도 한다. 다음은 서설暑泄이다. 이름에서 보이듯 여름철에 발생하는 설사로서 갈증이 심하고 소변은 붉고 갑자기 물 같은 설사를 하는 증상이다. 다섯 번째는 화설火泄이다. 말 그대로 열 때문에 발생하는 설사로 입이 건조하고 찬 것을 먹고 싶어 한다. 배가 한 번 아프면 설사를 한 번 하는 것으로 설사가 갑작스럽고 빠르고 끈적끈적하다. 다음은 허설虛泄로서 허한 증상 즉, 피곤하고 힘이 없고 음식을 먹으면 바로 설사하는 증상이다. 배는 아프지 않을 수도 있다. 일곱 번째는 활설滑泄이다. 활滑이란 단어 그대로 그냥 쭉쭉 쏟아지는 설사다. 기가 아래로 푹 꺼진 것이다. 다음은 손설飧泄로서 음식물이 소화되지 않고 설사와 함께 그냥 나오는 증상이다. 여기서 손飧자는 저녁 식사를 의미하는데, 저녁에 음식물이 소화가 잘되지 않기 때문에 그렇게 이름을 붙였다고 한다. 민간에서는 수곡리水穀痢라고 부른다. 다음은 담설痰泄이다. 설사가 왔다 갔다 하고 그 양도 많다가 적다가 하며 담음의 증상을 겸한 설사다. 열 번째는 식적설食積泄이다. 말 그대로 음식물이 쌓여서 설사를 한다는 의미로 복통이 심하지만 설사 후에는 통증이 없어지고 설사의 냄새가 고약하고 신 트림을 하는 증상이다. 열 번째로 끝이 아니다. 이번에는 술 때문에 발생한 주설酒泄이다. 술을 한두 잔만 마셔도 설사를 하는 증상으로 음주가 지나치면 발생하며 반드시 새벽에 설사가 나온다. 열두 번째는 비설脾泄로 사지와 몸이 무겁고 중완(명치와 배꼽의 가운데 위치한 혈자리) 부위가 거슬리며 안색이 누렇게 뜨고 배가 약간 빵빵하다. 그 다음은 신설腎泄이다. 일명 양설瀼泄이라고도 하며 매 오경(새벽 3~5시)에 묽은 설사를 한다. 그 시간만 되면 걷잡을 수 없이 설사를 하기 때문에 일명 신설晨泄(새벽 설사)이라고 하며 원인은 신腎이 허한

데 음기가 침입했기 때문이다. 열네 번째는 폭설暴泄이다. 한설과 같이 오리똥과 같은 설사를 한다. 다만 대변이 물과 같은데 그 안에 작은 대변 덩어리가 섞여 나오며, 일어나려고 하면 또 나오고 멈추려고 해도 멈춰지지 않으며 소변은 맑다. 마지막 열다섯 번째는 구설久泄이다. 오랫동안 설사가 그치지 않고 맥은 가라앉고 손발이 싸늘하며 콧물과 침에 농혈이 섞여 나오며 치료가 어렵다. 풍사가 몸 깊숙한 곳에 있는 것으로 땀을 내어 치료해야 하며 오랫동안 낫지 않으면 이질이 된다. 아, 진짜 길다!

心
―

시험 준비하듯 위 모든 조문을 그냥 외운다면 그건 천재가 아니라 바보다. 모든 병증에서 소화기 장애로 인해 설사가 나올 수 있는데 그걸 역으로 분류해 놓았을 뿐 설사만 바라보고 몸을 진단하는 것은 오류가 많을 수 있기 때문이다. 다만 이토록 꼼꼼하게 분류한 것을 보면 아마도 옛날에는 설사가 그만큼 심각한 증상으로 받아들여졌거나 아니면 대변을 통한 진단이 중요했던 것이 아닐까 싶다. 영화에도 나오지만 임금이 변을 보면 궁중의 의사들은 그 대변을 통해 임금의 건강을 살피는 것이 일이었으니까 말이다.

기나긴 소화의 통로에서 수분 흡수는 가장 마지막 단계인 대장에서 주로 일어난다. 그 전에는 비교적 빠른 속도로 소장의 구불구불한 통로를 통과해야 하므로 물이 충분해야 즉, 반죽이 잘되어야 영양분이 흡수되기도 편하고 좁은 소장의 통로를 미끄러지듯 빠져나가기도 수월할 것 아닌가. 아마도 그래서 맨 마지막 단계인 대장에서 수분의 흡수와 조절이 발생하는 것이리라. 그리고 설사diarrhea는 무언가 원인에 의해 초래된 수분 흡수가 어려운 상태 또는 흡수보다는 더 빨리 내용물을 배설해야 하는 상황에서 응급한 대변 배출로 볼 수 있다. 예를 들어 부패한 음식을 먹었다면 그 음식물 때문에 우리의 장 속에서는 점점 유해가스가 늘어나고 그에 따른 장 점막의 손상이 발생하게 된다. 이른바 독소라고 볼 수 있는데, 그 독소를 빨리 빼내기 위해서 장은 통증과 함께 연동운동과 배설 기능을 항진시킨다. 결과적으로 우리는 설사를 하게 되고 충분히 독소가 빠져나가면 통증이 사라진다. 만약 이 상황에서 무턱대고 지사제를 먹어서 설사를 막는다면 소화기관의 손상은 오히려 더 심하게 될 수 있다. 독소가 나가지 않고 지속적으로 소화기관을 괴롭히게 될 테니 말이다. 내 머리보다 똑똑하고 솔직한 것이 내 몸이라는 사실을 언제나 잊지 말아야 한다.

이질을 아시나요?

瀉與痢不同 久泄成痢 痢疾諸證 赤痢 白痢 赤白痢 水穀痢 膿血痢 噤口痢 休息痢 風痢 寒痢 濕痢 熱痢 氣痢 虛痢 積痢 久痢 疫痢 蠱疰痢 五色痢 八痢危證 痢疾腹痛 痢疾裏急後重 痢疾大孔痛 痢疾宜下 治痢要訣 痢疾通治藥 泄痢易治難治辨 泄痢吉凶證 飯後隨卽大便

瀉與痢不同 사여리부동 (설사와 이질은 다르다)

泄瀉之證 水穀或化或不化 幷無努責 惟覺困倦 若滯下則不然 或膿或血…

설사지증 수곡혹화혹불화 병무노책 유각곤권 약체하즉불연 혹농혹혈…

••• 설사의 증상은 소화된 것이나 소화되지 않은 음식이 배에 힘을 주지 않아도 변으로 나오면서, 피곤함을 느끼는 것이다. 그러나 체하滯下(이질의 하나)는 그렇지 않아서 농이나 혈이나 농혈이 섞여 나오며, 혹은 장구(대변에 섞여 나오는 기름 같은 점액)가 나오고, 혹은 찌꺼기가 없기도 하고 섞여 나오기도 하는데, 비록 통증 유무의 차이는 있지만 모두 아랫배가 당기고 묵직한 것이 사람을 몹시 괴롭게 하면서 적백색이 섞여 나오는 점이 다르다.

痢疾裏急後重 이질리급후중 (이질로 뱃속이 당기고 뒤가 묵직한 증상)

裏急 窘迫急痛是也 後重者 大腸墜重而下也 其證不一…

리급 군박급통시야 후중자 대장추중이하야 기증불일…

● ● ● 리급裏急이란 뒤가 급하면서 당기듯 통증이 있는 것이다. 후중後重이란 대장이 묵직하게 아래로 빠져나오는 느낌이다. 그 증상은 하나가 아니다 즉, 원인이 단순하지 않다.

治痢要訣치리요결 (이질을 치료하는 요점)

行血則便膿自愈 調氣則後重自除〈河間〉
행혈즉변농자유 조기즉후중자제〈하간〉

● ● ● 혈을 돌게 하면 농이 있는 대변은 스스로 낫고, 기를 고르게 하면 뒤가 묵직한 것이 저절로 낫는다〈하간〉.

飯後隨卽大便반후수즉대변 (식사 후에 바로 대변을 보는 증상)

飯後隨卽大便者 盖脾腎交濟 所以有水穀之分 脾氣雖强 而腎氣不足…
반후수즉대변자 개비신교제 소이유수곡지분 비기수강 이신기부족…

● ● ● 식사 후에 바로 대변을 보는 것은 대개 비장, 신장이 서로 교제해서 물과 곡식을 나눠야 하는데, 비장의 기는 강하지만 신장의 기가 모자라기 때문이다. 음식이 목구멍을 넘어가면 대장으로 소화되지 않은 설사가 나오게 된다. 치료를 위해 공복에 달인 소금물로 이신환을 먹는다. 비장과 신장의 기운을 서로 통하게 하면 음식물은 저절로 소화되는데, 이것이 바로 묘하게 합해서 뭉치게 하는 이치다.

説

이질은 단순한 설사와는 다르다. 다만 설사가 오래되어 이질이 된다는 조문[久泄成痢구설성리]에서 추측하건데, 당시에는 급성 전염병인 현대 이질의 개념보다는 조금 더 광범위한 개념으로 이질을 다룬 것으로 보인다. 따라서 《동의보감》에서는 그 증상에 따른 분류 역시 다양하다. 다시 한 번 심호흡을 하고 읽어보자.

첫 번째는 적리赤痢로 소장의 습열濕熱을 원인으로 하는 출혈성 이질이다. 두 번째 백리白痢 역시 습열이 원인이며 대장에서 유래한 것으로 본다. 백색의 고름이 방울져서 떨어지고 얼굴색이 거무스름해지고 근골의 힘이 약해진다. 그 다음은 적백리赤白痢로 출혈과 농이 같이 보이거나 왔다 갔다 하는 이질이다. 네 번째는 수곡리水穀痢로 설사에서 다룬 손설의 다른 이름이다. 그 다음은 농혈리膿血痢로 소변이 껄끄럽게 나오면서 대변에 피고름이 끈적하게 나오는 증상이다. 여섯 번째는 금구리噤口痢로 이질과 함께 두통과 구역질, 갑갑증이 발생해서 밥을 먹지 못하는 증상이다. 위장에 열이 심해서 발생한 것이다. 그 다음은 휴식리休息痢다. 이질 증상이 중간에 잠시 쉬었다가 다시 발생하기 때문에 말 그대로 휴식리라고 하며 기혈이 수렴되지 못하기 때문에 발생한다. 여덟 번째 풍리風痢는 감기 증상과 같은데 이질을 앓는 것이다. 바람을 싫어하고 코가 막힌다. 몸은 무겁고 대변은 물만 나오기도 한다. 그 다음은 한리寒痢로 앞서 설명한 한설과 같이 대변이 오리똥처럼 백색으로 나오면서 배에서 소리가 나고 뒤가 묵직하게 아프지만 통증은 심하지 않은 증상이다. 열 번째 습리濕痢는 배가 빵빵하고 몸은 무겁다. 설사가 마치 검은콩의 즙과 같거나 검붉은 오물이 탁하게 섞여 나오는 위급한 증상이다. 다음은 열리熱痢로 서리暑痢와 같은 것이다. 여름철에 더위를 먹고 발생하는 증상 즉, 얼굴은 때가 낀 것처럼 칙칙해지고 치아가 마른다. 가슴이 번잡하고 갈증이 심해서 물을 자꾸 마시면서 설사를 줄줄 하는 것이다. 열두 번째 기리氣痢는 게의 거품과 같은 것을 설사하는데 속이 당기고 대변이 급한 것이 유독 심한 증상이다. 다음은 허리虛痢다. 기운이 약해서 피곤하고 음식은 소화도 잘되지 않고 배도 아프고 힘도 없는 상황이다. 열네 번째는 적리積痢로 황색의 이질이 물고기의 뇌와 같이 나오며 배는 빵빵하고 아파서 음식 먹는 것을 싫어하는 증상이다. 열다섯 번째는 구리久痢다. 말 그대로 이질이 오래된 것으로서 이미 증상이 많이 좋아졌고 더러운 것들이 많이 빠졌지만 아직 대변이 굳지 않거나 힘이 너무 없는 상황이다. 열여섯 번째는 역리疫痢다. 한 가정이나 동일 지역 내에서 전염되어 발생하는 이질로 운기(오운육기, 자연의 이치)의 상승 관계를 살펴 치료해야 한다고 제시한다. 당시에는 이렇듯 전염병 치료에 대해서 운기를 참고하곤 했다. 다음은 고주리蠱疰痢다. 이질이 오래도록 치료되지 않아 독기가 장부를 좀먹어서 닭의 간과 같은 피를 쏟고, 고름이나 어혈이 이질에 섞여 나오는 증상이다. 마지막 열여덟 번째는 오색리五色痢다. 이질의 색깔이 그만큼 다양하게 섞여서 보인다는 것으로 비위의 식적 증상에 나머지 네 장기의 기가 합한 것이다.

  아, 지친다. 이 길고 긴 이질의 분류는 앞서 지루하게 나열된 설사의 분류와 비슷하다. 이번에도 역시 원인과 증상에 따라 분류했는데 이렇게 18개의 분류를 그냥 외운다는 것은 지극히 비정상적이고 멍청한 일이다. 환자의 증상에 따라 변증을 하고 치료 방법을 선택할 뿐이다.

心

—

 대한민국 법 중에는 전염병 예방법이란 것이 있다. 그 전염병 예방법의 제1장 제1조의 내용은 '이 법은 전염병의 발생과 유행을 방지하여 국민 보건을 향상 증진시킴을 목적으로 한다.'이며 제2조의 첫머리에 다루는 제1군 전염병의 내용에서는 '전염 속도가 빠르고 국민 건강에 미치는 위해 정도가 너무 커서 발생 또는 유행 즉시 방역 대책을 수립해야 하는 다음 각목의 전염병을 말한다.'고 기록하고 6가지의 질병을 제시한다. 콜레라, 페스트, 장티푸스, 파라티푸스, 세균성 이질, 장출혈성 대장균감염증 등.

 아, 국가고시 준비하던 1999년 겨울이 아득하게 떠오른다. 의료법은 한의사 국가고시 시험 중 한 과목이었고 2000년을 맞이하느라 떠들썩하던 그해 겨울, 밀레니엄 종말은 오지 않았다(ㅆ).

 일본 뇌염이나 B형 간염은 2군, 결핵이나 AIDS는 3군에 속한다. 즉, 1군 전염병에 속한 세균성 이질이나 장출혈성 대장균감염증은 이런 2군이나 3군 전염병보다도 국가에서 더욱 시급하게 관리해야 하는 질병이란 의미다. 참고로 장출혈성 대장균감염증은 이른바 'O157균'으로 유명한 급성 혈성 설사다. 조선시대에도 있었을까 싶은데 꽤 비슷한 증상은 위에서 언급되고 있다.

 현대에서 말하는 세균성 이질은 시겔라Shigella균의 감염에 의한 병으로 1~3일간의 잠복기를 거친 후 발열, 설사, 몸살, 식욕부진 등의 증상이 나타나고 1주일 정도가 경과하면 점액과 고름, 피가 보이는 설사 즉, 전형적인 이질 증상을 보인다. 법정 1군 전염병인 만큼 감염자는 격리치료를 필요로 한다. 아마도 《동의보감》에서 다룬 역리疫痢가 바로 이것이리라. 이토록 자세한 증상의 감별과 방대한 내용의 처방을 제시한 것으로 봐서 당시에는 이질이 아주 무서운 전염 질환 중 하나였을 것이라 추측된다. 그리고 이런 생각이 들 때마다 알렉산더 플레밍Alexander Fleming(페니실린 발견, 1945년 노벨 생리의학상 수상)의 콧물이 대단하다는 생각이 든다. 그 재미난 일화가 사실이든 아니든.

변비
大便秘結 老人秘結 脾約證 大便不通 大小便不通 罨臍法 導便法 單方 鍼灸法

大便秘結 대변비결 (변비)

腎主五液 津液潤則大便如常 若飢飽勞役 或食辛熱 火邪伏於血中…
신주오액 진액윤즉대변여상 약기포로역 혹식신열 화사복어혈중…

●●● 신장은 오액을 주관한다. 진액이 윤택하면 대변이 평소처럼 나온다. 하지만 만약 지나치게 굶거나 과식을 한 상태로 힘든 일을 하거나, 맵고 열이 있는 음식을 먹어서 불기운이 혈 속에 들어가면 진음이 없어지고 진액이 줄어들어 대변이 굳어진다. 또 노인은 기가 허하여 진액이 부족하므로 변비가 된다. 따라서 《황제내경》에서 말하길 신장은 건조한 것을 싫어하므로 빨리 매운 것을 먹어서 윤택하게 해야 한다고 한 것이 이것이다.

大小便不通 대소변불통 (대소변이 막힌 것)

凡大小便不通 內經謂之三焦約 約者 不行也 又曰 大小便不通者…
범대소변불통 내경위지삼초약 약자 불행야 우왈 대소변불통자…

●●● 대소변이 통하지 않는 것을 《황제내경》에서는 삼초약이라고 한다. 약(約)이라는 것은 돌지 않는다는 의미다. 또한 대소변 불통은 음양관격(음과 양이 서로를 받아들이지 않는 것)이라 하는데, 이것이 바로 삼초가 묶인 병이다.

罨臍法 엄제법 (배꼽을 약으로 싸매는 치료법)

治大小便不通 以白礬末一匙 安臍中 冷水滴之 令冷透腹內卽通〈丹心〉
치대소변불통 이백반말일시 안제중 냉수적지 령냉투복내즉통〈단심〉

●●● 대소변이 통하지 않는 증상을 치료한다. 백반가루 1숟가락을 배꼽 위에 놓고 찬물을 떨어뜨려 찬 기운이 뱃속에 들어가게 하면 바로 통한다〈단심〉.

導便法 도변법 (변을 유도하는 방법, 좌약)

諸大便不通 老人虛人不可用藥者 用蜜熬 入皂角末少許 捻作錠子 納肛門 卽通〈丹心〉
제대변불통 노인허인불가용약자 용밀오 입조각말소허 념작정자 납항문 즉통〈단심〉

●●● 대변이 나오지 않는데 노인이거나 허한 사람이라서 약을 쓸 수 없는 경우에 꿀을 끓여서 조각 가루를 조금 넣고 손으로 비벼 납작한

알약을 만들어 항문에 넣으면 바로 통한다〈단심〉.

單方단방
露蜂房 로봉방 (말벌집. 프로폴리스)

療赤白痢 亦治大小便不通 取房蔕爲末 溫酒調一錢 服之卽效 一名紫金砂〈類聚〉

료적백리 역치대소변불통 취방체위말 온주조일돈 복지즉효 일명자금사〈유취〉

●●● 적백리를 치료하고 대소변 불통을 치료한다. 말벌집의 꼭지를 가루 내어 한 돈씩 따뜻한 술에 타 먹으면 효과가 있다. 일명 자금사紫金砂라고 한다〈유취〉.

説
―

변비에 대한 설명이다. 화火로 인해 진액이 말라 버리면 변비가 발생하며, 같은 변비 증상이라 하더라도 음식을 먹을 수 있는지 없는지에 따라 양결과 음결로 나눈다. 또한 허증과 실증으로 나눠서 치료해야 하며, 실증은 승기탕과 같은 처방으로 강하게 기운을 내려주고 허증에는 당귀윤조탕과 같은 처방으로 음혈을 자양시켜 마른 것을 윤택하게 하고 맺힌 것을 풀어줘서 변이 잘 나갈 수 있도록 유도해야 한다. 당연히 노인들의 변비는 대부분 허증이다. 진액이 마른 것이니 강하게 설사를 시키는 약은 금해야 한다.

비약증脾約證은 수액대사에 이상이 발생한 것이다. 소변이 잦아지는 반면 대변은 굳은 것으로 이때는 음혈을 도와주는 처방을 해야 소변과 대변이 모두 정상으로 돌아온다. 여기서 소개된 비약환이라는 환약은 일명 마인환麻仁丸이라고 하는데 마자인麻子仁이라는 한약재가 들어갔기 때문에 그렇게 부른다. 마자인은 기운이 없고 건조해서 발생하는 변비에 사용되는 한약재다. 이후 꽤 많은 처방이 소개되고 배꼽을 통한 외용제의 사용 및 좌약, 관장과 같은 치료법들도 제시된다. 단방의 경우 70종이나 되는 약재들을 다룬다. 앞서 설명했듯 당시에는 대변과 관련된 질환이 아주 중요한 문제였던 것이 틀림없다. 잘 먹고 잘싸야 잘 살 수 있다는 것이 진리다.

心
—

변비constipation를 모르는 사람이 있을까? 최소한 이 땅의 여자라면 거의 모두가 경험해봤다고 해도 과언이 아닌, 아주 흔하디흔한 배변 장애의 하나가 바로 변비다. 그리고 다른 일차적인 원인이 있어서 발생하는 변비도 있지만 우리가 일상 생활에서 접하는 변비는 대부분 단순 변비에 속한다. 그냥 어느 순간부터인가 변이 잘 나오지 않아서 고생하다가 견디다 못해 병원에 가도 별다른 문제가 없다는 진단을 받고 오는 그 짜증나는 경험 말이다.

우리는 하루 1~2회의 배변을 정상으로 알고 있다. 그리고 2~3일에 한 번 변을 보면 변비가 아닐까 의심하곤 한다. 하지만 미리 걱정할 필요는 없다. 만약 그런 배변 패턴이 오래되었고 특별히 다른 문제 즉, 하복부 팽만감, 통증, 배변 시 너무 힘을 줘야만 하는 상황 등의 불편함을 주지 않는다면 그건 변비라고 할 수 없기 때문이다. 아니 사실 약간의 불편함이 있더라도 배변 후에 그 증상이 없어진다면 걱정할 필요가 없다. 우리들의 변비에 대한 두려움은 변이 나가지 않고 오랫동안 대장에 머물러 있으면서 유발하게 되는 독소의 발생 때문이라고 하지만 사실 일반적인 상황에서는 그렇게 심각한 문제가 발생하지 않는다. 오히려 불안한 마음을 이기지 못해 변비약을 먹는 행위가 반복되면 그것이 나중에 문제가 될 수 있다.

변비를 관리하기 위한 생활에서의 주의사항은 아주 뻔하다. 식이섬유를 많이 섭취하고 너무 짠 음식과 단당류, 육식 섭취를 줄이는 식생활에서의 주의다. 아침은 거르고, 점심은 대충 분식으로 때우며 중간 중간에 과자를 먹는다. 저녁은 회식 아니면 다이어트를 한답시고 굶거나 우유나 두유를 먹고 변비 때문에 고생한다고 호소하는 것은 상식적이지 못한 상황이다. 또한 집에서 지하철역까지 5분, 다음 지하철역에서 회사까지 5분, 회사 안에서는 종일 앉아서 일을 하다가 다시 집에까지 가는 도중 걷는 시간은 10분 내외, 이렇게 종일 걸을 수 있는 시간을 모두 합해 30분도 넘지 못하는 생활을 하면서 내 소화기관이 멀쩡하게 운동해주길 바라는 것은 욕심이다. 배변을 위한 약물을 구입하기 전에 나의 먹거리와 움직임에 대한 분석을 해보길 권한다. 진지하게.

중학생 때부터 변비 때문에 고생해왔다는 30대 여성 환자가 있었다. 약을 먹지 않으면 일주일에 단 한 번도 변을 보지 못한다는 그녀는 사실 변비가 아니라 다이어트약을 처방받기 위해 한의원에 내원했다. 하지만 체성분 분석 결과 근육량과 체지방량이 부족해서 다이어트를 할 상황은 절대 아니었고 정작 그녀는 심한 변비와 부종을 앓고 있었던 것이 진단을 통해 밝혀졌다. 저녁이 되면 종아리에 양말 자국이 명확하게 남을 정도의 붓기, 아침에 일어나면 손발과 얼굴이 다 붓는다. S라인을 갖고 싶다는 그 환자에게 내가 권한 처방은 단순했다. 바로 '운동'이다. 뭐든 하라고 했다. 아침에? 아니면 저녁에? 언제 운동하는 것이 좋냐는 질문에 묻지도, 따지지도 말고 뭐든 언제든 할 수 있으면 계속해서 몸을 움직이라고 권했다. 그리고 근력운동을 잊지 말라고 당부했다.

종일 집에서 뒹굴뒹굴 놀고먹는 사람이 매일매일 땀 흘리며 일하는 사람보다 변비에 걸릴 확률은 아주 높다. 우리의 장은 음식물이 들어오면 바로바로 맡은 바 작업(?)에 들어가야 하는데 요 녀석이 똘망똘망하지 못하고 축 늘어져 있으면 맡은 일을 제대로 해내지 못하기 때문이다. 이 책의 처음에서 반복적으로 다뤘듯 자연과 사람은 하나이며, 사람의 몸이나 몸속의 장(腸) 역시 그 원칙에서 벗어나지 않는다. 내가 움직이지 않으면 내 안의 오장육부도 움직이기 귀찮아하는 것이다.

이 환자의 대장은 스스로의 운동 능력이 거의 사라졌다고 해도 과언이 아니었다. 엄마와 아이의 관계로 보자면, 장차 똘똘하게 맡은 바 일을 해내는 정상적인 성인으로 성장할 수 있었던 아이에게 그녀가 임의대로 기회를 박탈시키고 배변 유도제를 이용해서 그 아이의 과제를 대신 해준 셈이다. 이런 일이 반복되니 그녀의 장은 스스로 맡은 일을 해결할 줄 모르는 채 성장하게 되었고 결국 바보가 되어 뒹굴뒹굴 놀고먹는 한량이 되었다. 그것이 그녀가 앓고 있던 변비의 정체다. 어떻게 해야 할까? 변을 내보내는 약을 계속 줘야 할까? 아니다. 이 경우에는 다시 그 아이에게 과제를 줘야 한다. 그 아이가 자신의 직분을 올바르게 완수할 수 있을 때까지 서서히 근력을 키워줘야 한다는 말이다. 당연히 대장 기능을 활성화시키는 한약과 붓기를 제어하는 한약을 처방했고 꾸준한 잔소리를 통해 운동하는 습관이 길들여졌다. 시간이 제법 걸리긴 했지만 이제 그 환자는 변비약을 먹지 않는다. 당연히 몸도 건강해졌고 붓기도 사라졌다. 가끔 지나가다가 맛있는 간식을 들고 한의원에 들릴 뿐이다.

끝으로, 지금 우리가 잊고 사는 것들

머리카락이 헝클어지거나 얼굴에 뭐가 묻으면 거울을 보고 바로 잡을 수 있다. 하지만 내 마음이 비뚤어지거나 내 몸속에 문제가 생기면 바로잡기가 쉽지 않다. 아니 사실 마음이 비뚤어지는 상황을 판단하는 것은 어지간한 수양을 쌓지 않는 이상 거의 불가능한 일이고 몸속에 문제가 생기는 것도 웬만한 증상으로는 알아채기가 쉽지 않다. 즉, 내 마음과 몸에 대한 진단 과정부터가 쉽지 않다는 것이다. 세상이 좋아져서 건강검진을 통해 내 몸속의 문제는 그나마 큰 그물로 미리 잡아낼 수 있다고 치자. 하지만 마음은? 정신은? 도대체 어떻게 진단이 가능할까?

허준 선생은《동의보감》을 통해 그 얘기를 풀어내는 데 상당히 많은 지면을 할애한다. 내가 가장 황당하다고 느꼈고 이것이 무슨 의학 서적이 다룰 내용이냐며 비아냥거렸던 도道가 바로 그것이다. 더군다나 그 '도'에 대한 내용을 다름 아닌 〈내경편〉 가장 첫머리인 [신형문]에서 끊임없이 줄줄 늘어놓는다. 요즘으로 치자면 해부학 실습 시간에 '반야심경'을 오랄 테스트하는 콜라보레이션Collaboration이다. 왜 그랬을까? 이미 시계와 달력을 가졌을 정도로 과학이 발달했는데 왜 그랬을까? 이미 리理와 기氣로 인문학의 첨단을 찍었던 시대였는데 왜 그랬을까? 대답은 의외로 간단하다.

"당시에는 그게 자연스러우니까 그랬다."

오리엔탈이란 말은 한국, 중국, 일본의 문화를 설명하기 위해 시작된 단어가 아니었다. 페르시아 제국을 지칭하는 것에서 시작한 그리스 로마 즉, 구 서양 중심의 세계관을 담은 표현이었다. 그리고 그들에게 오리엔탈리즘이란 신비하면서도 약간은 덜떨어진 이민족의 문화였다. 중세 이후, 보이는 세계가 넓어진 만큼 더 확장된 오리엔탈 대륙에서 그들은 틈만 나면 힘없는 민족을 침략하고 노예화하거나 해당 지역의 씨를 말리려 노력했다. 그리고 그 광범위한 오리엔탈 문화 속에 살던 동양인들은 어느 시대부터인가 서양의 산업화와 기계화에서 밀렸고 그들에 비해 이른바 뒤처진 인류가 되어 버렸다. 그래서 하루빨리 동양인들은 개혁을 받아들였다. 그 과정 속에서 너무도 쉽게 리와 기는 사라지고 물物만 남게 되었다.

물질을 기반으로 하는 현대 사회는 소모와 소비를 부추긴다. 빨리빨리 소모되어야 빨리빨리 새로 만들어내고 그래야 돈이 돌고 그것이 잘사는 것이라고 인정되니 소비에 더욱 박차를 가한다. 또한 그 사회는 남들과 비교하기 가장 쉽고 가장 저렴한 외모와 빈부의 차이를 자꾸 밖으로 드러내어 사람들에게 상대적 위기감과 편향된 가치 판단 기준을 주입시킨다. 언제부터 동양인에게 쌍꺼풀이 더 예쁘게 보이기 시작했을까? 언제부터 우리들에게 염색과 파마가 더 어울리게 되었을까? 물론 지금 이 글을 쓰는 나조차도 길을 걷다가 마주치는 쭉쭉빵빵한 몸매에 쌍꺼풀이 진 큰 눈을 가진 미인에게 눈을 떼지 못한다. 나는 왜 이럴까? 왜 나는 단 100년 전의 한국과 온전하게 단절되어 있을까? 우리는 왜 물질에 충실한 여성에게 '된장녀'라는 표현을 붙였을까? 본질을 보자면 '토마토 케첩녀'나 '까르보나라녀'가 더 정확한 표현 아닌가? 2000년대를 살아가는 우리에게 설마 'made in USA'에 환장하던 습성이 남아있는 것인가?

그렇게 현대 한국 사회에서 모든 '동양적인 것'은 부자연스럽고 촌스럽고 덜떨어진 이미지를 갖게 되었다. 뭔가 올드old하고 뭔가 오드odd하며 뭔가 비과학적이고 뭔가 세련되지 못한 것, 뭔가 무식해 보이고 뭔가 고리타분하며 뭔가 답답한 것으로 보인다. '서양적' 동양인인 우리에게 동양적 사유와 동양적 과학, 그리고 한의학은 그렇게 '구린' 것으로 인식되어 왔고 그렇게 변화한 결과, 우리는 몸과 마음을 분리시키지 않고 육체와 기를 하나의 관점에서 보는 본질적 한의학의 사고 능력을 잃게 되었다.

하지만 水極似火 火極似水 謂之反化 수극사화 화극사수 위지반화('물의 기운이 극도에 달하면 불의 기운과 같아지고, 불이 극도에 달하면 물과 같아진다. 이것을 반화라 한다'라는 뜻)는 진정 세상의 이치인 듯하다. 서양 과학을 거의 모두 학습하고 더군다나 우수한 성적으로 이해했으며, 안 무식하고 안 고리타분하고 안 답답한 새로운 세대가 한의대에 입학해서 '구린' 한의학을 공부하고 현대의 한의사가 되고 있으니 말이다. 이들은 세계관과 가치관에 대한 엄청난 혼란을 대학 시절 겪고 이겨낸 이들이다. 그리고 이들에 의해 현대의 한의학은 변화하고 있다. 적어도 난 현재의 한의학을 그렇게 진단한다.

다시 《동의보감》〈내경편〉의 첫머리로 돌아가 보자.

"물질과 정신은 공존해야 한다."
"형形과 기氣는 일치해야 한다."

형태를 갖춘 물질은 정신이 주도하는 기의 움직임과 별개로 취급되어서는 안 된다는 말이다. 그리고 《동의보감》〈내경편〉은 처음부터 끝까지 그 내용으로 가득하다. 낙서 같은 신형장부도에서 시작하여 사람이 만들어지고 늙고 죽기까지 계속해서 몸을 수양하는 법을 가르치는 내내 도를 가져다 붙인다. 정精, 기氣, 신神, 혈血을 통해 인체 생명 활동을 설명하지만 그 내용 안에도 뭐 하나만 유별나게 중요하다고 설명하기보다는 모두 중요하고 모두 서로에게 영향을 주며 모두 조화로운 영역을 유지하며 넘치거나 부족함이나 치우침이 없는 상황이 바로 건강이라는 관점을 유지한다.

"참 어렵다."
누구보다 내가 먼저 인정한다. 에너지와 형태를 하나라고 보는 발상 자체가 힘들다. 정신과 물질을 하나로 보는 연습이 턱없이 부족하다. 아니 솔직히 시도를 해본 적이 없다. 물질이 정신을 지배한 세상에서 '힐링'이니 뭐니 떠들며 그나마 어떻게든 '영혼' 또는 '멘탈'을 살려보려 아등바등 애를 써보지만 물질은 이미 너무 강력한 매력으로 우리의 모든 생각과 행동을 통제하고 있다. 물질이 지배한 세상 속에서 물질로만 가치를 평가하자면, 갖지 못한 자는 불행할 수밖에 없다. 즉, 부자들이 보기에 가난한 가족에게는 행복이란 상황이 어울릴 수가 없다는 말이다. 재수 없지 않은가?

연습이 필요하다. 많은 노력이 필요할 수 있다. 단절된 것을 회복시키기 위한 공부가 힘들 수 있다. 하지만 그 연습을 통해 동양의 자연과학과 동양의 인문학이 다시 우리의 세계 안에 들어온다면 물질과 정신의 구분이란 것이 애초에 불가능하고 황당한 시도였다는 것을 이해하게 될 것이다. 우리 육체와 정신의 조화가 바로 건강의 절대 조건이라는 사실을 인정하게 될 것이다. 그것을 이해하고 오장육부를 파악하고 질병의 증상과 진단, 치료법을 공부하는 것이 순서에 맞는다는 사실을 알게 될 것이다. 《동의보감》은 조선 중기 광해군 시절 완성된 수백 년 전의 의학 서적이다. 하지만 그 오래되고 따분하고 재미없는 책, 《동의보감》 안에는 현재 우리가 잊고 있던 순수 자연의 과학과 인문학이 다행히도 원형 그대로 보존되어 있다. 그래서 난 이 책이 고맙다.

맺는 글

거대한 《동의보감》 25권 중 핵심을 담고 있는 〈내경편〉 4권에 대한 한 한의사의 풀이는 이렇게 끝이 났다. 이 책을 읽어준 독자들에게 참으로 고맙고 죄송한 마음이 들 뿐이다. 고마운 마음이란 자칫 어렵고 복잡하게 느껴질 수 있는 한의학과 《동의보감》을 포기하지 않고 끝까지 읽어준 노고에 대한 감사함이고, 죄송한 마음이란 나의 지식이 너무도 미천하여 보다 쌈박하게 글을 풀어드리지 못한 아쉬움에서 나온 미안함이다.

2013년 여름, 이 책의 첫 문장을 쓰면서 다짐했다.
'절대 쉽게 가야 한다. 《동의보감》이 쉬울 수도 있다는 가능성을 열어주면 된다. 그리고 조금 욕심을 내자면 사람들이 이 책을 통해 목화토금수라는 오행의 이치만 알게 되어도 큰 수확이다. 이분법, 변증법으로 무장된 우리 삶에 오행의 상호 보완과 음양의 균형과 불균형이라는 동양 의학적 관점이 이해될 수 있는 정도라면 이 책은 가치가 있을 것이다.'

그런데 그것은 너무 큰 욕심이라는 것을 글을 쓰는 내내 처절하게 느껴야 했다. 그리고 내가 알고 있는 지식이 이토록 짧다는 것을 확인하는 과정 역시 수시로 속상함을 더해줬다. 그럼에도 불구하고 수정에 수정을 거듭하여 버전 1.0에서 2.0을 넘어 3.21에 닿아서야 책을 내는 이유는 아직 나의 욕심에 희망을 걸고 있기 때문인 것 같다.

나는 피부 질환 환자를 주로 보는 한의원의 원장이다. 하지만 이 책에서는 피부 질환에 관련된 내용을 다루지 않으려 애썼다. 자칫 이 책이 한의원의 마케팅 도구 가운데 하나로 이해될까 두려웠기 때문이다. 물론 그런 책들이 쓸모없는 정보로 채워져 있다고 말하는 것은 아니다. 아마도 나의 다음 책은 피부에 관련된 내용일 것이다. 다만 이 책은 태생부터 목적이 다르다. 한의학의 치료 이치 즉, 불균형을 균형으로 맞추고 막힌 것을 풀어줘서 건강을 회복시키는 치료 방식이 사람들에게 쉽게 다가가기를 원한 것이다. 그것은 단지 의학에만 적용되는 이치가 아니다. 어찌 되었든 매일매일 서로 대화하고 부딪치면서 아옹다옹 살아가야 하는 이 세상 모든 사람들의 삶에 적용될 수 있는 이치이기도 하다.

쩝, 너무 거대한 목표를 가진 것은 아닌가 싶다.

나는 한의사 이외에 또 하나의 직업을 갖고 있다. 바로 '작곡가'라는 직업이다. 국악 쪽에서는 어지간히 알려진 곡도 작곡했고 현재는 '화접몽밴드'라는 재즈밴드의 보컬로 활동 중이며, 뮤지컬의 음악감독도 두 번 정도 했다. 그리고 뮤지컬 음악감독 당시 작은 꿈을 그려본 적이 있다. 그것은 오행 즉, 나무, 불, 흙, 쇠, 물을 상징하는 캐릭터가 각각 다스리는 5개의 왕국이 있고 그 왕국을 여행하는 한 어린이가 오행 캐릭터들의 상호 작용을 이용해서 세상을 조화시키는 내용의 어린이 뮤지컬을 만들고 싶은 꿈이다. 물론 이 땅의 아이들에게는 구구단과 영어가 더 중요하다고 하지만 '오행의 상생, 상극을 자연스럽게 받아들이는 아이라면 극단적인 싸움과 이기심으로 성장하기보다는 조화와 안정을 마음에 품고 자라날 수 있지 않을까?'라는 막연한 바람 때문이다. 물론 그 꿈이 현실이 될지는 모르겠다. 그런데 아마 내 성격으로 봐서는 해낼 것 같다. 뮤지컬 '오즈의 마법사'를 패러디한 작품이 되지 않기만을 바랄 뿐이다(ㅆㅆ).

주변 많은 분들에게 도움을 받지(?) 않았다. 거의 혼자 맨땅에 머리를 박는 심정으로 꾸역꾸역 썼다. 다만 이 책이 나온 이후에는 많은 분들의 도움을 받을 것 같다. 원래 일이란 뭔가 하나가 터지면 그때부터 연쇄적으로 폭발하게 되는 것이 세상 이치 아닌가.

나에게 찾아와서 다짜고짜 책을 내자고, 말도 안 되는 제안을 해준 도서출판 도어즈의 강혜경 편집장님의 상상력과 노고, 격려에 진심으로 감사드린다. 덕분에 꿈도 꿔보지 못했던 도전이 현실로 이뤄졌다. 그리고 도무지 끝이 보이지 않는 프로그램인 한방건강TV의 '동의보감 읽어주는 남자' 제작진 모두와 은도, 일수 씨에게 고마움을 전한다. 앞으로 2년 이내에는 끝내자. 그리고 또 다른 재미있는 방송에 도전하자!

엄마, 형, 형수님, 누나, 매형! 막내 철이가 책을 썼답니다. 놀라운 일이죠?

화접몽 한의원 네트워크 원장님들, 이런저런 도움 고맙습니다.

한의사 동생 승현이 성환이 그리고 준정이 내외도 조언 고맙다.

수많은 한의사 선후배님들. 이 책과 저의 짧은 풀이에 대해 날 선비판을 부탁드립니다.

그리고 아빠!

내 인생 모든 것에 대해 언제나 땡큐!

2014년 8월 한의사 오철

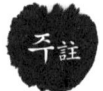

주註

1) 주단계朱丹溪(1281~1358): 본명 진형震亨, 자는 언수彦修. 금화인金華人(현재 절강성浙江省 출신). 양음설養陰說을 제창하여 음허화왕陰虛火旺의 병기病機 이론 수립. 상화론相火論 제시. 《단계심법丹溪心法》, 《격치여론格致餘論》, 《국방발휘局方發揮》 저술. 금원사대가의 한 명.

2) 건착도乾鑿度: 역위건착도易緯乾鑿度. 서한 말의 7종 위서緯書 중 하나인 《역위易緯》 중 한 편. 건乾은 하늘을 의미하므로 건착도는 하늘의 길, 하늘의 이치를 뜻한다.

3) 《동의보감》 〈잡병편〉 1권. [天地運氣천지운기] 중 [醫當識天地間運氣의당식천지간운기] "천지운기의 변화도 통달하지 못하고서 사람의 병이 생기는 까닭을 어떻게 제대로 알 수 있겠는가?"

4) 중국 신화 속 인물인 황제와 그의 신하 기백, 백고 등의 문답으로 기술된 가장 오래된 중국의 의학, 도가 양생술의 경전이다. 현재 대한민국의 모든 한의대생은 학부 과정에서 이 고서를 공부한다. 2010년 유네스코 '세계기록유산'으로 등재(the earliest and most important written work of Traditional Chinese Medicine).

5) 하늘이 만물을 생하게끔 하는 기운 또는 때. 이 기운에 다다르면 사람 역시 생식이 가능하다. 《동의보감》 〈내경편〉 [포문胞門]에 있는 [胞爲血室포위혈실] 조문을 보면 '계癸'라는 것은 '임계'壬癸를 말하는 것으로서, 북방수北方水에 해당하는 천간의 이름이며, 신장의 기운이 왕성하면 충맥과 임맥이 통하여 경혈이 점차 채워져서 때에 따라 흘러내리고, 이때 천진天眞의 기가 내려와 더불어 성생활에 종사할 수 있으므로 천계라고 한다는 왕빙王冰의 주해를 실었다.

6) 한의학에서는 인체 체간 부위를 상, 중, 하로 나눠 구분한다. 세 부위로 나누므로 삼초三焦라고 하며 상초上焦는 가슴 즉, 심장, 폐가 있는 부위이며 중초

中焦는 음식물을 소화시키고 영양을 공급하는 곳으로 비위의 부위이며, 하초下焦는 배꼽 아래의 아랫배 부위로 대소변을 내보내는 작용을 한다.

7) 김원중 옮김,《한비자》, 글항아리

8) 《논어》에서 말하기를 '사람이 항심이 없으면 무당이나 의사가 될 수 없다.' 이것은 이 두 가지 업은 가식이나 임시 변통으로 꾸밀 수 없다는 것을 말한다. 따라서 3대를 내려오지 않은 의사의 처방은 먹지 않는다. 아홉 번 팔을 부러트려 봐야(팔이 부러져 봐야) 좋은 의사가 된다는 것은 의학에 깊이 공을 들여야 한다는 말이다.

9) 유학자로서 의학 지식을 가지고 있으면서도 의술을 업으로 하지 않는 사람의 총칭.

10) 궁궐 안에서 임금이나 그 일족의 병을 치료하던 의원.

11) 중국 명나라 주권(朱權: 명태조 주원장의 아들)이 저술하여 14세기 말에 간행된 2권의 양생학서로 퇴계 이황은 그 내용을 토대로《활인심방活人心方》을 필사했다.

12) 예전부터 민간에서 불러 온, 동식물 따위의 이름.

13) 본명은 종정從正. 호는 대인戴人.《유문사친儒門事親》저술. 중국 금나라의 명의로 금원사대가의 한 명. 공하파攻下派의 시조.

14) 본명 이고李杲. 하북성 정정正定 출신으로, 이곳은 한나라 초에 동원국東垣國이었음. 이런 연유로 스스로 호를 동원 노인이라 했다고 함. 금원사대가의 한 명. 보토파補土派.

15) 음식을 먹으면 그 중 정미한 것은 영기榮氣가 되어 혈관 속을 흐른다.

16) 탁한 기는 위기衛氣가 되어 혈관 밖을 흐르면서 혈관을 지켜준다.

17) 자신의 마음이나 정신의 작용을 관찰하는 과정 즉, 서양 철학에서의 자기성찰(introspection)이 아니라 도가의 수련 중 하나로 관상법을 의미한다. 도교에서는 인체 내의 모든 부위에 신이 있으며 그 신과의 교감을 얻어 다스리면 불로장생할 수 있다고 설명한다.

18) 덩어리처럼 만져지거나 통증을 유발하는 여러 가지 증상.

19) 원나라 주진형의 저작. 명대에 교정되어 1481년에 간행된 책.

20) 우박虞博(1438~1515. 명나라 의사)이 저술함. 제가학설을 종합하고 자신의 의견과 임상 경험을 곁들인 종합 의서.

21) 신神은 정기가 변화하여 이뤄진 것이고, 백魄이란 정기를 바로잡고 도와주는 것이다. 혼魂이란 신기神氣를 보필하며 도와주는 것이고, 의意란 기억하여 잊지 않는 것이며, 지志란 의意를 한결같이 해서 바꾸지 않는 것이다(왕빙王氷 주석).

22) 중국의 장자가 꿈에 나비가 되어 즐겁게 놀았다는 고사. 나와 사물은 결국 하나라는 뜻.

23) 인체에 흐르는 12개의 경맥 중 수양명대장경, 족양명위경을 의미한다. 두 가지 모두 얼굴과 관련 있다.

24) 이상인 외 지음,《본초학》, 도서출판 영림사

25) 오행)목화토금수:오장)간심비폐신:오색)청靑적赤황黃백白흑黑:방위)동쪽 남쪽 중앙 서쪽 북쪽으로 오행의 수水에 해당하는 것은 북쪽, 검은색, 신장 이다.

26) 목화토금수(오행)=간심비폐신(오장)=혼신의백지(오신)

27) 랑그langue: 일반적으로 인정되는 관습적인 의사소통 체계로서의 언어로서, 의미가 단순하다.

빠롤parole: 개인, 상황에 따라 달라지는 언어 사용적 측면에서의 언어로서, 의미가 다양하다.

28) 목화토금수(오행):간심비폐신(오장):호呼소笑가歌곡哭신呻(다섯 가지 소리): 노희사비공(다섯 가지 감정)

29) 학질Febrile Paroxysm, 열성발작: 일정산 순서와 주기를 갖고 심한 오한과 발열이 발작적으로 발생하는 질환. 서양 의학에서는 말라리아malaria 모기에 의한 전염병으로 정의한다.

30) 목화토금수(오행) 간심비폐신(오장):루(눈물), 한(땀), 연(군침), 체(콧물), 타(침) (오액:다섯 가지 액체)

31) 최동현, 최혜진 지음,《교주본 홍보가》, 민속원

32) 《황제내경》〈소문〉[五藏別論오장별론] 원문은 '五藏者 藏精氣而不瀉也 故

滿而不能實'이라고 쓰여 있다. 육부에서도 마찬가지로 '故實而不能滿'으로 기록되어 있다.《동의보감》에서는 能자가 빠져 있다.

33) 다섯 가지 맛. 酸苦甘辛鹹산고감신함 즉, 신맛, 쓴맛, 단맛, 매운맛, 짠맛으로 오장(간심비폐신)에 배합시킨다. 단순히 맛의 종류를 의미할 때도 있지만 '곡식으로부터 얻어지는 영양분'이라는 뜻으로 사용되기도 한다.

34) p168 [한의사 오철의 깨알톡] '오행의 상생상극相生相剋' 참고

35) 김구용 옮김,《동주열국지》9권, 숨

36) 현대 한의학에서는 비장의 기능에 면역기능을 추가해서 설명하기도 한다. 즉, 비장이란 해부학적인 비장spleen과 췌장pancreas의 기능을 모두 갖춘 독특한 시스템이라는 것이다. 오행 중 토土는 중심을 의미하며 변화의 중간 과정을 뜻하기도 한다. 외부 물질에 대한 변화를 중간에서 조절해준다는 해석이 가능하다.

37)《동의보감》〈잡병편〉[변증문] 중 [勇怯異形용겁이형]을 보면 겁약한 사람이 술을 마셨을 때나 화났을 때는 용감한 사람과 별 차이가 없는데, 이것은 어느 장기의 작용이 그렇게 만드는 것입니까? 이에 소유가 대답하기를 술은 음식물의 정화로서 곡류를 발효시킨 후에 양조된 액체다. 따라서 그 기는 매우 날쌔고 급해서 술이 위 속에 들어간 후에는 재빨리 위부를 부풀어오르게 해서 기가 위로 올라가게 함으로써 가슴속을 충만하게 해서 간기를 충동케 하고, 담기를 가로막히게 한다. 따라서 술에 취했을 때는 그의 언행이 용감한 사람과 별 차이가 없는 듯하나, 술기운이 가시면 겁약한 태도가 이전과 같아져서 자신이 하지 말았어야 할 행동을 한다고 후회하게 된다. 술에 취한 후의 언행이 용감한 사람처럼 거리낄 줄 모르는 것을 주패(술주정)라고 한다.

38)《論語》〈先進〉: 子貢問 師與商也孰賢? 子曰 師也過商也不及 曰 然則師愈與? 子曰 過猶不及 자공이 공자에게 물었다. "사(자장)와 상(자하)은 어느 쪽이 어집니까?" 공자가 답하길 "사는 지나치고 상은 미치지 못한다." 다시 묻기를 "그럼 사가 낫다는 말씀입니까?" 공자가 답하길 "지나친 것은 미치지 못하는 것과 같다."

＊본문의 사진과 그림 출처

p23, p295, p303, p311, p318, p327/허준박물관
p23　The Bridgeman Art Library/멀티비츠
p77　허준 편 동의과학연구소 역, 동의보감 제1권 B형: 내경편, p163, 휴머니스트
p102　everettcollection/alphaphoto
p304　L 프랭크 바움 지음 김양미 옮김 김민지 일러스트, 오즈의 마법사, 인디고

202개 원문에서 배우는 우리가 잊었던 건강 습관
동의보감으로 말하다

초판 발행	2014년 08월 11일
초판 2쇄	2014년 10월 30일
지은이	오 철
발행인	이진곤
발행처	도어즈
등록일자	2011년 2월 25일
등록번호	제 312-2011-000006호
ISBN	978-89-97371-12-9 (13510)
주소	서울특별시 서대문구 연희로 5길 82 2층
홈페이지	www.seentalk.co.kr
전화	02-338-0092
팩스	02-338-0097

ⓒ2014, 오철

본 책은 저작권법에 의해 보호를 받는 저작물이므로 무단 전재와 복제를 금합니다.

도어즈는 씨엔톡의 자매 회사입니다.